戴淑凤 著

戴淑凤 说

怀孕那些事

U0278629

中国人口出版社
China Population Publishing House
全国百佳出版单位

图书在版编目（CIP）数据

戴淑凤说怀孕那些事／戴淑凤著．—北京：中国人口出版社，
2012.12
ISBN 978-7-5101-1477-9

Ⅰ.①戴… Ⅱ.①戴… Ⅲ.①孕妇–妇幼保健–基本知识②产妇–
妇幼保健–基本知识 Ⅳ.①R715.3

中国版本图书馆CIP数据核字（2012）第277599号

戴淑凤说怀孕那些事

戴淑凤　著

出版发行	中国人口出版社
印　　刷	北京博艺印刷包装有限公司
开　　本	720毫米×1020毫米　1/16
印　　张	18
字　　数	280千
版　　次	2013年1月第1版
印　　次	2017年2月第2次印刷
书　　号	ISBN　978-7-5101-1477-9
定　　价	34.80元

社　　长	陶庆军
网　　址	www.rkcbs.net
电子信箱	rkcbs@126.com
电　　话	（010）83534662
传　　真	（010）83519401
地　　址	北京市宣武区广安门南街80号中加大厦
邮　　编	100054

我与父母孩子一起成长 （代序）

46年，我在北大医院从事妇产科、新生儿专业临床工作，期间，广泛涉猎了祖国传统医学、心理学、儿童发展与教育心理学、神经行为学等相关学科；

30多年，我为准父母、父母和孩子们撰写了大量孕育与教育科普读物；

跟踪指导10万人次婴幼儿，其中，矫治特殊需要教育儿童近万人次……

这些不仅仅是一串串数字，更重要的，它记载了我与父母和孩子一起成长的点点滴滴，它让我深深感受到拥有一个健康、快乐、聪明的宝宝，是新手父母及隔代人的最大心愿，也是国家强盛、民族兴旺的根本所在。

当"80后"第一代独生子女从叛逆中逐步走向成熟的时候，他们也逐渐步入了生儿育女、为人父母的行列。由于生理成熟与心理成熟的距离，年轻准父母和初为父母者处处感觉不顺手，面对孩子常常表现出不知所措。难怪很多已经成为奶奶的人说："过去是为一个孩子忙乎，现在要为三个孩子忙乎！"还有的丈夫说"我现在是两个孩子的'爸爸'，既要陪老大（妻子）玩，又要给老二（孩子）买玩具，压力大啊！"生儿育女对老一辈人来说，虽然是再平常不过的生理过程，然而对独生子女父母来说却是十分沉重的话题。因而，"80后"的你们必须快速适应面临的角色转变。虽然你们思想的多样性可能不被老一辈人所理解，甚至存在不可逾越的代沟，但是你们仍然渴望着成长。我坚信，通过正确的引导，"80后"的一代将是变革创新的一代、充满希望的一代。

面对生儿育女这样一件从来没有经历过的事情，"80后"的你们该如何面对呢？我认为年轻夫妇从计划要孩子那天起，就应尽可能及早地进入角色准备。在孕产期，心理的成熟尤为重要。这就需要你们

1

有更多的心理准备并提前学习。你们可以看一本孕产指导手册或参加孕妇学校，争取短期内掌握一些生儿育女的相关知识；了解妊娠全过程，以免因无知而造成失误；学会妊娠各阶段的自我保健措施，以确保妊娠全程平顺安康；还应进行必要的身体健康检查，做到身心健康地孕育胎宝宝，并要规划一下宝宝出生后的教养问题。

现在的我，不光是女儿、妻子、母亲，而且是我至爱孙女的奶奶。一路走来，体验着酸甜苦辣，人生百味。除却工作中那千千万万张父母和孩子们甜蜜的笑脸让我时刻难忘，身为人母的喜悦更让我回味无穷！因为，女人晋升为母亲，就意味着终身的使命与责任——这就是引领孩子健康成长每一步，让孩子拥有最佳人生起点，成为国家栋梁，并一步步走向成功。这不仅是父母和家人的期盼，也是科技兴国、国富民强的根本。所以，做"女人"是伟大的！母亲的岗位是神圣的！相信，"80后"的你们也必会与时俱进，成为最能胜任伟大使命的新一代母亲和父亲。

亲爱的"80后"新父母们，请你们一定记住：妊娠、分娩、育儿是一个生理过程，更是一个心路旅程！你们更应记住，你不是一个人在战斗！有我、有你们的父母和朋友在陪伴你们共同成长、体味生儿育女的人生！

基于广大"80后"孕妈妈和准爸爸的信赖和呼声，针对孕育过程中可能遇到的新情况、新问题、新期望，我结合几十年临床经验、花费时间和心血、用心撰写了这本孕育书。出版社的编辑说这本书很有亲和力，建议书名为《戴淑凤说怀孕那些事》，我欣然接受。

本书的内容，包括了最科学的孕妈妈生理病理查询、最全面的孕期身心保健指导、最实用的孕产知识剖析、最前沿的胎宝宝教育方案，并告诉你们如何自我判断及预防孕期出现的异常情况。在编写的过程中，力争把你们最想知道和最需要知道的孕产知识全部涵盖在内。

企盼这本书能为更多读者提供帮助，为新手父母，特别是独生子女父母开启一扇心灵之窗，让你们不再忐忑、不再困惑。相信有我和这本书的陪伴，你们怀孕、分娩、育儿这一人生旅程，一定会十分顺利，十分精彩。

戴淑凤

2012年12月

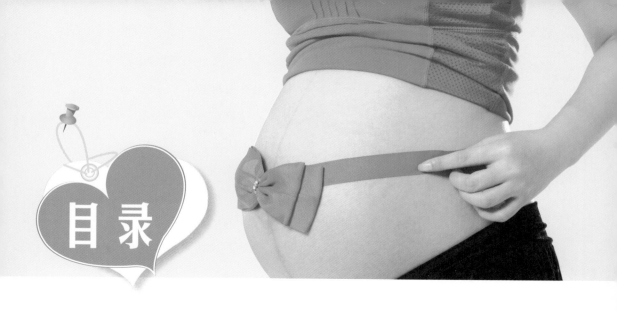

目录

第一章　幸福孕程有计划

第二章　健康孕产开始啦

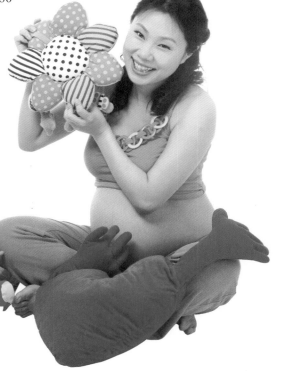

第三章 妊娠期常见症状与并发疾病处理

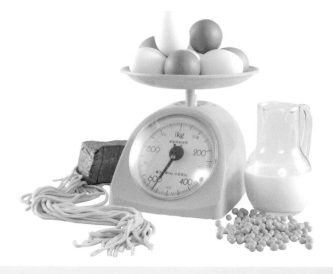

第四章 胎教全程指导方案

第五章　一朝分娩

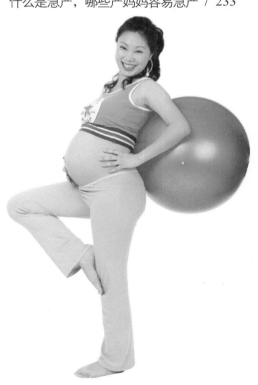

第六章　新妈妈产褥期保健

第七章　新生宝宝健康最重要

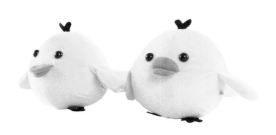

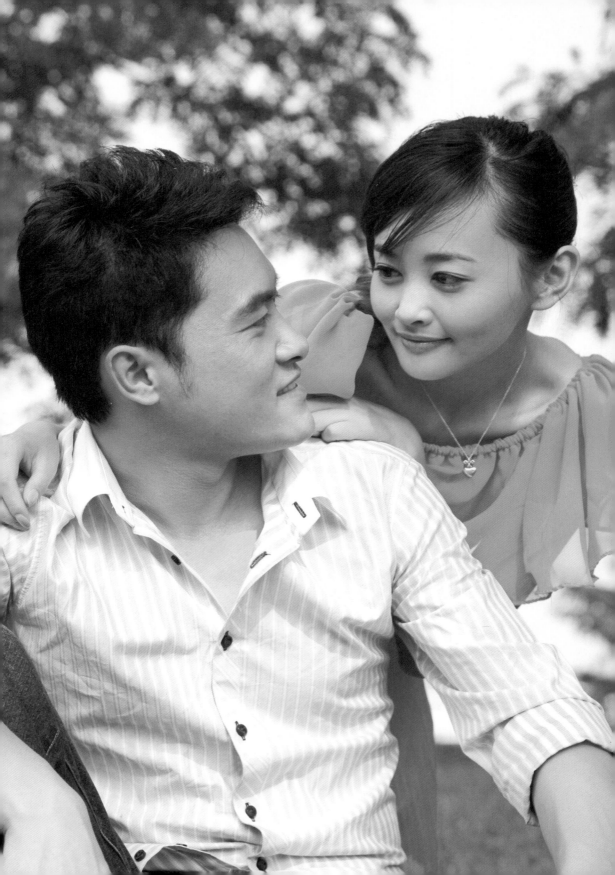

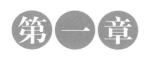

第一章
幸福孕程有计划

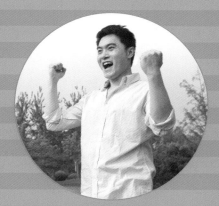

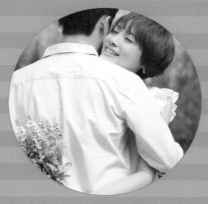

有备而孕

婚前检查不能省略

婚前检查是指在登记结婚前的身体健康检查以及对有关问题的咨询。检查的主要目的是及早发现男女双方是否患有不宜或暂时不宜结婚的疾病，特别是及早发现遗传病和遗传病携带者，减少遗传性、先天性疾病患儿的出生，保证遗传素质优良。也可以说，婚前检查是实现优生的第一步。

那么婚前检查都有什么内容呢？其具体内容如下：

① 健康咨询：比如男女双方身体健康状况，如是否患过传染病或精神病；目前有无心、肝、肺、肾重要器官的疾病；有无遗传病史；男女双方是否有近亲血缘关系，家族史要追溯到直系血亲和三代以内旁系亲属的健康状况；在这些检查中，重点是遗传病、遗传缺陷及先天畸形。

② 体格检查：主要进行全身一般体检和生殖器官的检查。也许女性对此会比较担心造成不好的后果，但是因为婚前女性性器官检查不采用阴道检查，而是通过肛门检查了解内生殖器官是否正常，所以不必有什么顾虑。

③ 必要的化验检查。

④ 性生活指导及避孕方法介绍。

⑤ 讲解优生优育知识。

孕前女性备孕指南

> 孕前女性心理健康课堂

怀孕对于所有的女性来说是件幸福甜蜜的事情，但是在怀孕之前，做好心理准备也是十分必要的。因为宝宝的降临，带来的不仅仅是喜悦，更多的是一种责任，而且也将改变夫妻相处的生活方式，也许在养育宝宝的过程中，还将会有摩擦和磕绊。同时在宝宝的养育等方面也都需要父母付出更多的时间与心血。

孕妈妈，特别是初孕妈妈在孕前或多或少都会对生育产生恐惧心理。为了解决这个问题，备孕女性在怀孕前可以先学习和了解优生优育相关知识，只有了解了孕育，才能轻松地度过孕期，才能从容乐观地应对怀孕分娩过程中可能带来的种种问题。

孕前体检：排除孕育隐患

如果准备怀孕，那么最好在孕前3～6个月就开始做相关的孕前身体健康检查，如果发现存在对怀孕不利的问题，还要及时进行治疗和调整。

另外，很多大医院都设有"优生咨询"门诊，可以做相关孕前检查。备孕女性的检查内容大致包括以下几个方面：

① 血常规、尿常规、肝功能、肾功能、心电图、血压测定。

② 妇科检查。

③ 病毒及抗体检测。

④ 传染性疾病筛查。

⑤ 染色体检查（特别是有遗传病家族史的男女）。

⑥ 营养状况检查。

在进行孕前检查的时候，医生会询问夫妻双方有无遗传病家族史、是否患有先天性疾病、女方有无流产史

等。当检查出夫妻双方任何一方患有心脏病、肝炎、肾脏病、高血压、甲状腺肿、糖尿病、精神病、传染性疾病等，都需要在医生指导下安排妊娠。如果病情较轻，可以在医生的指导下怀孕，病情较重者则需要在治愈后再怀孕。

免疫接种：预防病毒侵袭

孕妈妈怀孕期间如果感染一些疾病，如风疹病毒、乙型肝炎病毒、巨细胞病毒及弓形虫等。这些病原体很可能通过胎盘感染给胎宝宝。为了避免发生这种情况，孕妈妈可于孕前进行咨询，根据卫生部规定注射相关疫苗，并且在注射后的3～6个月内避免妊娠。

什么情况要进行孕前优生咨询

一般的优生咨询是医生对包括疾病的发病原因、遗传方式、子女患病的危险等问题进行解释，并且提出建议和指导，解除疑虑。尤其对于有可能孕育染色体病、遗传性代谢病或先天畸形儿的孕妈妈，进行有关的产前诊断，并且及早诊断出胎宝宝的缺陷或严重的遗传性疾病，判断是否需要及时终止妊娠，避免异常胎宝宝的出生。

如果出现下列情况，则应进行优生咨询：

① 高龄孕妈妈（35岁以上）。

② 之前生过畸形儿或智障儿的孕妈妈。

③ 有习惯性流产、死胎、死产等不良生育史的孕妈妈。

④ 生过遗传病或染色体病儿的孕妈妈。

⑤ 夫妻双方之一为遗传病或染色体病患者。

⑥ 夫妻双方之一为染色体平衡易位或倒位携带者。

⑦ 夫妻双方之一有遗传病家族史者。

⑧ 男女双方为近亲结婚者。

⑨ 孕期接触放射线或化学毒物污染的孕妈妈。

⑩ 孕期服用致畸药物的孕妈妈。

⑪ 孕期接触过宠物的孕妈妈。

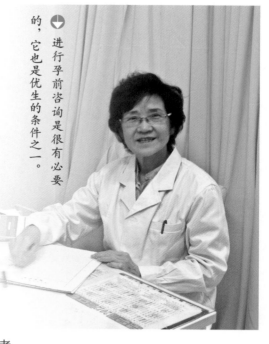

进行孕前咨询是很有必要的，它也是优生的条件之一。

女性生育的最佳年龄段

从女性的生理和神经系统的发育及成熟程度来看，女性24～29岁是比较适合的生育年龄。如果孕妈妈年龄过小，如18岁以下，由于高级神经系统和骨骼系统尚未完全发育成熟，这时就要承担哺育孩子的重任，对女性而言是极其不利的。另外，过早生育对于宝宝来说也很不利，因为这时的胎宝宝很容易出现体重过轻、畸形、早产、难产，且新生儿死亡的发生率也比较高。

当然，生育年龄也不是越大越好。过晚生育，尤其是孕妈妈到了35岁以后生育，不仅难产率可能增加，而且唐氏综合征（又叫先天愚型或21-三体综合征）的发生率也会随着孕妈妈的年龄增长而增加。

据调查显示：孕妈妈在25～29岁时唐氏综合征的发生率约为1‰，30～34岁时为2‰，35～39岁时为5‰，40～44岁为15‰，45岁以上为30‰。由此可见，女性35岁以后怀孕，胎宝宝患唐氏综合征的发生率会急剧上升。这是因为随着女性年龄的增长，其卵巢功能也在逐渐减退，而染色体的畸变率就会随之增高。

调整不良嗜好，改善生活习惯

为了孩子着想，准爸爸妈妈在决定怀孕的那一刻起，一定要改掉以往的不良生活习惯，这是因为只有优质的卵子和精子相结合，才能孕育出一个健康的小生命。

孕妈妈吸烟害处多

我们都知道，烟草中含有多种有害化学物质。其中，尼古丁、一氧化碳、烟焦油等是危害孕妈妈和胎宝宝的主犯。因此，孕妈妈吸烟害处极大。

据研究报道，吸烟的孕妈妈发生自然流产、胎死宫内、早产的发病率高于不吸烟者的2倍，新生儿体重也较正常新生儿体重平均轻200克，并且新生儿畸形的发病率也明显高于不吸烟的孕妈妈。吸烟的孕妈妈妊娠高血压综合征的发生率也较非吸烟的孕妈妈高，而妊娠高血压综合征将会给孕妈妈和胎宝宝的安全带来巨大威胁。

酗酒与"星期天胎宝宝"

大家知道什么是"星期天胎宝宝"吗？

如果夫妻双方酗酒后受孕就可能引发所谓的"星期天胎宝宝"。

"星期天胎宝宝"通常表现为神经精神发育障碍、面容奇特、头小、前额突出、眼裂小而斜视、鼻根部低。研究发现这种胎宝宝通常是夫妻在星期天狂饮之后受孕，引发胎宝宝畸形，由此而得名。

咖啡、浓茶

这里要告诉孕妈妈的是，浓茶和咖啡中含有咖啡因和鞣酸等生物碱，喝大量咖啡和浓茶有以下不利的影响：

① 咖啡因有利尿作用，易导致缺钙，会使体内水分和钙排出；

② 咖啡因会使孕妈妈情绪更易波动，并且影响休息和睡眠；

③ 鞣酸会影响孕妈妈身体对铁的吸收，造成贫血；

④ 咖啡因会导致孕妈妈暂时性心律不齐或呼吸急促。

如果孕妈妈有喝咖啡和浓茶的习惯，一定要注意节制，或饮浓度较低的。尽量避免长时间大量空腹喝咖啡或饮茶。

要想认识卵巢，我们首先说一下卵子，卵子是由女性性腺——卵巢产生的。通常来说，出生前女胎宝宝的卵巢内有原始卵泡多达200万个，出生后大部分卵泡会退化，而女宝宝卵巢内则有10万～50万个原始卵泡。每个卵泡都由一个半成熟卵母细胞和周围的保护细胞所组成。进入青春期后，每次规则月经周期中都会有一个成熟的卵子排出，直到绝经。每个女性一生大约可排出400～500个成熟卵子，绝经期女性卵巢内的所有卵泡均会退化，生殖能力也就随之终止。

在卵子成熟过程中，卵巢会产生雌激素，使子宫内膜呈增殖期改变，子宫内膜增厚，腺体增多，小动脉增粗，呈螺旋状屈曲。排卵后，卵子外周的细胞体积增大，细胞内含有黄色颗粒，称为黄体。黄体可同时分泌雌激素、孕激素（又叫黄体酮），这两种激素维持子宫内膜的增厚。如果排出的卵子没有受精，黄体约在14天后自行萎缩。子宫内膜因为得不到上述激素的支持，即会坏死、脱落，从子宫腔流出，这就是月经。月经来潮后，卵巢内又有新的卵子成熟，并分泌雌激素，使子宫内膜生长，修复创面，流血停止，月经结束。重新开始下一次排卵周期，周而复始，形成月经周期。如果排出的卵子和精子结合形成受精卵，新生命开始孕育则月经停止来潮。

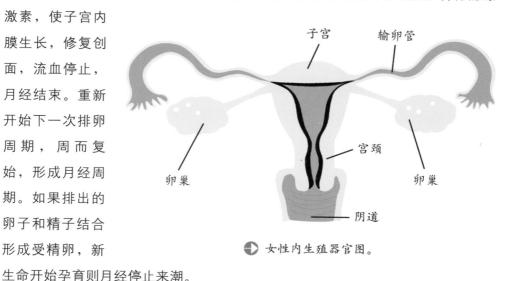

女性内生殖器官图。

我们知道女性卵巢中有大量的卵原细胞，但其一生中仅有400～500个初级卵母细胞得到发育。一般来说，女性一个月只有一个卵细胞会发育成熟，有时也可能会有一个以上的卵细胞成熟，并且由两侧卵巢轮流排出。

女性卵巢功能每个月发生一次周期性变化，基础体温也会随之发生相应的变化。基础体温（BBT）是指女性清晨睡醒后，安静状态下所测得的体温。

通常来说，一般在月经过后，女性的体温维持在较低水平，处于低温期；月经间隔中期，排卵后，体温也会随之上升，并且维持14～16天，上升的幅度为0.4～0.5℃以上，即处于高温期。月经来潮前一天或来潮时，体温会骤然下降，即开始下一个生理周期。如果把所测得的基础体温记录在表格上，就可以绘制出伴随月经周期变化的基础体温曲线图。

一旦排出的卵子和精子结合，形成受精卵，就表明怀孕了。这时基础体温就不会出现月经期时的下降，而是继续维持在较高水平，通常在36.8～37.1℃。所以，从基础体温的变化，就可以最早知道是否已经怀孕了。

那么基础体温如何测量呢？在清晨未做任何事（即未起床、未进食、未进水）以前测体温，以口表温度为宜，然后将所测读数记录在基础体温表格内（医院妇产科门诊提供表格）。同时要每日不间断测试，便可绘制出曲线，这样您就可以观察并且确定是否排卵或妊娠。

另外，在基础体温表格内的相应日期上，准妈妈可以注明性生活，用以判断受孕时间；同时最好注明诸如阴道出血、腹痛、服药等，以作为医生诊断的参考资料。

从月经周期推算何时排卵

女性的月经周期一般为28～30天，但因为个体之间存在着差异，21～42天的月经周期同样属于正常范围。一般而言，每个人的月经周期都相对恒定，月经周期出现较大差异则属异常。

月经血流出时混有子宫内膜碎片和黏液，呈暗红色，比较黏稠，不易凝固。同时出血量也会因人而异，一般在50～60毫升，出血多的时间以第2～3天为最多，以后逐渐减少。

大多数女性行经期通常为3～5天，正常范围为2～7天。经期大部分女性不会出现严重不适，只是易感觉疲倦。少数女性经期会有下腹部坠痛、乳房胀痛、四肢及脸部浮肿等局部反应，也可能会有头痛、烦躁及情绪不稳定等反应，一般于月经后会自然消失，通常无须治疗，也不会影响工作和学习。但是如果痛经严重则最好进行检查。

下面我们来了解一下女性性周期。女性性周期主要指卵巢周期和月经周期，即周期性的排卵与行经。排卵和行经这种周而复始的生理变化是受女性性激素的调节而进行的。与月经周期调节有关的激素包括：丘脑下部激素（促性腺素释放激素），垂体激素（卵泡刺激素及黄体生成素），卵巢激素（雌激素和孕激素）。

丘脑下部、垂体及卵巢的激素相互制约，从而调节周期性卵巢排卵及子宫内膜呈周期性的变化，形成月经周期。

按月经周期推算排卵期的方法又称为日历法。一般情况下，对于月经周期在28天左右的女性而言，排卵发生在两次月经中间。虽然女性的月经周期有长有短，但排卵日与下次月经开始之间的间隔时间比较固定，一般在14天左右。根据排卵和月经之间的这种关系，就可以按月经周期来推算排卵期。推算方法是从下次月经来潮的第1天算起，倒数14天或减去14天就是排卵日，排卵日及其前5天和后4天加在一起称为排卵期。

排卵和月经与性生活无关，对于性发育期的女性而言，无论女性是否已婚，她们的排卵和月经周期都是一样的。

准备怀孕开始服叶酸

对于任何一位孕妈妈来说，叶酸都是必不可少的。叶酸是复合维生素的一种，是胎宝宝发育期细胞分裂时所必需的营养素。孕妈妈体内叶酸缺乏可引起胎宝宝神经管畸形，甚至多种畸形，包括唇裂、面部缺损、并指（趾）、骨骼畸形，还有泌尿系统、心血管系统、肺以及眼部畸形等。

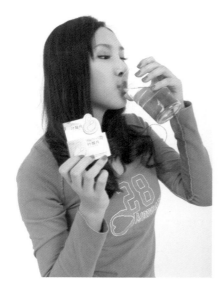

因此，所有女性从准备妊娠的前3个月就要开始常规服用叶酸片。但是叶酸也不是服用越多就越好，每天只需服用0.4毫克。叶酸需补充至怀孕后3个月。

从准备怀孕3个月前，备孕女性就应该开始服用叶酸片，平时也可以多吃一些富含叶酸的食物。

孕妈妈也可以通过日常膳食中的一些食物来摄取叶酸，如芦笋、梨、香蕉、豆类、西蓝花、蛋黄、肝、菠菜、草莓、酸奶等，这些食物都含有丰富的叶酸。

特殊职业女性孕前需暂时调离的工作岗位

大部分的女性怀孕后，如果妊娠进展顺利，工作亦比较轻松，一般无须中断或调换工作。但如果从事的是重体力劳动，或上下班需长时间乘车，而且经常感到乏力、疲惫时，就应该临时调换工种，或在临产前停止工作。为了确保胎宝宝的健康成长，下面这些工作岗位的孕妈妈需要暂时调离或调整工作性质：

◆ 经常抬举重物的工作；

◆ 频繁上下楼梯的工作；

◆ 震动或冲击腹部的工作；

◆ 长时间站立的工作；

◆ 高度紧张、不能适当休息的工作；

◆ 远离其他人、独自一人进行的工作；

◆ 特殊工种：

① 经常接触铅、汞、镉等金属，会增加妊娠女性流产和胎死宫内的可能性，甲基汞可导致胎儿中枢神经系统的先天疾患。

② 工作环境温度过高，或噪声过大，会对胎宝宝的发育造成不良影响。

③ 电离辐射对胎宝宝来说是隐形的杀手，会严重损害胎宝宝的发育成长。如果伤害发生在孕早期，甚至可能造成胎宝宝先天畸形、先天愚型及胎死宫内等。所以那些长时间接触电脑等放射性物质的女性，可以选择购买孕妈妈防辐射服，防患于未然。

④ 医院某些科室的医务工作者。如传染科室的临床医生、护士，这些医务人员在传染病流行期间，经常与患各种病毒感染的患者密切接触，而这些病毒会对胎宝宝造成严重危害。因此，临床医务人员在计划受孕或早孕阶段，要加强自我保护措施，严防院内交叉感染。

⑤ 密切接触化学农药的工种。农业生产离不开农药，而许多农药已证实是会危害女性及胎宝宝健康的，甚至会引起流产、早产、胎宝宝畸形、智障等。孕早期接触农药后，农药通过胎盘会进入胎宝宝体内，甚至在胎宝宝体内的浓度会比母体血液中的浓度还高，孕妈妈可能反应不大，对胎宝宝却是致命的。

男性备孕指南

孕前准备不仅对于女性，而且对于男性也是非常重要的。

健康心理准备同样重要

在准备怀孕阶段，夫妻双方都要有健康的心理准备。

不良的情绪对男性精子的生成、成熟和活动能力都是有影响的。如果因家庭琐事，夫妻双方不和，终日处于忧愁和烦恼之中，或者因工作劳累，压力过大，整日情绪不佳，这些不良的精神状态将会直接影响神经系统和内分泌功能，从而影响睾丸的生精功能，精液中的前列腺液、精囊腺液、尿道球腺液等成分也会受到影响，不利于精子的存活，与此同时也就降低了受孕成功的概率。某些严重者因情绪因素可能还会造成早泄、阳痿，甚至不射精。

男性身体健康是胎宝宝健康的基础

在男性生殖器官中，睾丸是制造精子的"工厂"，附睾是存储精子的"仓库"，输精管是"交通枢纽"，精索动、静脉是后勤供应的"运输线"。一旦在其中某一个环节出现问题，就会影响精子的产生与运输。例如，梅毒、淋病、病毒感染等都会影响精子的生成、发育和活动能力，前列腺炎、精索静脉曲张、结核等疾病可造成不育，需进行早期治疗。

高龄男性的精子也可引起胎宝宝畸形，包括先天愚型儿。像高龄女性的卵细胞一样，高龄男性未发育的精子长期暴露在种种危险环境中，也可发生基因变异。

据统计，25%～30%的先天愚型患儿的病因归于父亲染色体异常。男性年龄超过50岁（有的研究认为是55岁），引起先天愚型儿的危险性增高。但到目前为止，有关男性年龄对胎宝宝影响的程度到底有多大尚无定论。主要有以下两方面的原因：其一，先天愚型儿的发生率低，而能存活下来的先天愚型儿则更少；其二，如果先天愚型儿的父母均为高龄，那么就很难确定造成先天愚型儿的原因究竟是爸爸还是妈妈。

男性年龄与先天愚型儿和其他许多先天畸形有关，但风险性非常低，国家卫生部尚未下达高龄丈夫的妻子也必须做产前诊断检查。医生也不会因此建议孕妈妈进行产前诊断，即羊膜腔穿刺检查。但是如果孕妈妈过度担心胎宝宝的发育，可以请教医生，再决定是否需要做产前诊断，即羊水检查。

如果夫妻二人想要一个健康的宝宝，那么夫妻双方的身体健康都很重要。男性的不良嗜好如饮酒和吸烟等，也会损害精子的健康。所以男性一旦决定要孩子，就应戒烟戒酒，加强自身身体的锻炼，塑造健康的体魄，为要一个健康宝宝打好基础。

及早戒烟

备孕男性要清楚地认识到烟草中的尼古丁、一氧化碳、烟焦油等化学物质会严重影响精子的质量，有可能导致精子发生畸变、活动力差，从而影响受孕和胚胎质量。一般精子成熟需要两个半月的时间，所以，备孕男性应至少提前3个月开始戒烟，而不是从妻子怀孕时才开始戒烟。

避免饮酒

长期酗酒，不仅会影响男性自身的健康，而且会严重影响精子的质量。饮酒后性生活，妻子一旦怀孕就可能会危害到胎宝宝的正常发育。

远离高温洗浴，特别是洗桑拿

一般来说，男性的精子发育、成熟的温度，要比正常体温低1～2℃。所以男性的生殖系统，特别是睾丸部位温度不宜过高。男性在洗澡的时候，如果水温过高，会使精子数量减少，甚至会导致不育。男性在准备要宝宝后，不要洗桑拿浴。

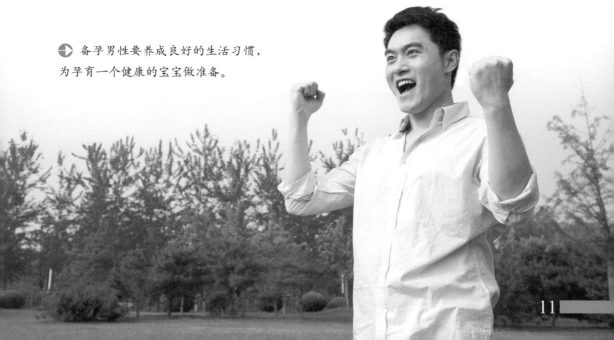

备孕男性要养成良好的生活习惯，为孕育一个健康的宝宝做准备。

11

优质精液的标准是什么

对于准备要宝宝的夫妻来说，什么是优质精液呢？受精时虽然只有一个精子和卵子结合发育成胚胎，但这并不是说射精时精液中只要有精子就能授精。精子的数量必须达到一定标准才有可能完成授精的任务。

正常男性一次射精的精液量为2～6毫升，每毫升含精子2000万～1亿个，精子总数可达2亿～6亿个。精液为滋养精子的基质，是由前列腺、精囊腺和其他生殖腺产生的。如取一滴新鲜的精液在显微镜下观察，可以看到无数精子相互撞击着，一会儿直线，一会儿停止，一会儿在急速前进，而一会儿又消失得无影无踪，给人活力十足的感觉。

世界卫生组织1980年规定：精子活动率＞60%；活动力直线运动占50%以上，精子数＞2000万个/毫升；精液量1～7毫升，正常形状＞60%，白细胞极少，达到上述标准就算正常。

精子的"身体形态"

究竟精子是什么样子的呢？精子的形态似蝌蚪，分为头、颈、体、尾四部分。精子通常活泼、好动、行动敏捷，身长仅50～60微米。只有借助显微镜才能看见。它有大而呈椭圆形的头和细长而善于摆动的尾巴。靠尾巴的摆动，精子能快速前进，每分钟游动2～3毫米。头部可分泌一种特殊的酶，只有遇到卵子才会释放出来，去溶解卵子的外壳，帮助精子头部进入卵子内同卵子的核融合。另外它的头部有较大的细胞核，运载着男性的全部遗传密码。

精子的成熟历程

男性青春期后悬垂在阴囊中的两个睾丸逐渐成熟，开始生成精子并产生男性激素（睾丸素），并持续到生命终止。这两项工作是由睾丸中不同种类的细胞分别完成的。

睾丸内盘曲着千余条管子，叫曲细精管。曲细精管内有无数个精原细胞，它们是制造精子的原始生殖细胞。除了精原细胞外，还有无数个营养精原细胞的营养细胞和产生睾丸素的间质细胞。睾丸间质细胞分泌睾丸素，可直接被释放到血液中，影响着男性特征，如体形、嗓音、喉结、性欲及性功能等。

精子是精原细胞经过成熟发育而成。精原细胞经历初级精母细胞→次级精母细胞→成熟精子的过程。在成熟过程中要经过独特的减数分裂，即每个精子的染色体数目由原来的46条，减半为23条。然后和同样经过减

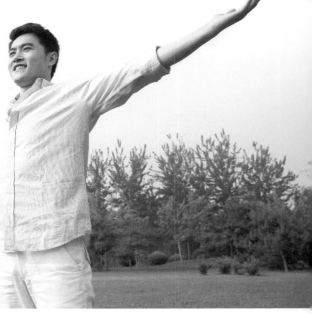

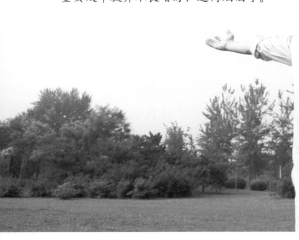

➡ 备孕男性为了保证精子的数量和质量要及早放弃不良嗜好，远离烟酒等。

数分裂后只有23条染色体的成熟卵子结合，形成合子，即受精卵。这时染色体数目又恢复到46条。所以说，受精卵的46条染色体是由父母各贡献一半的。

准爸爸在孕前应注意什么

在睾丸中产生精子，时间为10～11周，近3个月。因此准爸爸在妻子准备怀孕的几个月中，为保证精子的精良，除避免前面所说的戒烟戒酒、远离高温洗浴之外，还应注意以下因素：

① 不要穿过紧的内裤、牛仔裤。

② 睡觉时可不穿裤子，以此来确保精子的质量。

另外，精子时时刻刻都会在精囊内产生，如果不射精，积累的精子会老化，授精能力会降低。因此，在女性排卵前1周左右，要将老化的精子排出去，这样才能保证最有生命力的精子游向输卵管与卵子结合。

哪些传染病会影响精子数量

传染病会严重影响到精子。如果男性传染上了流行性腮腺炎，其中至少会有1/5的人患睾丸炎。患睾丸炎的男性，如果睾丸达到很高的温度，可能会发展成无精子症，造成男性不育。另外，在患疟疾、结核病、布鲁氏杆菌病等消耗性疾病时，由于营养和激素不足，精子在产生过程中可能会发生大量死亡，造成精子数量减少，也会造成暂时性不育。

怀孕前要查清的一些问题

如果已经计划怀孕了，下面这些问题是绝不能忽视的，应该及时去查清：

① 是否有对妊娠有影响的疾病，如糖尿病、癫痫和心、肝、肾等主要脏器的疾病。另外，是否患有肺结核、精神病及性传播疾病。

② 是否有遗传性疾病的家族史。

③ 是否在服用避孕药。如果怀孕前女性在服用避孕药，就应该咨询产科医生和内科医生后再决定能否妊娠。一般来说，服用避孕药者应该在停药后有过3次月经周期后再怀孕，这样也便于推算预产期。

④ 夫妻双方在工作中是否接触过有损胎宝宝的化学品。如铅、汞、农药、X射线等，这些东西不仅会影响受孕机会，而且也会危及胎宝宝健康。所以，一旦决定要宝宝了，在怀孕前就应该调换一个较为安全的工作，同时要把这些情况告诉医生，以便取得医生的指导。

⑤ 要了解自己是否有过不明原因的死胎、死产、新生儿死亡及屡次流产史，以估计此次妊娠的危险因素。

⑥ 一旦打算怀孕，夫妻双方不论是谁都应该停止吸烟或饮酒，因为过量的烟草和酒精对男性和女性的生育能力都有极大的影响，而且对胎儿、婴儿的生长发育也有着巨大的损害。

以上问题在怀孕前都应查清，如果对其中一点感到焦虑或困惑就要及时请教医生，以便选择有利时机妊娠。

 ## 患病者的结婚和优生问题

婚姻是一种社会行为，所以如果男女双方或一方在身体或心理上存在着严重疾病，丧失婚姻行为能力而贸然结婚生育，这不仅有悖于伦理道德及法律准则，而且从优生优育的角度来说，也是不适宜的。以下患者不宜或暂不宜结婚：

① 患有严重传染病并且未治愈者。如麻风病、性病（梅毒、淋病、艾滋病等）及其他急性传染病，在这当中又包括急性病毒性肝炎、传播性肺结核等的传染期患者。

② 重度智力低下者。如先天愚型、重度克汀病、脑瘫后遗症、大脑炎后遗症等患者。

③ 遗传性精神病者、癫痫未治愈者及各种遗传病患者。

④ 未矫治的生殖器官畸形者，如无阴道或处女膜闭锁等。

⑤ 严重心脏病、肾炎合并心衰、肾衰者。

患有以上疾病的患者，有些是不宜结婚，有些是在疾病尚未治愈前暂不宜结婚。伴性遗传病、隐性遗传病、染色体平衡易位等患者虽可以结婚，但必须控制生育。

熟悉对怀孕会产生不良影响的药物

有些药物对怀孕会产生不良影响，比如常见的一些免疫调节剂，像环磷酰胺、长春新碱、顺铂等药物，其毒性作用强，可直接扰乱精子DNA的合成导致精子畸形。而吗啡、氯丙嗪、红霉素、利福平、解热止痛药、环丙沙星（人工抗菌素）、酮康唑（抗霉菌药）等药物，会直接影响精子的授精能力，不利于妻子受孕。

激素类药物、某些抗生素、止吐药、抗癌药、安眠药及一切标有"妊娠期女性忌用"字样的药物等，也都会在一定程度上影响生殖细胞的健康。一些含雌激素的护肤品也会对人体的生殖细胞造成影响。

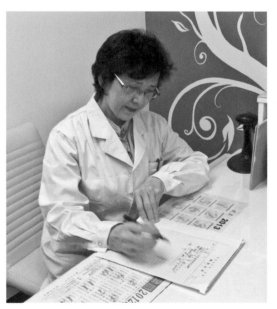

事实上，有些中草药，准爸爸妈妈孕前也不宜服用。由于中药对于生殖细胞的影响不容易察觉，所以许多人误以为中药性温，补身无害，就随意到药房抓取服用。其实不然，是药三分毒，中药也不例外，所以用药需谨慎。

另外，"壮阳药"虽然能够在一定程度上改善男性的性生活质

⊙ 应尽早熟悉对怀孕会产生不良影响的药物，不懂的可及时咨询医生。

量，但它却对精子的质量不利。除此之外，"减肥药"与女性的生育能力有着密切的关系。服用"减肥药"减掉的脂类物质和无机盐等也是胎宝宝生长发育所不可缺少的，过度减肥很容易造成女性内分泌紊乱和免疫力低下，使畸形儿的发生率增高。

男性的精子发育大约需要70多天才能完成，而女性的卵子成熟也大约需要14天。所以在此期间，精子与卵子最容易受药物的影响。一般来说，为了产生优质的精子，男性在孕前3个月就不宜再服用任何药物，女性也应至少停药20天后再受孕，这样做对胎宝宝是比较安全有利的。有长期服药史的准爸爸或孕妈妈一定要在孕前先咨询医生，然后在医生的指导下再进行怀孕。

 ## 孕产花费早知道，及早理财

对于那些想要孩子的夫妻来说，家庭经济能力也是必须要考虑的因素之一。从妊娠开始，有关检查费、住院费、婴儿用品购买费等费用就出现了。小生命降生后，家庭经济开支将会持续增加。所以一定程度的经济能力作后盾是必要的。孕产费用大约需要多少呢？下面就来简单算一下吧。

产前健康检查费用

孕期健康检查是必不可少的，从怀孕第18周起至临产前，一般需要13～15次，每次挂号费10元，其他费用另收。通常来说，一般第一次检查化验费要贵一些，需要500～600元，全过程所需费用大约在1000元左右。

孕妈妈生产阶段费用

生产阶段的费用会更多，比如待产、接生费等。自然生产接生费2000元左右，一般不会超过3000元，而剖宫产则在4500～5000元。有的医院特别设有"康乐待产"服务，配备一名有经验的护士专门服务，还允许一名家人进入产房陪伴，收费在300～500元不等。另外产后婴儿室的床位费用也会有很大的区别。普通床的床位为50元/天，2～4人同室。家庭式温馨房间的价格就会上升到250～300元/天，甚至是800元/天左右。

当然，现在也有不少打着VIP标签贵族生产服务，标价达到2万～6万元。两种服务，价格差距10～20倍。它们有什么差别呢？从质量上讲，常规检查上没有什么差别，VIP服务的好处是可以随时打电话给医生咨询生理心理上的问题。每次检查基本上都是由同一个医生负责，保证诊断的连贯性。同时产后也可以享受个性化的周到护理。而且从住宿条件来看，要比普通的好一些。当然对于一般的工薪阶层来说，这样的VIP服务可能过于奢侈了。

了解"定时妊娠法"，增加怀孕概率

这里，我们来了解什么是定时妊娠法。定时妊娠法是女性通过掌握自身身体的排卵规律，选择恰当的房事时机，使新鲜的卵子和充满活力的精子结合形成受精卵而怀孕的方法。

女性排卵通常是在月经前14天左右。例如，一个月经周期为30天的育龄期女性，排卵通常发生在月经第16天左右。如果一个女性的月经周期为40天，那么排卵在月经第26天左右。因此，如果夫妻在排卵日太靠前的时间性交，到了排卵的那一天，精子已经老化。同样，在女性过了排卵期很久后性交，精子倒是很有活力，但由于卵子已经老化，所以会形成不健康的受精卵，可能会发育成为畸形胎宝宝，最严重的可能导致流产。

因此，只要我们能为精子和卵子创造良好的生存环境，预先计划好精卵结合的时间，并使子宫的环境保持良好的状态，就可以形成健康的受精卵，最终发育成健康的胎宝宝。

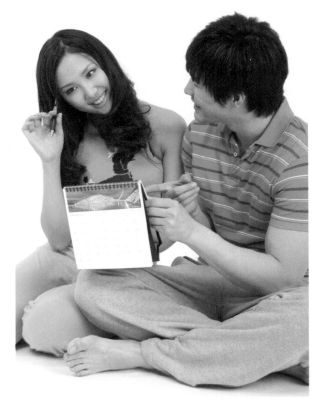

➲ 了解定时妊娠法，让精子和卵子在最美妙的时机结合。

遗传奥妙

宝宝像爸爸还是妈妈——遗传

所有即将当爸爸妈妈的年轻夫妻总喜欢这样问对方："咱们的宝宝不知道会像谁呢？"

"子不肖其父，则肖其母。"生物界就是这样，从动植物到人类，每一个亲代都会按照自己的模式去复制"子女"。"子女"总是保持着和父母类似的体型和生理功能特征，再按照原样传达给第二代子女，每一代都能"复制"出与自己相同或相似的下一代，一代代传下去。直到百世千年之后，新个体仍和他们的远祖基本上保持同一模样，这种现象就叫做遗传。一个人的肤色，头发的卷直，个子高矮，眼神以及音容、笑貌乃至步态等，都可叫做"性状"。一个人身上具有成千上万个性状，都可从亲代传给子代。

遗传规律决定了人不仅能复制和自己一样美貌、聪慧的后代，即把优良的"性状"一代代传下去，而且也可复制与自己患同样疾病或具有同样缺陷的后代，即把劣性"性状"传给后代，甚至对疾病的敏感度也十分相近。

宝宝是独一无二的——变异

当然，世上不会有两个完全相同的人，即使相像到难以辨认、来自同一个卵细胞的双胞胎，也有其不同的特征。这种生物前代与后代之间的差异叫做变异。

世上所有的父母都希望孩子吸取自己的优点，摒弃自己的缺点，然而令人失望的变异与遗传，却往往违人心愿。"任性"的遗传规律把父母的优劣"性状"全部通过精子和卵子传给后代，使后代酷似双亲。不仅保持了父母的优点，而且也继承了双亲的缺点。变异也是如此，有的变异使后代"青出于蓝而胜于蓝"，而有的变异却可危及子孙。怎样才能使遗传优良，使变异遂人心愿呢？这是优生学主要研究的课题。

遗传和变异是生物界的一种普遍现象。遗传可以使物种保持稳定，生生不息，而变异则使生物进化、发展。没有遗传，物种就难以相对恒定。没有变异，生物界就会永远停留在单细胞阶段，而不会像现在这样，拥有一个庞大的社会和丰富多彩、生机盎然的自然界。

遗传的密码——染色体

那么父母传给子女的究竟是什么？又是靠什么传给子女呢？可以证实的是，代代相传下去的不是亲代的现成物质，而仅仅是亲代的遗传"信息"，即遗传密码的传递。这种"信息"不是虚无缥缈的虚构，而是有实实在在的物质基础，这就是父亲的一个精子和母亲的一个卵子。

人体细胞有46条染色体，两两成对，即23对，其中22对男女都一样，称为常染色体。另一对是男女两性不同的，叫做性染色体。性染色体决定了人的性别。男性性染色体由X和Y组成（即XY），女性则由两条X染色体组成（即XX）。

20世纪初期，摩尔根和其他遗传学家又进一步证实，每条染色体上有许许多多的遗传"因子"，像

"念珠"一样，呈直线排列在染色体上，摩尔根把这些遗传因子叫做"基因"。人类至少有5万多个基因，这些基因小到连光学显微镜也看不见的程度，但它威力无比，是人体各种性状的控制者。

什么是遗传性疾病

我们先来了解一下什么是遗传性疾病。

每个人都继承着父母及上几代人的遗传基因，但父母或上几代人的遗传基因有些是健康的，有些是带疾病的，所以父母可能会把健康的基因传给后代，也可能会把带疾病的基因传给后代。通过基因遗传给后代的疾病就叫遗传性疾病。

遗传性疾病的种类很多。不同的遗传性疾病的遗传方式不一样。有的病症会在自己的下一代就出现，有的病症则可能在第二代、甚至第三代才会发作。自己身体里有某种遗传病的基因但本人却不发病，这种人就叫携带者。当父母双方都是同一遗传病的基因携带者时，这种病就可能会在下一代人身上出现。我国的遗传病患者高达几千万，仅痴呆病患者就有500万左右。因此，要对遗传病进行有效的防治。

遗传性疾病有哪些特点

我们已经了解了什么是遗传性疾病，那么它有什么特点呢？我们一起来了解一下吧：

先天性

因为其发病的原因是遗传物质染色体或基因异常，所以这种病症是先天性的，与生俱来的。但是，有些病症不一定在出生时就表现出来，可能到青少年时期，甚至中年以后才会逐渐发病。

终生性

多数遗传病终生难以治愈，如21-三体综合征、白化病等。有些病如能及早诊断、及时治疗，则可缓解其症状或避免其发病。这就必须开展遗传病普查，才能使某些遗传病在早期得以治疗。如苯丙酮尿症患儿，若能在出生时就检查出来，在出生后3个月以内就得到正规的低苯丙氨酸饮食治疗，并持续治疗直到6周岁，这样就有可能避免出现智力发育迟缓现象。

遗传性

遗传病患者婚后如果生育，会使致病因子按一定规律传给后代。

 ## 亲子血型遗传及新生儿溶血症

血型是很复杂的，大约有100多种血型系统。我们通常所说的血型是红细胞血型，主要是ABO血型系统，即把人的血型分为A型、B型、O型和AB型四种。A型人的红细胞上有A抗原，B型者有B抗原，O型者无抗原，AB型者有A和B抗原。依血型的遗传规律，可以形成一个固定的遗传模式。所以，已知父母的血型，就可以推测子女可能是什么血型，不可能是什么血型。

由于母子"血型不合"，可使母体产生抗体，致使胎宝宝及新生儿发生溶血症。所以如果知道了夫妻双方血型，也就可以推测未来的宝宝会不会发生溶血症，以便采取一些防治措施。ABO溶血症常见于妈妈为O型，宝宝为A型或B型（即父亲为A型或B型）。

 ## 近亲婚配麻烦多

说到这个问题，先来了解一下什么是近亲？近亲是指人类群体中某些人共有同一祖先。直系近亲是指有"垂直"的血缘关系，如父母与子女、祖父母与孙子女、外祖父母与外孙子女等。旁系近亲则指兄弟姐妹、堂兄弟姐妹、表兄弟姐妹、舅、姨、姑、伯、叔等。三代以内有共同祖先的即为"三代内的旁系血亲"。

近亲结婚的危害主要在于遗传病的发生和再遗传。这是由于近亲夫妻所携带的相同基因的可能性很高。有的遗传病必须是"纯合子"才发病，也就是说只有当父母都有共同的"致病基因"并结合时，后代才明显发病。在一般的非近亲婚配关系中，这种相同的致病基因结合的可能性是极少见的。

事实证明，近亲夫妻的后代中，各种先天畸形、先天缺陷等明显增加。一定要避免近亲婚配。

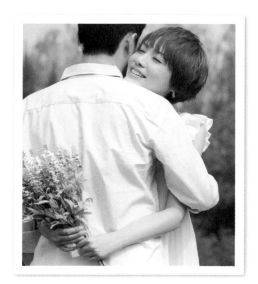

 避免近亲结婚，为了宝宝的健康选择合适的伴侣。

怎样预防遗传病的发生

在现代医学条件下，对待遗传性疾病，只能采取防止或减少其出生的措施。为此，应注意以下几点：

加强遗传咨询

对于以下情况者，婚前、孕前、孕早期时应及早到遗传咨询门诊向专家咨询：有遗传病家族史者；女方年龄35岁以上，男方45岁以上；有生育畸形胎宝宝史；有屡次流产或胎死宫内史；孕期接触过致畸物质，如放射线、同位素、农药、致畸药物等；早孕期患有病毒感染，如感染风疹、流感等。

进行产前诊断

经过遗传咨询，对可能怀有异常胎宝宝的孕妈妈作胎宝宝出生前诊断，以便了解有无先天性疾病或遗传性疾病。这种诊断的常用的方法除了羊膜腔穿刺，抽羊水做各种检查外，还可用B超、胎儿镜检查等。

及时终止妊娠

经过产前诊断，一旦发现有严重病症者，可以及早终止妊娠，防止先天畸形或遗传病儿出生。

生命之吻

 ## 有利于受孕的最佳体位

对于想要怀孕的夫妻来说，怎样使精子比较容易进入宫腔，性交时的体位与受孕关系是十分密切的。最普遍的性交方式是女方仰卧，男方俯在女方的身体上，这种方式对受孕是十分有利的。女方的阴道口朝上，形成一个杯形。为增加受孕机会，女方可在臀部下面垫个枕头，使骨盆向上方倾斜，精子更易通过阴道进入子宫。男方在射精后阴茎在阴道中略微多停留一会儿，以使更多的精子到达宫腔，女方则继续保持仰卧20～30分钟。也可以采用另一种性交方式，即女方面朝下俯卧，用双胯支撑或用枕头支撑，男方的阴茎从女方的后位进入阴道，射精后精子可沉积在宫颈附近。对于后位子宫的女性来说，这种方式可能更有利。

 ## 增加受孕机会的注意事项

对于想要怀孕的夫妻来说，在性交过程中不利于精子到达宫腔的任何做法均应放弃，比如：①在射精后，女方马上站起来清洁会阴，精液可能会流出来影响受精。②同样道理，如站立式、坐式性交均会使精液流失，应该避免采用。③水中性交可能会把氧化的水引入阴道，并杀死精子。④热水会提高男性体温，使精子数量减少。⑤经检查显示，进行阴道灌洗的女性，阴道pH值改变，不利于精子存活，使受孕机会明显减少。⑥而患有阴道感染病症的女性，需及时就诊，治愈后才能增加受孕的机会。

 ## 精卵结合的奇妙旅程

女性的卵子排出后的寿命一般只有24小时左右，而受精能力只有12小时。卵子一经排出，在8～10分钟内，就会跨越腹腔而进入输卵管的壶腹部，在此处等待精子的到来。如果在24小时以内，卵子不能和精子结合，它便发生退行性变化，自溶自灭了。

到达输卵管的精子和卵子的结合为"受精"。"受精"是一个极其复杂的生理过程。精子绝不是机械地钻进卵子内部，而是发生一系列极其微妙的变化。

所有到达输卵管的精子一齐将卵子"拥抱"，却只有一个精子能被卵子选中。被选中的精子头部会分泌一种透明质酸酶，并能溶解卵子外面的胶状外膜（即放射冠），使卵子外膜像门一样地打开，使精子进入。精子还会分泌一种雄激素，协助精子进入卵子。与此同时，卵子也会靠自身的雌激素，产生一种吸引和黏附功能，吸引精子进入。一旦一个精子进入后，卵子便拒绝任何"第二者"闯入。即使偶然多闯进来一个精子，也会立即被卵子溶解吸收。

精子进入卵子后，头部增大，形成雄性原核，同时卵子的细胞核变成雌性原核。两个原核靠拢，最后相互融合成为一个核。至此，精子和卵子便成为一个合子——受精卵，新的生命便从此开始。

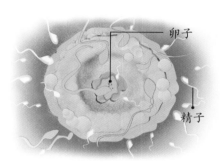

卵子

精子

● 精子和卵子结合的过程。

受精卵的"着床过程"

受精卵经过反复的成长和分裂，最后会离开输卵管，在子宫"安家"，这个过程就叫"着床"。从受精到着床大约需要1周的时间。

此时的子宫内膜，在女性激素（雌激素、孕激素）的作用下，好像施足了底肥的土壤一样肥沃、湿润、疏松，非常适合胎宝宝生长发育。受精卵这粒"种子"便在此"安营扎寨"，发育成长。如果受精卵不能按时到达子宫腔，则有可能在输卵管内"安家落户"，酿成"宫外孕"，不仅胎宝宝的继续发育难以完成，而且往往由于输卵管破裂，急性内出血而危及孕妈妈的生命。

要想孕育一个健壮、聪明的宝宝，不仅要有优良的精子和卵子，而且还必须具备使其顺利受精和良好发育的条件，无论哪一环节发生问题，都会影响胎宝宝正常发育。

怀孕的自我判断方法

下面这些方法可以帮助我们做出是否怀孕的自我诊断：

① **突然停经**：一般来说，育龄女性，月经一贯规律，如果在有过性生活后，突然闭经，首先应该考虑是否怀孕了。当然，哺乳、环境变化、服用避孕药或其他原因引起的月经紊乱除外。

② **困倦乏力**：育龄女性，如果在停经后6～12周会有恶心、呕吐、偏食、厌油腻、食欲不佳、嗜睡、乏力、便秘等表现，这种现象很可能是怀孕了。

③ **乳头敏感、乳房肿胀**：妊娠早期乳房可能会发胀，触之有痛感。这是由于妊娠后，卵巢分泌的孕激素增加，促使乳腺小泡发育，并有胀痛感所致。

④ **小便频繁**：由于子宫逐渐增大，向前压迫膀胱，引起膀胱刺激症状，向后压迫直肠，引起便秘。

如果出现上面这些现象，往往表示可能怀孕了。一般来说，月经一贯规律，突然逾期不来，应尽快到医院检查确诊。一般除检查阴道、宫颈、子宫变化外，还要做妊娠免疫试验，即送晨尿进行化验，如果妊娠免疫试验报告呈阳性，则为妊娠。必要时还可用超声波检查确诊。

 ## 双胞胎和多胞胎的由来

双胞胎包括同卵双胎和异卵双胎两种。如果是形成受精卵后几天内分裂为两个，那么就会产生两个胚胎，称为同卵双胎。如果是母体的两侧卵巢各排出一个卵子，分别和两个不同的精子结合，那么称为异卵双胎。

通常情况下，女性每个月排出一个成熟的卵子，这个卵子只和一个精子结合形成一个合子，发育成一个胎宝宝。如果由于受某些因素影响，一次排出两个成熟卵子，同时各与一个精子结合而形成两个合子，每一个合子各自发育成一个胎宝宝，就叫做异卵双胎。异卵双胎宝宝可能是同性，即都是男宝宝或都是女宝宝；也可能是异性，即一个男宝宝，一个女宝宝；血型可能相同也可能不同。如果一个成熟卵子和一个精子结合，形成合子，在胚胎发育早期受到某些因素的影响，受精卵第一次分裂形成两个卵裂球，而且，这两个卵裂球被分开，或者在囊胚期出现两个内细胞群，以后便发育成同卵双胎宝宝。因为来自一个受精卵，所以，他们具有完全相同的遗传性，他们的性别、血型及全身性状（如音容、笑貌、眼神、发色等）也完全相似，甚至由遗传和环境因素共同决定的性状方面，如身高、肤色、智力乃至对疾病的易感性等也差不多。

同卵双胎如果在胚胎发育的较晚期才分开，并发育成两个胎宝宝，并且在两个胚胎分离不完善的情况下，便形成连体儿。

同卵双胎与异卵双胎，往往只有分娩后根据其性别、胎盘胎膜及双羊膜囊的中隔组成才能判断。一次妊娠有两个或两个以上的胎宝宝称为多胎妊娠，其中以双胎多见。多胎妊娠的发生率可用单胎与多胎之比为 $1：80^{(n-1)}$（n 代表多胎数）推算，双胎发生率为 $1：80$，三胎发生率为 $1：6400$，四胎发生率为 $1：512000$，孕妈妈家族中有多胎史者，多胎发生率较高。形成多胞胎的情况较双胞胎复杂，有的是同一个受精卵发育而来，有的是由异卵发育而来。可以是一个受精卵发育期间分裂而来的，也可以是两个为同卵的，一个是并卵的。4胞胎、5胞胎、6胞胎、7胞胎较少见，幸存者也很少，但也有都存活的。1962年，一位34岁的匈牙利女性生了6胞胎，全部存活。1979年，意大利一位女性生了8胞胎，7个存活。而且现在因为不孕症的治疗，多胞胎的发生概率也增加了。

至于多胎妊娠与遗传的关系，目前认为双胎和多胎有一定家族倾向，也就是说与遗传有关。但是多基因遗传还是单基因遗传，仍不能定论。

双胞胎包括同卵双胎和异卵双胎两种。

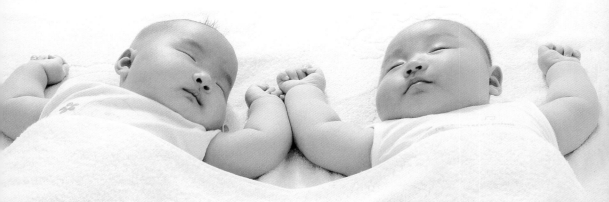

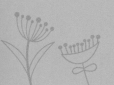

孕前营养秘籍

 ## 纠正不良饮食习惯，保证营养均衡摄取

当今社会，年轻的夫妻都知道优生优育要从胎宝宝期抓起，特别是要注意科学膳食，为胎宝宝发育提供均衡的营养。然而，营养准备应当从准备怀孕前就要调整，如果等到怀孕后才把膳食营养与膳食行为提上议事日程，孕妈妈和胎宝宝可能会付出代价，同时也会影响到胎宝宝的发育。那么，在怀孕前要做什么样的营养准备呢？

① 保证身体热量的足够供给，最好在每天供给正常人需要的2200千卡的基础上适当增加。

② 保证充足蛋白质的供给，男女双方在饮食中各摄取蛋白质40～60克，保证受精卵的正常发育。

③ 保证脂肪的供给，增加优质脂肪的摄入对怀孕是有益的，因为脂肪是机体热能的主要来源，其所含必需脂肪酸是构成机体细胞组织不可缺少的物质。

④ 摄取充足的无机盐和微量元素，比如钙质、铁、锌、铜等是构成骨骼、制造血液、提高智力、维系体内代谢平衡的不可或缺的重要组成部分。

⑤ 提供适量的维生素，能有助于精子、卵子及受精卵的正常发育与成长。具体吃多少要因人而异，具体情况请参考下列建议。

 ## 为了胎宝宝，漂亮妈妈要停止减肥节食了

女性在准备怀孕时就要停止节食减肥了。医学研究表明，体内脂肪含量过低的女性不利于怀孕。如果孕妈妈为了保持身材而节食，就会造成营养不良，也不利于怀孕。即使怀孕了，孕妈妈如果仍擅自节食减肥，很可能造成胎宝宝发育不良，严重的可能造成流产。孕妈妈服用减肥药物可能会造成自身的内分泌系统紊乱，同时还可能会对胎宝宝发育产生不良影响，所以要及早停止使用，切不可任性而为。

每日营养摄取举例

建议夫妻双方孕前每天摄入主食400～600克、植物油20～30克、大豆及坚果类食物30～50克、牛奶500毫升、肉类150～200克、鸡蛋1～2个、蔬菜500克、水果100～150克。

 ## 孕前补充蛋白质好处多

孕妈妈的饮食应含有足够的动物蛋白质、氨基酸及适量的碘等营养物质，这些对胎宝宝大脑及全身发育有重要的作用。宝宝在2岁前，大脑的细胞仍处于发育和增殖状态，因此，这期间应当多补充蛋白质，使宝宝的遗传素质得到进一步发挥和发展。

 ## 提高精子质量的膳食方案

准爸爸应适当食用一些能提高精子质量的含有赖氨酸的食物，赖氨酸是精子形成的必要成分。这些食物包括山药、银杏、冻豆腐、豆腐皮、鳝鱼、泥鳅、鱿鱼、带鱼、鳗鱼、海参、墨鱼等。

锌可使性欲提高、精子活力增强，因此准爸爸应多吃富含锌的食物，如牡蛎、鸡肉、鸡蛋、鸡肝、花生米、猪肉等。但是，食用这些食物时切记不要过量饮酒，以免影响锌的吸收和精子质量。

从理论上讲，以上食品是不可缺的营养，应注意摄入，但影响精子质量的大环境因素却是很复杂的，应当全方位进行生殖健康保健。

 ## 哪些食物不要吃

含咖啡因的饮料

饮用含有咖啡因的饮料会引起女性生理变化，在一定程度上改变女性体内雌、孕激素水平，从而间接抑制受精卵在子宫内的着床和发育。咖啡、可可、茶叶、巧克力和可乐等饮料中均含有咖啡因。计划妊娠的女性或孕妈妈大量饮用含有咖啡因的饮料后，均会出现恶心、呕吐、头疼、心跳加快等症状。

大量咖啡因会通过胎盘进入胎宝宝体内，刺激胎宝宝兴奋，间接影响胎宝宝大脑、心脏和肝脏等器官的正常发育，使胎宝宝出生后体重较轻。因此，建议计划妊娠的女性与已怀孕的女性尽量少喝含咖啡因的饮料。

致敏食品

某些致敏食品很可能会引起胎宝宝流产、早产、畸胎等多种不良后果，但是，致敏食品对胎宝宝的影响尚未引起人们的重视。

腌制食品

腌制食品含有致癌致畸的亚硝酸盐、苯并芘等，对孕育胎宝宝很不利。

添加剂过多的食品

准父母应尽量选用新鲜天然的食品，避免食用含食品添加剂、色素、防腐剂的食品。水果、蔬菜要洗净后再食用，以免农药残留，对胎宝宝的发育造成不利的影响。

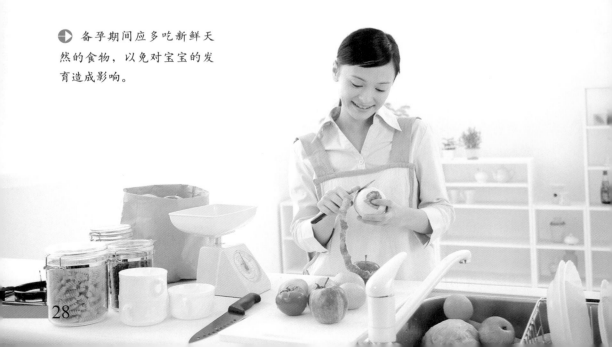

◐ 备孕期间应多吃新鲜天然的食物，以免对宝宝的发育造成影响。

哪些食物不宜多吃

孕妈妈平时钟爱的食物可能会对胎宝宝不利，如辛辣食物、味精、糖、罐头等，建议孕妈妈在妊娠前尽量避免过多食用，以健康原则为主。

火锅

短时间内的加温并不能将火锅里的肉类、海鲜中的致病菌或寄生虫完全消灭，所以孕妈妈应少吃火锅。

油条

油条在制作过程中使用的明矾是一种含铝的无机物。铝可通过胎盘侵入胎宝宝体内，影响胎宝宝智力的发育，而且摄入过多的铝还会抑制孕妈妈对铁质的吸收，加重孕妈妈贫血。

甜食

高糖食品会消耗大量的钙，会使孕妈妈妊娠期间缺钙。另外，高糖食品含热量高，过多食用会造成孕妈妈超重，也会对胎宝宝造成不良影响。

辛辣食物

辣椒、胡椒、花椒等调味品刺激性较大，多食会引起便秘，孕妈妈过多食用会出现消化功能障碍。所以平时习惯吃辛辣食品的女性怀孕前后要适当减少食用。

味精

味精的主要成分是谷氨酸钠，摄入过多的谷氨酸钠，会影响母体对锌的吸收，不利于胎宝宝神经系统的发育。当然，少量短时间食用不至于产生严重问题。

罐头食品

罐头食品中含有的添加剂和防腐剂是导致畸胎和流产的危险因素，所以孕妈妈不宜大量使用。

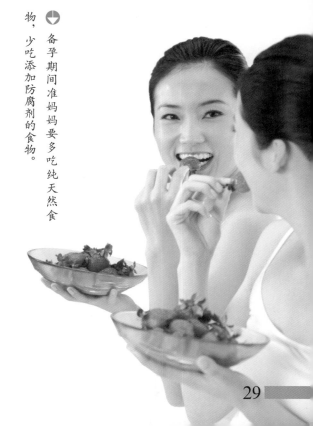

备孕期间准妈妈要多吃纯天然食物，少吃添加防腐剂的食物。

不孕不育莫慌张

医学上如何判断不孕症

婚后夫妻有正常性生活，未进行避孕，2年以上未能受孕称为不孕症。据统计，婚后有正常性生活而未避孕的夫妻，60%在婚后6个月内怀孕，80%在9个月内怀孕，85%～90%在1年内怀孕，约有4%在婚后第二年怀孕。婚后性生活异常或结婚较晚（如30岁或以上结婚）者可提前就医检查。相反，结婚较早（如25岁或以下结婚）者可稍后就医检查。根据不孕的原因可分为相对不孕和绝对不孕。相对不孕是指夫妻一方因某种因素阻碍受孕或使受孕能力降低，导致暂时性不孕，该因素消除后，仍有可能怀孕；绝对不孕是指夫妻一方有先天或后天疾病或生理方面的缺陷无法纠正而不能怀孕。不孕还可分为原发不孕和继发不孕。原发不孕是指婚后从未受孕；继发不孕是指曾怀孕而以后不再怀孕。

正常受孕的条件

受孕是一个复杂的生理过程，想要拥有一个宝宝，必须具备以下条件：

① 卵巢能够排出正常卵子；

② 有正常数量和质量的精子；

③ 卵子和精子能够在输卵管内相遇并结合成受精卵；

④ 子宫内膜能够使受精卵植入。

以上条件任何一项不正常，都会阻碍受孕。因此，阻碍受孕的因素可能在于女方，也可能在于男方，还可能在于男女双方。

哪些因素影响女性受孕

中枢性的影响

下丘脑—垂体—卵巢轴功能紊乱，可能会引起女性无排卵性月经及闭经；垂体肿瘤引起卵巢功能失调导致不育；精神因素，如过度紧张、焦虑对下丘脑—垂体—卵巢轴产生影响，抑制排卵。

全身性疾病

重度营养不良、过度肥胖、内分泌疾病等，如甲状腺疾病及糖尿病等都会影响卵巢功能，导致无排卵及不孕。

卵巢异常

先天性卵巢发育不全、多囊卵巢综合征、卵巢功能早衰及功能性卵巢肿瘤等影响卵巢排卵。子宫内膜异位症不但破坏卵巢组织，而且会造成严重盆腔粘连进而导致不孕。

输卵管因素

输卵管炎症引起输卵管不通是女性不孕的重要因素；有时输卵管腔虽然通畅，但因炎症损伤，使其运送精子、卵子及受精卵的能力下降而造成不孕；子宫内膜异位症引起输卵管粘连或疤痕，使其蠕动受限，运送精子、卵子及受精卵的能力下降而造成不孕。

子宫因素

子宫发育不良、子宫内膜结核、宫腔粘连、子宫内膜息肉及子宫黏膜下肌瘤，或因黄体功能不良导致受精卵不能植入。

子宫颈因素

慢性子宫颈炎使宫颈黏液黏稠，并含有大量白细胞，不利精子的活动和穿过，影响受孕；子宫颈息肉及子宫颈肌瘤可堵塞子宫颈管，影响精子穿过；子宫颈口狭窄也可造成不孕。

外阴、阴道因素

其中，包括处女膜闭锁、阴道横隔及先天性无阴道；严重阴道炎症会使大量白细胞消耗精液中的能量物质，降低精子活力，缩短其生存时间而影响受孕。

哪些因素可使男性不育

现在男性不育约占不孕症的30%，其原因如下：

精液异常

这种情况包括无精子、精子数目减少、精子活动力减弱及形态异常。引起精液异常的因素包括以下几点：

① **先天发育异常**：如隐睾症或先天性睾丸发育不全症等均不能产生精子。

② **全身原因**：慢性消耗性疾病（如结核病）、精神过度紧张等可能影响精子产生，而性生活过频也可能使精子数量减少。

③ **局部因素**：腮腺炎并发睾丸炎或睾丸结核使睾丸生精功能异常；精索静脉曲张也会影响精子产生。

精子运送受阻

附睾及输精管结核可使输精管阻

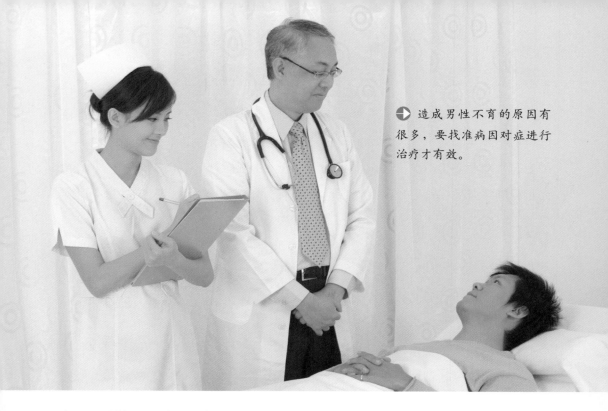

造成男性不育的原因有很多，要找准病因对症进行治疗才有效。

塞，阻碍精子通过；阳痿或早泄可能使精子不能进入阴道，更谈不上进入女性输卵管与卵子结合。

免疫因素

精子及精浆可在体内产生抗精子抗体，造成男性不育；射出的精子发生自凝而不能通过子宫颈黏液上行至子宫腔。

 男女双方不育的因素

① 夫妻双方缺乏性生活知识。

② 夫妻双方过度焦虑怀孕问题而造成精神紧张。

③ 免疫因素。精液内含有多种蛋白，这些蛋白可作为抗原，在女性生殖道内吸收后，产生免疫反应，并在女性血液或生殖道局部产生抗体，这种抗体对精子产生凝集或制动作用，性交时对精子产生不利影响。15%～20%的不孕夫妻经系统检查找不到不孕原因，但经免疫学检查发现其体内存在抗精子抗体。这些不孕夫妻，用避孕套避孕一段时间后，可使抗体消失而怀孕。

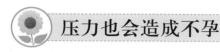

压力也会造成不孕

现代社会，有相当一部分人婚后不孕的原因在于压力，尤其是一些社会地位和收入都较高的女性，她们的工作往往比同等职位的男性更有压力，所要付出的努力更多。这在无形中影响了其自身的受孕概率。

研究人员发现，对生育过程感到忧虑的女性与不怎么担心这方面的女性相比，前者的排卵数和受精卵数分别比后者减少了30%和17%。而担心失业的女性比不担心失业的女性受精卵的数量减少了31.5%。

最近一些妇产科专家发现白领不孕的比例在明显上升，达到了四成。这些白领女性大都工作非常繁忙，有时还会失眠，月经也大多不正常。这些女性的工作压力大，精神过度紧张，导致自己的内分泌功能紊乱，从而影响了生育功能。

另外，也有些好强的女性，把年轻时最好的时光都用在了自己的事业上。等事业基石完全稳固时，自己的年龄已经不小了，为了要个宝宝，翻阅相关书籍、制订精细的计划，算时间、测体温、按时同房等，却始终无法怀孕，去医院检查，夫妻两人的身体也都健康，这就说明紧张的情绪影响了受孕。

精神过度紧张往往会因内分泌功能紊乱，导致排卵障碍或不排卵，形成"越想怀孕越难怀孕"的状况。尤其是职业女性，长期处于高强度的压力之下，大脑皮层会抑制下丘脑及垂体的功能，甚至抑制卵巢的功能，使卵巢不排卵，最终让女性无法顺利怀孕。

肥胖也可导致不孕

肥胖不仅与多种慢性疾病有关，可能会引发代谢综合征、高血压、Ⅱ型糖尿病、冠心病等疾病，甚至还会对内分泌系统及人体生殖系统产生不良影响，降低生育能力。

肥胖症对女性生育能力的影响

女性肥胖可以导致月经失调、无排卵、不孕、流产，甚至妊娠结局不良等严重后果。有75%的多囊卵巢综合征患者合并肥胖。据调查，肥胖女性出现无排卵和多囊卵巢的概率为35%～60%。虽然正常月经和生殖功能需要足够的脂肪储存量，但是体重过高和过低都会使生育能力下降。肥胖，尤其是"向心性"肥胖，容易导致胰岛素抵抗、高胰岛素血症和瘦素抵抗，最终引起体内雄激素水平升高，抑制卵泡的生长、发育和排卵；另外还会减少雌二醇合成，影响子宫内膜发育，从而导致不孕。

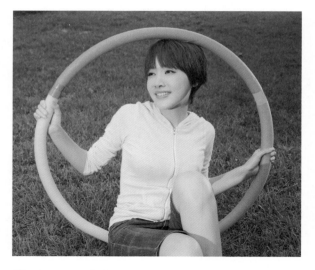

备孕女性平时要加强锻炼，把体重控制在标准范围内，为优生优育做准备。

肥胖不仅会导致不孕，还会对不孕的治疗结局产生负面影响，应该引起肥胖女性的重视。具体来说，肥胖女性与正常体重的女性相比，她们在自然周期和不孕治疗周期中的妊娠率均低，甚至诱导排卵率和IVF（试管婴儿）成功率也很低。肥胖症患者促排卵的过程中，需要促性腺激素量大，排卵率低，甚至影响子宫内膜的生长。

>> 肥胖症对男性生育力的影响 <<

肥胖不仅对女性的生育有很大影响，而且对男性的生育能力也有极大影响。美国和英国的科学家们近几年就发现，男性肥胖会降低睾酮的分泌，从而降低精子的数量和质量，最终导致少精子症、精子的活动力下降，影响到男性生殖能力。在这之中，体重指数BMI大于或等于30的男性出现不育的可能性，比正常男性要高约36%。而只有体重适中的男性，也就是体重指数在18.5～24.9时，精子质量才是正常的。

除此之外，肥胖还会导致男性性欲减退、勃起障碍增加。以上这些因素共同的作用，将会极大地削弱肥胖男性的生育能力。

BMI的计算方式：

体重指数BMI=体重（千克）÷身高（米）的平方

不良生活方式导致的不孕

下面这些生活方式也会导致不孕，要引起各位年轻夫妻足够的重视。

常用洗涤剂

洗涤剂是我们日常生活中不可或缺的，但专家发现，某些洗涤剂中含有的化学物质会通过皮肤进入人体，使已受精的卵细胞变形、死亡。

与电器接触过频

男性如果长时间与家用电器、计算机、微波炉等电子产品接触，可能会遭受电磁波以及荧光频射线之害，造成无精子生成或生成异常精子，最终而导致不育或畸胎。

不当饮食

现在，很多女性都热衷追求苗条身段，但是自身体重低于标准体重时，就有可能导致不孕。偏食的人也常容易发生某些营养的缺乏，进而难以生育。

过频的热水浴

热水浴对男性的生育极为不利。因为男性睾丸产生精子需要比正常体温37℃低1～1.5℃的环境。有资料表明连续3天在43～44℃的温水中浸泡20分钟，原来精子密度正常的男性，精子密度可降到1000万/毫升以下，这种情况可持续3周。

穿紧身裤

男性尽量不要穿紧身裤，因为紧身裤是造成睾丸温度升高、压力增大的最常见的生活因素之一。

烟酒刺激

烟草中的有害物质有降低性激素分泌和杀伤精子的作用。长期喝酒对于生育也是百害而无一利。

长期服药

降压药、利尿药、抗菌药以及治疗心脏病、胃溃疡的药物都有损伤精子的弊端。

吸毒

男性如果吸毒，可使血中睾丸酮水平下降，生殖能力削弱，射精无能，从而不育。如嗜海洛因者的性欲抑制达100%，嗜美沙酮者性欲抑制达96.5%。

性生活不当

夫妻二人如果性生活过频，就可能出现每次性交时射出的精液中的精子减少，从而降低了受孕的可能性。而且如果性生活不规律或经常中断性交，易导致无菌性前列腺炎，影响精液的成分、数量、黏稠度、酸碱度等，从而导致不育。

运动不当

适当运动对我们人类的身体是有好处的。但据调查，跑步过度（每周慢跑19公里以上）可能会妨碍女性体内激素的不正常分泌，其月经周期有可能会紊乱。但是这种状况只要在减少慢跑3～6个月后，就会使女性月经周期恢复正常而受孕。

久骑赛车

男性在骑赛车时重心会向前倾，这时会阴部的睾丸、前列腺就紧贴在坐垫上，而它们受到长时间挤压后会缺血、水肿、发炎，可能会影响精子的生成以及前列腺液和精液的不正常分泌而导致不育。

长期素食可导致不孕症

近几年来，吃素的饮食风尚逐渐为大众所喜欢并接受。尤其是体形较为丰满的女性，甚至把吃素当成了习惯，希望借此达到减肥的目的。当

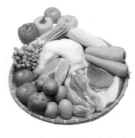

然，多吃素食、蔬菜、水果等富含纤维的食物，的确对减肥是有帮助的。不过，最近经过医学界对素食的研究证实，如果女性经常食素，会对体内激素分泌造成破坏性影响，严重的甚至可能导致不孕。所以不愿生育能力受影响的女性，在进行素食减肥前一定要三思而行，尤其是年龄超过30岁的女性，生育能力本身已经下降，更要谨慎行事。

患上不孕症需做哪些检查

男方检查

男性做不孕检查重点是精液化验。

女方检查

女性不孕检查包括以下几个方面：

① 病史、全身及妇科体检。

② 排卵功能检查，包括基础体温测定及子宫内膜活检等。

③ 输卵管通畅试验，包括输卵管通液试验或输卵管造影检查。

④ 性交后试验。

⑤ 腹腔镜检查。

⑥ 宫腔镜检查。

什么是人工受孕

人工受孕即人工授精，即用人工方法将男性精液注入女性子宫颈或宫腔内，以协助受孕的方法。这种方法主要用于男性不育症。人工授精包括配偶间人工授精、非配偶间人工授精两种。通常是在男方有性器官异常，比如阴茎短小、尿道下裂、阳痿、早泄等症或女方有子宫颈狭窄、不明原因不孕等症状时可用配偶间人工授精。如果男方输精管阻塞、无精子等可采用非配偶间人工授精。

人工受孕可以通过好几种方法来进行。GIFT法（盖氏输卵管内移植法）就是把精子和卵子取出来，令其在体外结合，然后再放回到输卵管中去。IVF也就是试管受精，即把卵子取出并使之受精，产生出多则10个，少则3个胚胎（受精卵），再把这些受精卵放置于子宫。另外还有一种叫做ICSI的新技术（细胞质精子注射），就是把精子直接注射到卵子内，从而给男性不育的治疗带来革命性的变革。

但也有些人不宜做人工授精，比如男方年龄大于50岁、精液不正常或泌尿系统有炎症，女方生殖器畸形及其他全身疾患者。为避免医疗、伦理纠纷，术前医生应向受试者说明人工授精的方法、成功率、并发症及其他伦理社会问题后，方可进行。

 ## 什么是"试管婴儿"

对于"试管婴儿"，人们常常有这样一种望文生义的误解，试管婴儿就是试管里长大的胎宝宝，他不需要妈妈承受十月怀胎之苦，只要有了试管，一切就水到渠成。其实，这是一个很严重的认识错误。

试管婴儿又称体外授精——胚胎移植，具体地说是借助内窥镜或在B超指引下，从患有不孕症女性的卵巢内取出成熟的卵子，将精子、卵子一起放入培养皿，然后进行体外培养3天左右，使卵子受精，然后再在B超监视下将其送到妈妈子宫内，使之逐步发育成胎宝宝。也就是说试管婴儿要经过取卵——受精——植入三部曲，最后还是要在妈妈子宫内发育成熟直至分娩。

 ## 哪些情况下可以考虑做试管婴儿

女方年龄如果过大，胎宝宝畸形发生可能性就会比年轻女性大，自然受孕后流产率也会较高，妊娠期合并症增加，作试管婴儿的大龄不孕妈妈除了同样存在以上的问题外，促排卵时可能还会出现反应不好，第一阶段自愿放弃治疗，卵子的质量相对差，妊娠率低，不容易成功。

体外授精胚胎移植技术的目的是协助不孕患者得到一个健康、聪明的孩子，所以想要做试管婴儿的男女双方必须是身心健康，必须遵循优生优育的原则，因此，要无遗传性疾病，女方年龄一般不超过40岁，男方不超过55岁。试管婴儿的适应证包括：

① **不明原因性不孕**：目前的检查条件下未找到明显的病因，想要宝宝的夫妻可以应用体外授精胚胎移植技术。另外还有一些经过其他治疗没有成功的患者，也可以考虑试管婴儿。

② **双侧输卵管不通**：无论是炎症、结核或子宫内膜异位症导致的输卵管梗阻或蠕动能力差、先天性的输卵管缺失还是宫外孕等原因导致输卵管切除均使受精卵无法相遇。这种情况下，可以说双侧输卵管不通是试管婴儿的绝对适应证。

③ **免疫性不孕**：精液经过洗涤，防止免疫因素干扰。体外授精，体外培养下可以明确是否有授精能力。

 试管婴儿的孕育过程

体外授精和胚胎移植即试管婴儿，是治疗绝对不孕（主要为输卵管性不孕）和部分相对不孕的有效方法。那么试管婴儿的孕育过程如何呢？

① 用药物促使排卵并对排卵情况进行监测；

② 从女性体内取出卵子；

③ 将卵子放入试管内与精子培养一段时间，使卵子受精；

④ 在受精卵发育到8～16个细胞时再移植到女性的子宫内，使其进一步生长和发育；

⑤ 移植后支持处理。

自从1978年世界上第一例试管婴儿在英国诞生以来，目前全世界已有数千家试管婴儿中心。我国的试管婴儿中心也已超过数十家，由试管婴儿技术妊娠和分娩的婴儿已经近千名。目前体外授精和胚胎移植的成功率为10%～20%。

人工受孕的成功率有多高

　　现实生活中，人工授精的成功率与其个人的体质是有一定关系的。一般情况下，人工授精可以根据精子数及其活动率的不同差异来进行。通常情况下，如果精液正常，成功率可达50%～70%。因此，日常生活中，更应该根据自身的特征到正规的医院进行检查和治疗，同时也应该养成良好的卫生习惯。

　　人工授精精液质量与其成功率是成正比的，通常情况下，如果一般患有死精子症或者是慢性精阜炎等症状的男性，应该及时地检查出准确原因，同时对于患有前列腺炎、睾丸炎、精囊炎等疾病的男性来说，更应该积极地到正规医院进行检查和治疗。

　　同时，对供精者精液人工授精成功率来说，一般用丈夫精液的授精率高，如果用新鲜精液，成功率约为70%，而冷藏精液的成功率则约50%，但却降低了传染病传播的危险。

　　人工授精的成功率并不是很高，能生下孩子的比例仅在10%～15%。许多夫妻决定一次移植多个受精卵，希望至少有一个能成功着床。但是这样做的后果却往往是多胎，而多胎本来就容易流产，胎宝宝畸形风险或者是分娩时受伤的风险也较高。

⬤ 人工授精的成功率并不是很高，这与个人的体质等有关。

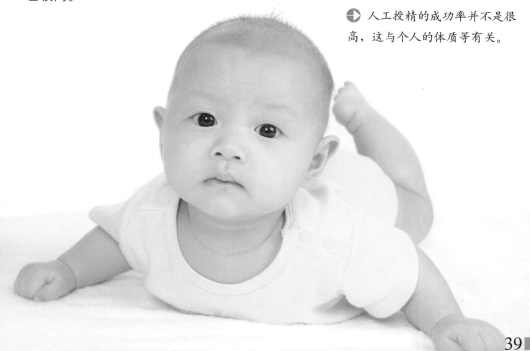

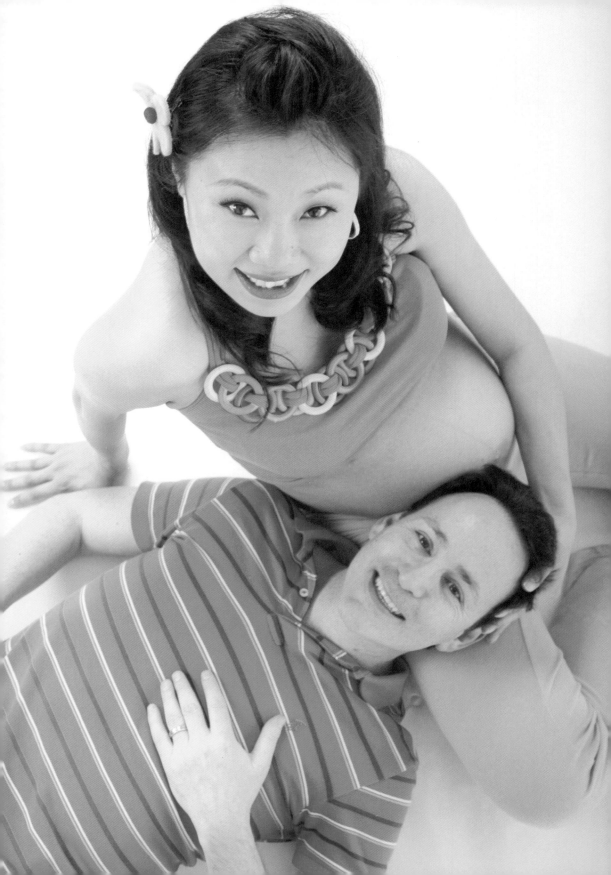

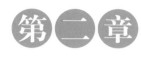

第二章

健康孕产开始啦

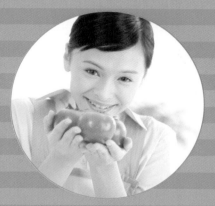

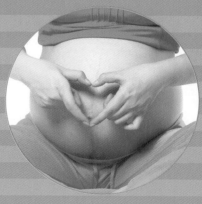

第 1 个月

（1～4周）

❤ 孕妈妈的身体变化

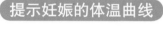

小生命开始孕育

下次月经来潮前14天是排卵期，这时进行性生活，是精子和卵子结合的好时机，一旦受孕成功一个新的小生命便真正开始孕育了。所以说第3周才是精子和卵子结合的时候。但是此时孕妈妈尚不能察觉到自己已有身孕，可以说和平时相比并没有任何感觉。这时子宫仍如孕前那样像鸡蛋大小，自己在腹部摸不到子宫底。与妊娠前相比，身体基本没有什么变化。

提示妊娠的体温曲线

第3周，是精子和卵子在孕妈妈的身体里相遇并受精的阶段。这时如果测试基础体温，基础体温曲线显示从低温期向高温期过渡的日期就是排卵期。如果排卵后没有妊娠，高温期大约持续2周后就会转为低温期，开始新的月经周期。如果精子与卵子结合了，就是"受孕了"，高温期将持续，这种特殊的体温曲线就是在提示你已有身孕。

月经逾期

如果有性生活，月经一向规则，一旦突然停经，那么首先就应该考虑是否怀孕了。最简单的方法就是用测孕试纸测验是否妊娠，如果显示阳性则表示很可能是妊娠，如果是阴性，过几天还要进行复测，复测后如果是阳性，就应到医院产科进一步确诊，并作相应的检查。

 ## 胎宝宝的成长

桑葚胚形成

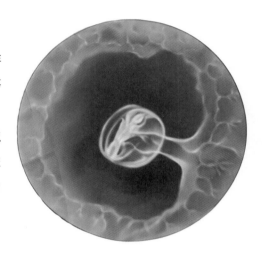

女性排卵期，成熟的卵子从卵巢排出后会到达输卵管的壶腹部并且在此等待精子的到来。

一旦精子和卵子在输卵管相遇形成受精卵后，立即会以几何级数的方式进行快速分裂，即1分为2、2分为4、4分为8……成倍地分裂，像滚雪球似的增大，此时，受精卵形成桑葚一样的细胞团，叫桑葚胚。

胚盘形成

桑葚胚细胞团继续分裂，由于外周细胞比内部细胞分裂快，所以内部形成囊泡，囊泡内形成一个板块状结构，叫胚盘，而胚盘将来会发育成胎宝宝。

胚胎着床

受精卵需要4～5天才能到达子宫。一旦到达子宫，受精卵会先在子宫腔内自由活动，大约3天后，等待子宫内膜做好充分的准备。大约于受精后7天时受精卵开始着床于准备好的子宫内膜内，就像种子入土一样，进一步发育。

三胚层形成

桑葚胚进一步分化成三胚层细胞群，即外胚层、中胚层、内胚层。外胚层分化成为将来的神经系统（脑、脊髓、周围神经）、皮肤、毛发、指甲、乳头、牙釉质、眼睛的晶状体等；中胚层将发育成肌肉组织、骨骼系统、心脏、血管和内生殖器；内胚层将发育成内脏器官，呼吸、消化、泌尿等系统。

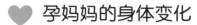

第 2 个月 (5~8周)

💜 孕妈妈的身体变化

早孕反应

孕妈妈一系列早孕反应是由于胎盘的绒毛膜促性腺激素（HCG）刺激的作用，大约有50%的孕妈妈会出现恶心、呕吐、唾液增多等妊娠反应。HCG在怀孕5～6周至11～12周分泌最旺盛，所以，这期间早孕反应较明显。通常在怀孕4～8周出现并且平均持续35天左右，怀孕14周后症状会减轻。孕22周后90%的孕妈妈恶心、呕吐现象会明显好转。极少数孕妈妈的妊娠反应延续较长。

其他早孕反应

通常来说，孕妈妈会出现恶心、呕吐，还会伴随唾液分泌过多；饮食嗜好改变，如喜吃酸性食物等；乳房肿胀、乳头敏感；尿频；困倦，嗜睡；情绪波动；少数表现发热、头疼等类似感冒症状。

体温曲线处于高温状态

细心绘制基础体温曲线的女性会发现自己的基础体温曲线连续3周以上处于较高状态。

⭐ 胎宝宝的成长

胎宝宝状态

先进的超声波扫描技术，让我们可以在屏幕上看到胚胎并扫描他的模样，第6周的胚胎，看起来像一个

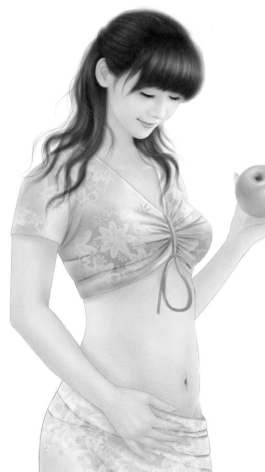

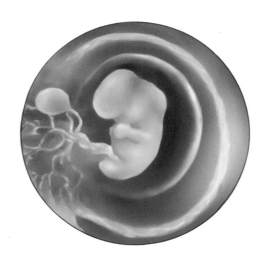

小蝌蚪，更像一只大明虾，身长3厘米，体重约4克，在大头末端可见腮状褶皱，这个褶皱将来发育成脸和下巴，尚未发育好的心脏在身体的中央位置已经膨出，在胚胎的两侧开始显现出球状小突起，将发育成手和腿。很快这些小突起形成小节点，以后发育成手和脚。在阴道B超检查下还可以看到心脏跳动。

胎宝宝的支持系统

囊胚着床于子宫壁后，胎宝宝的支持系统就开始发育，孕早期，也就是说在胎盘完全发育之前，胎宝宝所需的营养都由卵黄囊供给，卵黄囊通过一个蒂与胚胎连接，卵黄囊内充满液体，胚胎漂浮在其中。外面有一层绒毛膜形成的外层覆盖着。绒毛膜的外层将形成早期的胎盘，已经形成的细小绒毛开始萌芽，是未来循环系统的前身。

✓ 孕妈妈自我保健重点

孕早期需做的化验检查包括：

① 尿妊娠实验。

② 血常规及血型。

③ 尿常规。

④ 肝肾功能检查。

⑤ 感染性疾病筛查。

怀孕小知识

预产期计算方法

妈妈末次月经的第一天日期加上7，是胎宝宝可能出生的日期；末次月经的月份减去3（或加上9），是胎宝宝出生的月份。例如，妈妈最后一次月经来潮是10月5日，胎宝宝可能的生日就是10-3=7（月），5+7=12（日）。计算的结果就是第二年的7月12日。

但大多数爸爸妈妈计算出的胎儿诞生日都不很准。实际上胎宝宝在预产期前后两周内出生都属正常。

孕妈妈的身体变化

腰围渐渐变粗

孕妈妈们怀孕前像鸡蛋般大小的子宫，经过3个月的时间就会变得像拳头那么大。虽然从外表看怀孕的表象并无明显变化，但体重开始有所增加，腰围也逐渐变粗，穿衣服会有紧绷绷的感觉。同时，下腹部变硬，感觉有些胀，耻骨联合上方摸上去可触及包块，即增大的子宫。

恶心、呕吐

有恶心、呕吐的孕妈妈进入妊娠9～12周时，恶心、呕吐现象可能会更严重一些，闻到异常的气味就会恶心、呕吐，有个别孕妈妈还会出现进食后立即吐出来，甚至喝水也吐。但这毕竟是极少数，而且，大多数孕妈妈12周后恶心、呕吐会渐渐消失。取而代之的是食欲大增。

乳房肿胀，乳头敏感

在这个阶段，孕妈妈的乳房会进一步发胀，乳头乳晕色素加深，有时感觉腹痛，乳白色的白带增多。

皮肤瘙痒及面部色斑

由于这一时期孕妈妈要向胎宝宝提供营养成分和氧气，所以她们的新陈代谢非常旺盛，出汗也会比平时更多，从而导致皮肤干燥，可能还会产

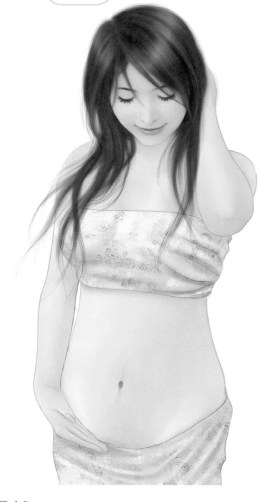

生皮肤瘙痒或各种粉刺。同时，有些孕妈妈的脸上还会出现色素沉着，可见雀斑等，形状多少因人而异，也有些孕妈妈根本不会出现。

胎宝宝的成长

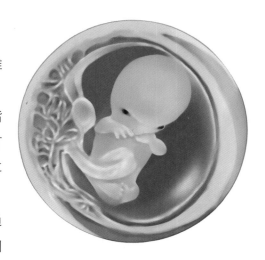

呈现人的雏形

这一时期，胎宝宝已呈现人的雏形，身长约8厘米，体重约1克，眼睑、鼻子、上颚、牙龈等已开始形成，上嘴唇开始显露出来，手指和脚趾清晰可辨。在胎宝宝脖子两侧的最上端，外耳轮廓出现。

心脏、肠胃等器官也大致长成。通过B超检查或多普勒（Doppler）可以测定心跳次数。

胎心音

如果用一般的听诊器可在怀孕17～18周探听到胎心音，但是用多普勒（Doppler）可以在孕妈妈怀孕11～12周时从腹部听到胎心音。而且用听诊器听胎心也会受胎宝宝位置及孕妈妈腹壁厚度等因素影响。如果在怀孕12周用多普勒未听到胎心音或在怀孕18周时用听诊器未听到胎心音，医生会要求孕妈妈做超声波检查，以确定妊娠周数及检测胎心音。

✓ 孕妈妈自我保健重点

① 远离致畸因子（包括烟、酒、药物、X射线等）；

② 力避化学毒品（铅、汞、农药等）；

③ 避免病毒感染（TORCH筛查）；

④ 节制性生活，预防流产；

⑤ 孕吐严重时应检查尿酮体，尿酮呈阳性时，要及时治疗；

⑥ 保证规律饮食、营养均衡。

♥ **孕妈妈的身体变化**

小腹隆起

　　孕妈妈在妊娠大约12周以后，子宫会从骨盆通过耻骨联合的上端进入腹部。子宫进入腹部后对膀胱的挤压减轻，但是支撑子宫的韧带收缩，有可能引起腰痛。这时孕妈妈自己抚摸肚子，能感觉到腹部明显隆起。

早孕反应减轻

　　大概12～14周时，孕妈妈的早孕反应现象渐渐减轻，食欲开始增加，会感觉精神爽快。但有些孕妈妈可能会出现牙龈炎症，可以经常用淡盐水漱口，以清洁口腔并消炎。

妊娠纹

　　在这一阶段，孕妈妈开始渐渐出现妊娠纹，通常是在腹部、大腿内侧和臀部等部位。妊娠纹出现的早晚轻重也会因人而异，有的人妊娠纹很明显，有的人则一点也没有。妊娠纹一般在体重突然增加的情况下出现，正确管理体重也可以同时减轻妊娠纹。

静脉曲张

　　妊娠中后期盆腔血液回流到下腔静脉的血流量增加，增大的子宫压迫下腔静脉使其回流受阻，致使下肢静脉压升高。妊娠12周至分娩，孕妈妈平卧位下肢静脉压较非孕期增加

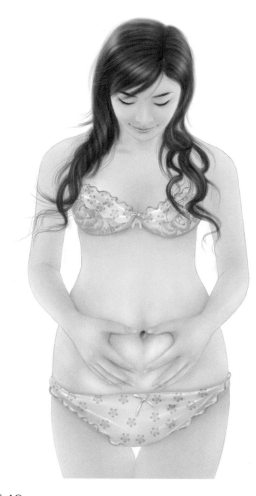

10～12厘米水柱，侧卧位时由子宫所致的压迫解除，静脉压下降。由于外阴、下肢及直肠下静脉压力增高，有些孕妈妈会出现下肢及外阴静脉曲张，同样原因还会发生痔疮。

静脉曲张早期表现为下肢或浅层的皮下静脉血管呈现为蜘蛛网样，进一步发展时，它们在皮下变成突出于皮肤的、直的、弯曲的、打结的及柔软的蓝色条索样静脉血管。

胎宝宝的成长

基本成人形

胎宝宝的身体在孕妈妈的子宫内迅速发育。满15周时身长16厘米，体重达80～120克。身体增加了将近2倍，面部的模样基本形成。各器官系统进一步发育，巩固了几个星期前初步长成的身体器官。胎宝宝的肌肉已经开始渐渐发达，可以在羊水里自由活动。手指和脚趾都已经开始分开，长出手指甲。胎宝宝各处的毛囊开始生成。

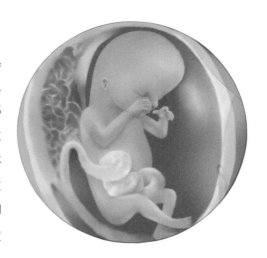

用胎动和妈妈进行最初的交流

敏感的孕妇在第4个月就会感觉到胎动。准妈妈对胎动的感受不太一样，有的感觉像鱼在水里游、有的感觉肚子里有气泡在串动。这都是准妈妈的主观感受。有些心情急切的准妈妈还会把自己的肠鸣音想象为胎动。这些都是正常的。

☑ 孕妈妈自我保健重点

① 适当注意增加蛋白质和维生素的摄入量；

② 因为汗液、白带分泌增多，所以要注意皮肤清洁，勤洗澡，以淋浴为宜；

③ 注意口腔保健；

④ 坚持孕期体操，增强体质，增加肌肉关节柔韧性。

第5个月

（17～20周）

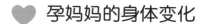

身心适应

随着早孕反应的消失，食欲的增加，孕妈妈的体重也开始明显增加，身心已经完全适应妊娠，精神也变得富有活力。这个时候，孕妈妈的腹部明显变大，乳房也随之增大，臀部和全身其他部位也都会有更多脂肪堆积。怀孕满4～5个月后，孕妈妈还可隐约感到胎动。

胃肠不适

随着孕妈妈的子宫增大，将胃与肠管推挤上升，这样进食后易引起胃肠胀满，有时连呼吸也变得急促。

痔疮之苦

很多孕妈妈在妊娠第20周后会受到痔疮的困扰。此时，应学会痔疮护理，以此来减轻痛苦。

皮肤色素加深

皮肤色素也会随着怀孕时间的增长而加深，乳头的颜色变深并伴有刺痛感，皮肤表面的静脉更加明显。

胎宝宝的成长

头部约鸡蛋大小

胎宝宝的头部几乎为整个身体的1/3，约有鸡蛋般大小。身长约25厘米，体重300克左右，双顶间径4～5厘米。

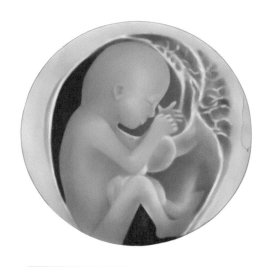

长出皮下脂肪

这一阶段，胎宝宝的皮肤上开始长出皮下脂肪。身体的肌肉骨骼也更加结实，汗毛覆盖全身。脂肪对调节胎宝宝的体温和新陈代谢活动发挥着重要作用。

出现条件反射

胎宝宝的脑神经细胞的数量与成人相差无几，并出现各种条件反射。

产生对光反射

胎宝宝的眼睛对光很敏感，在这一阶段开始产生对光反射。

打嗝

胎宝宝开始出现呼吸征兆——打嗝。只不过因为胎宝宝的器官浸在羊水里而不是在空气中，所以听不到打嗝的声音。到妊娠第17周时，胎宝宝的循环系统和内分泌系统已经完全形成，并开始发挥各自的功能。胎宝宝通过胎盘血管吸收必需的氧气和营养，并通过吞吐羊水来锻炼器官机能。

听觉器官进一步发育

妊娠17～20周时，胎宝宝的听觉器官进一步发育。耳朵里面的听小骨更加结实，开始听见声音。

味觉开始形成

胎宝宝的味觉也逐渐开始形成。

心脏搏动活跃

这时胎宝宝的心脏搏动开始变得活跃起来，借助听诊器能听到胎宝宝心跳的声音。

大脑和脊椎发展

妊娠第4周开始生长的大脑和脊椎在这个月得到最大限度的发展。胎宝宝的运动能力也随之增强，而运动又反过来促进了胎宝宝大脑发展。

☑ 孕妈妈自我保健重点

① 注意体重管理，避免体重增长过多过快；

② 不宜穿高跟鞋，外出或走路时注意防滑；

③ 坚持散步或做孕妈妈体操。

第 6 个月

（21～24周）

💜 孕妈妈的身体变化

肚脐向外突起

随着孕妈妈的子宫日渐增大，逐渐将腹壁向外挤，致使腹部更加膨隆，腰部曲线也完全消失了；由于腹部的膨胀，肚脐向外突起；从肚脐往下至耻骨联合处出现褐色妊娠线。

不适症状加重

这一阶段胎宝宝对肺、胃、膀胱的压迫也逐渐增强，可能会导致孕妈妈呼吸急促、消化不良和小便频繁，甚至有些孕妈妈可能在无意识的情况下会有小便溢出，对此孕妈妈们不用过于紧张。

腰和背部疼痛

这时的体重比孕前明显增加，下半身容易疲劳，部分孕妈妈的腰和背部会感到疼痛，有些晚上还会出现脚部轻微浮肿，偶尔伴有小腿抽筋。

容易出现贫血

由于血浆的增加，孕妈妈很容易出现贫血，所以要摄取含铁丰富的食品，如动物肝脏、动物血等。

皮肤瘙痒

随着妊娠过程的推进，部分孕妈妈可能会出现腹部、腿、胸部、背部、会阴等部位皮肤瘙痒，甚至出现水泡和痒疹。严重时应及时就医。

胎宝宝的成长

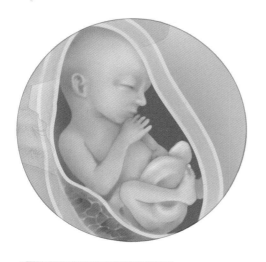

皮脂腺开始分泌胎脂

胎宝宝的皮肤分为表皮和真皮，到妊娠第20周时，表皮生长到4层厚，皮肤的温度较高，皮肤表面的皮脂腺开始分泌胎脂。

感觉器官发育最快

这个时期是胎宝宝感觉器官发育最快的时期，视觉、听觉、味觉、嗅觉、触觉等各类感觉器官的神经细胞得到全面发展。

脑神经体积变大

这个时期胎宝宝将具备人体应有的全部神经细胞，之后脑神经体积会变大，结构也更为复杂。连接各个神经的肌肉也进一步发展，这时胎宝宝可以自由活动。消化系统也日渐发达。

五官成形

胎脂的分泌逐渐增多，胎宝宝的皮肤光洁稚嫩。胎宝宝的眼睑和眉毛几乎完全形成，指甲已变长并覆盖住手指头。耳朵也已完全形成，开始对外界的声音进行反应，能听见孕妈妈的心脏跳动的声音，血管中血液流动的声音，以及胃里食物消化的声音等。口唇轮廓也变得很鲜明；眼睛也有了一定程度的发育；眉毛和眼睑在各自的位置上进一步成熟；牙龈线的下面是牙齿的雏形，妊娠中期形成的牙齿将会继续发育，到出生后7～8个月会长出白色的乳牙。

☑ 孕妈妈自我保健重点

① 一定要保证充足睡眠，每天至少10小时；

② 注意乳房保健，为哺乳做准备。乳头凹陷者，用拇食指对捏使其凸出，动作要柔和，必要时要请教医生或护士；

③ 学习分娩知识，如：了解分娩是如何产生，如何进展的；分娩各期有什么特点；为迎接顺利分娩，孕妈妈应做什么样的准备；产程中如何配合医生才能使分娩更加顺利；

④ 继续做孕妈妈体操或瑜伽等练习；

⑤ 可适度进行性生活。

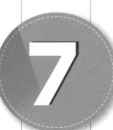

第 **7** 个月

（25～28周）

💛 孕妈妈的身体变化

这个月，孕妈妈的子宫底高达剑突与脐之间，宫高23～25厘米。腹部乃至胸部会出现青紫色的条纹。这是由于皮下脂肪没有跟上皮肤的增长速度，导致毛细血管破裂所致。这个时期，孕妈妈对光线的反应越来越敏感，有时感觉眼睛刺痛并且干燥，这是妊娠过程常见的反应，不用过于担心。症状严重时，可以使用滋润类眼药水湿润眼睛。随着胎宝宝的成长，子宫日益变大。由于无法抵抗子宫变大的挤压，受挤压的肋骨会产生疼痛感。另外，子宫还会压迫胃，影响胃的消化功能，甚至产生便秘，出现痔疮或使痔疮加重等。而且，随着子宫肌肉的扩张，部分孕妈妈常常感到腹部有针扎一样的疼痛感。临近妊娠后期的孕妈妈能感觉到强烈的胎动。

⭐ 胎宝宝的成长

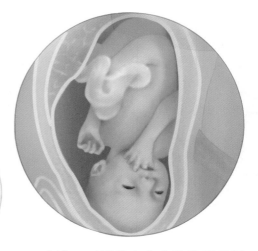

在这一时期胎宝宝大脑发展得很快，并且对外界传来的声音更加敏感；同时皮肤呈暗红色，且皱纹较

54

多，各脏器进一步发育。胎宝宝的肺泡也开始发育，数量不断增加，但呼吸器官尚未完全成熟；眼睑和眼球完全形成，眼睛开始开合。

✓ 孕妈妈自我保健重点

① 营养适度，适当控制高热量食品、盐、糖的摄取，预防妊娠高血压综合征，避免过分肥胖和巨大胎宝宝；

② 定期产前检查，以便及时发现高危征兆；

③ 避免长途旅游和外出；

④ 避免过度劳累；

⑤ 继续做孕妈妈体操或瑜伽练习；

⑥ 不要穿高跟鞋，走路要保持平衡，防止滑倒；

⑦ 注意性生活要适度。

怀孕小知识

胎 动

在整个怀孕过程中，令孕妈妈感到喜悦和焦虑的就是胎动。在怀孕7周后，胚胎便会在子宫内自行游动，但是孕妈妈感觉到胎动的时间一般在怀孕14～26周，多数在怀孕18～20周。初产妈妈感觉胎动要晚些，经产妈妈感觉到胎动要早些。身材瘦、腹壁薄的孕妈妈感觉胎动要早些，肥胖、腹壁厚的孕妈妈感觉到胎动要晚些。孕妈妈第一次感觉胎动往往要比常规时间延迟一些，可能与未能及时辨别出是否是胎动有关。有的孕妈妈直到怀孕20周或更晚才感觉到胎动，这种情况并不少见。但是如果在怀孕21周时仍未感觉到胎动，医生也未能触摸到胎动，则需要用超声波仪器来观察胎宝宝状况。如果胎心音很强，其他检查均在正常范围，则需进一步观察。

每个胎宝宝都有自己的胎动规律，孕妈妈对胎动的感觉也不一样，有的孕妈妈感觉胎动次数多，有的孕妈妈感觉胎动次数少，但每个孕妈妈的感觉都有自己的规律。胎动规律变化反映胎宝宝安危，胎动突然增多或减少都可能是提示胎宝宝宫内缺氧。如果有一整天没觉察到胎动，可喝一杯牛奶或吃些甜点，然后躺下来数胎动。在正常情况下，每小时胎动次数不少于3～5次。

第8个月 (29~32周)

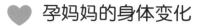 **孕妈妈的身体变化**

容易感到疲劳

这一阶段，孕妈妈的子宫底高度是25~30厘米，已经进入妊娠后期，乳房开始形成初乳。随着子宫的增大，血管受压迫，可能会导致一部分的孕妈妈下肢静脉曲张，痔疮、腰背酸痛等症状则进一步加重，双腿出现不同程度的浮肿，容易感到疲劳。

注意适当休息

孕妈妈此时应当注意适当休息。随着胎动越来越频繁，这时胎宝宝的"拳打脚踢"会踢到妈妈的腹壁、肋骨，从而使妈妈有时感到胸部疼痛。

阴道分泌物增多

这个阶段孕妈妈的阴道分泌物会增多，外阴有时会瘙痒。随着子宫的逐渐增大，子宫底的高度上升到肚脐和剑突之间，会压迫胃和心脏。

胃部难受

由于胃和心脏受到一定程度的挤压，有些孕妈妈可能会出现胸口发闷、胃部难受等症状，但是，只要稍加休息就会好转，不必过分紧张。

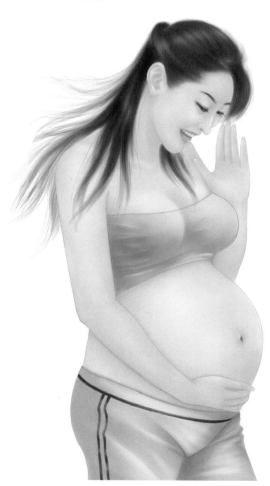

胎宝宝的成长

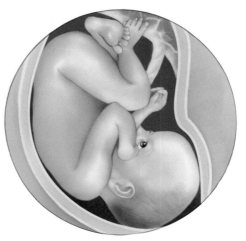

身长进一步增加

这时胎宝宝的身长39～42厘米，体重约1300～2100克，双顶间径也达到7.5～8厘米。

脑组织数量增加

胎宝宝的头部已经明显增大，脑组织的数量也在相应增加，大脑特有的褶皱和沟回形成。同时脑细胞和神经系统的连接也更加完善。

头发身材都有变化

胎宝宝的头发渐渐变长，随着皮下脂肪的增加，身体慢慢开始变胖。

肺和消化系统成熟

胎宝宝的肺和消化系统进一步发育成熟。

感知到子宫外面的世界

只要胎宝宝能够保持有规律的生活节奏，就能够感知到子宫外面的世界。在妊娠第31周时，胎宝宝开始反复练习睁眼和闭眼，在一定程度上能够辨别黑暗和光明。

✓ 孕妈妈自我保健重点

① 积极预防妊娠高血压综合征，一旦发现水肿或高血压要及早治疗；

② 确定分娩医院，参观产科病房，向医生咨询分娩方式及注意事宜；

③ 准备住院用品，简单了解住院手续；

④ 避免一个人长时间外出；

⑤ 避免性生活。

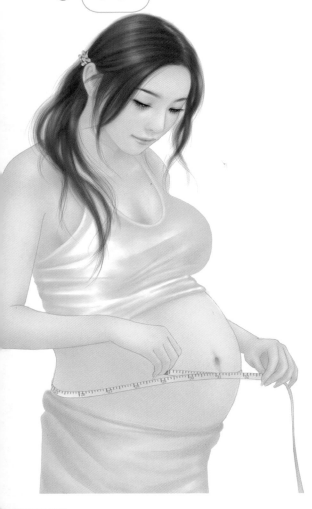

孕妈妈的身体变化

呼吸费劲

孕妈妈的子宫底高度已经达到29～34厘米。随着胎宝宝的成长，孕妈妈的腹部几乎没有多余的空间，所以这时孕妈妈的胸部疼痛会加剧，呼吸也更加费劲。

排尿不尽

这个时候，孕妈妈不仅排尿的次数增多，而且排尿后还会感到膀胱里还存有尿液。

情绪不稳

有一些孕妈妈的心理负担加重，性欲开始下降。个别孕妈妈由于对分娩产生恐惧，情绪也会变得不稳定。所以，孕妈妈一定要保持平和的心态，并且要充分休息。

抽筋和疼痛

有时，有些孕妈妈的腿部会产生抽筋和疼痛，走得快时，还会感到腹部抽痛，甚至肚子还会一阵阵发硬。

静脉曲张和水肿

增大的子宫压迫下腔静脉，阻碍下肢静脉的血液回流，如果长时间站立会导致下肢静脉和会阴部静脉曲张，也可使下肢和会阴等处水肿。所以，孕晚期的孕妇不要长时间站立，也不要久坐。出现水肿，在孕检时应首先查血压、蛋白尿，以排除妊娠高血压综合征的可能。单纯妊娠水肿，不用特殊治疗，多休息少吃盐，多进食高蛋白质的食物。

 ## 胎宝宝的成长

活动空间变小

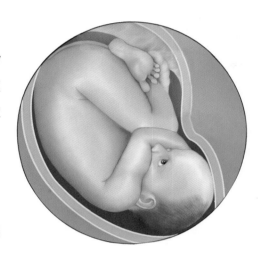

胎宝宝在继续长大，身长约45～47厘米，体重1900～3100克，双顶间径8厘米左右。随着胎宝宝的身体长大，胎宝宝在子宫内的活动空间变得越来越小，活动变得迟缓，多为一些肢体小动作。

即将出生的婴儿模样

这时，胎宝宝已具备即将出生的婴儿的模样。另外皮下脂肪也在继续生长，身体变得胖嘟嘟的，各个器官也更加成熟。另外，骨骼也更强韧，皮肤上的褶皱也逐渐减少，皮下脂肪丰满，皮肤略带粉红色。胎宝宝手指的指甲也已达到指端。

胎动减少

这个月胎儿活动的强度和频率都有所减少，不是因为胎儿出现了什么问题，而是因为子宫的空间越来越小了，胎儿不方便过多活动自己的腰身和四肢。尽管这种胎动变化是正常的，但是也不能过度放松警惕，如果频率过少或者消失或者突然剧烈活动，即要想到异常的可能。

孕妈妈自我保健重点

① 注意休息，切勿过度劳累；如果出现阴道出血或流水，应立即住院治疗；

② 一旦胎动突然减少，或突然停止，就意味着胎宝宝可能有危险，应及时去医院检查；

③ 这个阶段，也可能出现规则宫缩，也就是说3～4分钟一次宫缩，注意如果每次持续30～40秒，就是临产了，应及时住院；

④ 避免性生活。

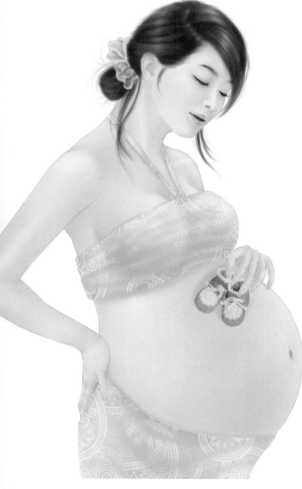

第 10 个月

（37～40周）

🧡 孕妈妈的身体变化

上腹部饱胀感明显好转

子宫虽然在增大但是子宫底却在下降，先露部进入骨盆，孕妈妈会感觉上腹部饱胀感明显好转，喘气也很顺畅，随着先露入盆，羊水减少，孕妈妈感到胎宝宝活动度明显减小。

腹部有下沉的感觉

孕妈妈的腹部有下沉的感觉，甚至小便频，大便不畅。有些孕妈妈还会感到下腹部和大腿疼痛。

阴道及子宫柔软

阴道及子宫柔软，阴道分泌物也随之增多。

尿频再次光临

孕10月由于胎儿向骨盆下降压迫膀胱，妈妈会再次出现尿频。不要有太大的顾虑，轻松上阵，有尿意就去坐便盆，身体向前倾能帮你尽量排空尿液。坐了一会没有尿就马上起来，坐便盆时间过长会加重宫颈水肿。不要因为尿多而少喝水或不喝水，胎儿发育是需要大量液体维护的，羊水就是例子。

坐骨神经痛

到妊娠末期，胎头入盆，压迫一侧或双侧坐骨神经，可引起孕妇坐骨神经痛。妊娠期孕妇体内产生的松弛激素，在使韧带松弛的同时，也可引起腰椎间盘突出，引起坐骨神经痛。孕妈妈坐骨神经痛，可多卧床休息，硬板床最好。通常情况孕期坐骨神经痛，在产后多能恢复，不需要药物或针灸等治疗，也不宜进行手术。

胎宝宝的成长

器官发育成熟

胎宝宝的身长48～52厘米，体重2600～3800克，双顶间径9.5厘米左右。皮肤红润，胎脂减少，皮下脂肪丰满，肌肉有力，指甲过指端，乳头乳晕清晰，各器官均已发育成熟。

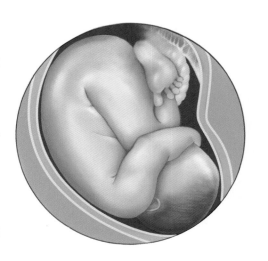

骨骼肌肉强韧有力

胎宝宝从母体接受抗体，身体各部位的骨骼肌肉强韧有力。

胎心异常

随着胎儿向子宫颈口移动，宫底下降，胎心位置比原来低了。伴随孕妈妈的子宫收缩，胎心率会减慢，这不是异常现象。宫缩停止后，胎心率会恢复原来水平。如果持续不恢复或低于120次/分、高于180次/分，要及时寻求妇产医生的帮助。

☑ 孕妈妈自我保健重点

① 坚持每周进行一次产前检查，保证充分的营养、休息和睡眠；

② 准备住院用品、内衣、洗漱用具及婴儿用品；

③ 有异常情况，立即住院；

④ 了解分娩经过，知道自己和家人应当如何配合生产；

⑤ 避免性生活。

孕期营养与保健

孕期应注意补充的5大营养素

蛋白质

瘦肉类、鱼类、蛋类、牛奶和乳制品、家禽类都含有大量的动物蛋白质；而花生、豆类和豆制品等则含有大量的植物蛋白质。

脂肪

肉类中含有丰富的动物脂肪；豆类、花生仁、核桃仁、葵花子、菜子和芝麻均含有植物性脂肪。

碳水化合物

所有的谷物类、白薯、土豆、栗子、莲子、藕、菱角、蜂蜜和食糖中都含有大量的碳水化合物。

矿物质

油菜、海藻、芹菜（尤其是芹菜叶）、雪里红、荠菜、莴苣和小白菜中均含有铁和钙等矿物质。猪肝、猪肺、鱼和豆芽菜中的含磷量较高。海带、虾、鱼和紫菜等含碘量较高。

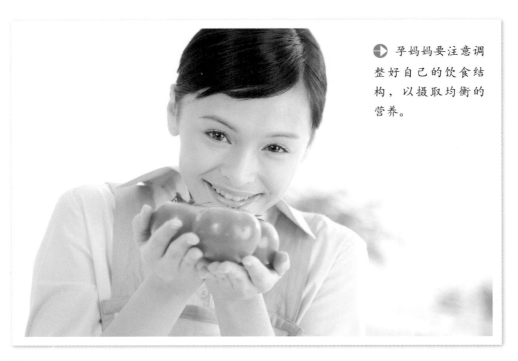

○ 孕妈妈要注意调整好自己的饮食结构，以摄取均衡的营养。

① **维生素A**：鱼肝油、蛋类及菠菜、荠菜中含量较多。胡萝卜中所含的胡萝卜素在人体内可以转换成维生素A。

② **B族维生素**：小米、玉米、糙米、麦粉、豆粉、动物肝脏和蛋类都含有大量的B族维生素，蔬菜水果也富含B族维生素。

③ **维生素C**：各种新鲜蔬菜、柑橘、橙、柚、草莓、柠檬、葡萄、苹果、番茄中都含有维生素C，尤其鲜枣中含量很高。

④ **维生素D**：鱼肝油、蛋类和乳类中维生素D的含量丰富。

为了能够孕育一个健康的宝宝，孕妈妈应调整好自己的饮食结构。要注意从多种食物中获得均衡的营养，不要偏食，少吃精米精面，多吃杂粮、全麦面，更要多吃新鲜蔬菜，只有这样做，才能有利于胎宝宝的健康发育。

怀孕不同时期如何科学搭配膳食营养

孕早期营养与膳食

特点

在孕早期，大部分孕妈妈会有不同程度的呕吐、食欲下降等妊娠反应。有部分孕妈妈呕吐反复发作，进食即吐，更有甚者不能进食，导致体液平衡失调及新陈代谢紊乱，以致严重影响营养素的摄入，即妊娠剧吐。妊娠呕吐及妊娠剧吐如不及时纠正治疗，就会导致胎宝宝营养缺乏而发生胎宝宝畸形，如心脏畸形、无脑儿或脊柱裂等。

怀孕1～12周的膳食包括：主食（米、面、粗粮或豆类）至少300克，蔬菜300～400克，相当25克的大豆制品，鱼、禽、蛋等动物性食品100～150克，牛奶200～250克，水果100～200克。

膳食要求

① **选择促进食欲的食物**：不要太多的忌口，目的是让孕妈妈能尽量吃些食物；

② **选择容易消化的食物**：如粥、面包干、馒头、饼干等，易消化的食物可减少呕吐；

③ **想吃就吃，少食多餐**：妊娠反应严重的孕妈妈，不要拘泥于进食时间，只要想吃就吃，随心所欲；

④ **糖的补充**：完全不能进食的孕妈妈应静脉补充至少150克葡萄糖以避免脂肪分解产生酮体的不良影响；

⑤ **补充叶酸**：怀孕第2周神经管

就开始分化发育。此时，几乎所有的女性还不知道自己怀孕。为避免胎宝宝神经管畸形，在计划妊娠前就要开始补充叶酸0.4毫克/天，这一点对成功妊娠而言非常重要。可适当补充B族维生素及维生素C等以减轻早孕反应的症状；

⑥ **呕吐严重不能进食及饮水的孕妈妈，应及时送医院进行治疗**：也可在中医的指导下，试用一些食疗方法，如生姜红糖茶、姜汁米汤、山药饮等，以减轻早孕反应。

孕中期营养与膳食

特点

在孕中期，胎宝宝的生长开始加快，与胎宝宝生长相伴随的母体子宫、胎盘等也逐渐增大，因此营养的补充显得尤为重要。

孕妈妈的早孕反应基本上消失，食欲开始增加，因早孕反应导致的营养不足在这一阶段因此得以弥补。

怀孕13～27周膳食构成：谷类350～450克，豆制品50～100克，鱼、禽、瘦肉交替食用约150克，鸡蛋每日1个，蔬菜500克（其中绿叶菜300克），水果150～200克，牛奶或酸奶250克。另外，每周进食一次海产品，以补充碘、锌等微量元素；每周进食1次（约25克）鸡肝，以补

充维生素A；1次鸡或鸭血，以补充铁。在此需要说明的是，因为每一个孕妈妈的个体有较大的差异，进食食物的数量不可一概而论，也不要机械地要求每餐进食同样多的食物。

膳食要求

① **补充充足的能量**：充足的食物所提供的充足能量和合理的营养，完全能满足胎宝宝及母体器官生长的需要；

② **增加膳食铁主要是血红素铁的摄入量**：缺铁性贫血的孕妈妈可参考下列含铁质和蛋白质丰富的菜肴，如番茄煮牛肉、青椒炒猪肝、红枣蒸猪肝、韭菜炒猪血、丝瓜炒腰花、黑木耳蒸鸡、红枣蒸乌鸡、清蒸狮子头、菠菜猪肝汤、猪血豆腐汤、黑豆鲶鱼汤、红枣乳鸽汤；

③ **增加维生素C的摄入量**：菜心、西蓝花、青椒、番茄、橙、草莓、猕猴桃、鲜枣；

④ **增加维生素B$_{12}$和叶酸的摄入量**：动物肝脏、肉类、海产品、蛋类、豆类；

⑤ **保证充足的鱼类、禽类、蛋类、瘦肉和奶的供给**：充足的动物性食物能提供优质蛋白质、钙、铁；适量摄入坚果，以供给脂溶性维生素和必需脂肪酸；

⑥ **多摄入新鲜蔬菜和水果**：以提供维生素和矿物质；

⑦ **保证充足的谷类和豆类**：以提供能量；

⑧ **要注意控制盐的摄入**：以避免浮肿或患妊娠高血压综合征。

孕晚期营养与膳食

特点

孕晚期时，胎宝宝体内组织和器官迅速增长、脑细胞分裂增殖加快以及骨骼开始钙化是这一时期的特点。

与此相伴随的是孕妈妈的子宫增大、乳腺发育增快，对蛋白质、能量以及维生素和矿物质的需要均有明显的增加。此时孕妈妈的食欲良好，可以满足母子双方对营养的需要。

膳食构成：谷类400～500克（米面杂粮），植物油15～20克，盐糖适量，豆类及制品50～100克，肉禽鱼50～100克，鲜奶250～500克（也可用酸奶代替），蔬菜400～500克，水果100～200克。

膳食要求

① **补充不饱和脂肪酸**：不饱和脂肪酸是胎宝宝脑细胞生长和发育所必需的，深海鱼中含量较多；

② **钙的需要量明显增加**：胎宝宝每日需积累约110毫克的钙。此外，孕期如果孕妈妈没有摄入足够的钙，就会在孕末期增加妊娠期高血压综合征的危险；

③ **保证适宜的体重增长**：孕妈妈的体重过多增加将加大难产的危险，而孕中过少的体重增长可能导致胎宝宝营养不良并影响母体的健康。因此，孕中期开始孕妈妈应每周称量和记录体重，根据体重的增加调整食物摄入量。

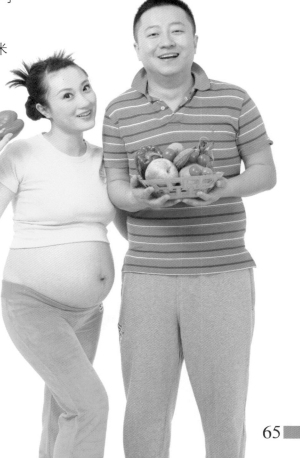

➡ 孕期的不同阶段有不同的营养要求，孕妈妈要根自己的情况适时对饮食进行调整。

孕妈妈常食可促进胎宝宝脑发育的食品

五谷类

食材名称	主要功效
黄豆	含不饱和脂肪酸和大豆磷脂，有健脑作用
蚕豆	蚕豆中含有调节大脑和神经组织的重要成分钙、锌、锰等，并含有丰富的胆碱，有健脑作用

肉蛋、水产类

食材名称	主要功效
鹌鹑蛋	富含卵磷脂，是孕妈妈不可缺少的营养物质，有健脑作用
鲫鱼	鲫鱼脑有健脑益智作用
鳝鱼	含丰富DHA和卵磷脂，是脑细胞必不可少的营养素，有健脑益智的功效
鲈鱼	鲈鱼有健脑抗癌的作用
胖头鱼	有祛头眩、益脑髓的功效，常食可健脑益智、增强记忆力
鸡蛋	富含DHA和卵磷脂，对神经系统和身体发育有利，能健脑益智
三文鱼	含ω-3脂肪酸，是脑部、视网膜及神经系统生长所不可少的物质，可增强脑功能、预防视力减退。三文鱼要做熟食用，生食易致寄生虫感染

坚果类

食材名称	主要功效
核桃	营养丰富，对大脑神经大有裨益，是健脑补脑和治疗神经衰弱的良药，名副其实的"健脑食品"
松子	松子中磷、锰含量丰富，对大脑和神经有补益作用

过度营养对母胎的不良影响

孕妈妈的膳食在原则上应当做到荤素搭配、粗细搭配、营养均衡、营养适度，整个孕期体重增长控制在9～15千克内。如果孕妈妈吃得太多，尤其高热量、高脂肪、高糖摄入过多，再加上没有足够的运动，就会造成摄入和消耗不均衡，导致超重。

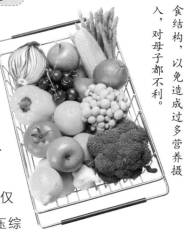

孕妈妈要合理搭配自己的膳食结构，以免造成过多营养摄入，对母子都不利。

孕妈妈超重带来的后果是不可轻视的，不仅在孕期容易导致孕妈妈并发症，如妊娠高血压综合征、妊娠糖尿病以及这些并发症带给孕妈妈和胎宝宝的危险，都是十分严重的。而且在分娩时也会有困难，产后难以恢复体形。超重的孕妈妈应及时向医生进行咨询，科学调整饮食结构，合理调配营养。

如何科学补钙

孕妈妈自身的骨骼、牙齿乃至造血功能都离不开钙质，所以，为了孕妈妈和胎宝宝的健康，一定要注意补充钙质。再者，腹中的胎宝宝在迅速长大，骨骼的增长、增粗均需要钙质。出生后6～8个月的婴儿要长出的乳牙，是胎宝宝尚在母体内时就制造好了牙胚。这些都是以孕妈妈摄取钙质为基础的。因此，妊娠期是钙质补充的关键时期，孕妈妈应摄取两倍于平时的钙质。

食品中蔬菜、海藻、海带等虽然富含钙质，但不易吸收。所以，孕妈妈应适当多食用小鱼、牛乳及乳制品等。这些食物不仅含钙量高，而且容易吸收。怀孕中后期明显缺钙者可适当口服钙剂予以补充。

但是，应当注意的是，盲目大量服用钙剂和维生素A、维生素D制剂，会对胎宝宝造成不良影响，也会发生维生素A、维生素D中毒的情况。例如，过量服用维生素A、维生素D制剂，会影响胎宝宝大脑和心脏的发育，诱发先天性心脏病及脑积水。而维生素D和钙的摄入过多，会导致婴儿高钙血症，表现为囟门过早关闭、颅骨变宽而突出、鼻梁前倾、主动脉缩窄等畸形，甚至智力低下。

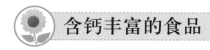

含钙丰富的食品

　　含钙丰富的食物包括奶及奶制品、豆类、虾皮、海带、坚果等。

　　① 钙的来源以奶及奶制品为最好，奶类不但含钙丰富且吸收率高，是补钙的良好来源。含钙量高、吸收性也好的食物首推乳类。

　　② 蛋黄含钙很高。

　　③ 植物性食物主要有大豆类制品、坚果类食物（如花生仁、核桃仁等）。

　　④ 海产品如虾皮、虾米、海带、紫菜，带刺骨制成的鱼松、肉松等含钙量也极高。

　　⑤ 蔬菜中的萝卜、香菇等钙含量都比较高。

喝骨头汤补钙是个误区

　　动物骨如猪骨、鸡骨等含钙量很高，但难溶解于水，民间通常用骨头汤来补钙，其实这样做得不到多少钙质，就算在熬骨头汤时适量加些醋，补钙的效果也不明显。广州几位专家做了多次实验：从一锅熬了7小时的骨头汤中盛出250毫升，经过化验其中含钙31毫克。由此推算，要满足孕妈妈对钙的需求，每天除饮食外还需补充1000毫克钙，单靠骨头汤补钙，每天要喝30斤骨头汤。因此孕妈妈仅仅靠喝骨头汤来补钙显然是不够的。

多食含铁丰富的食品可以预防贫血

　　如果有些女性在怀孕前就有贫血倾向，怀孕后由于血液被稀释及消耗量的增加就更容易出现贫血。如果孕妈妈贫血严重，胎宝宝发育会受到严重影响。而且孕妈妈贫血如果得不到及时纠正，临产后会出现宫缩无力，以致难产及产后出血等，所以发现贫血后应及早治疗，补充铁剂如硫酸亚铁及叶酸、维生素C等。但是，治疗贫血的铁制剂对胃有一定刺激，服后胃部不舒服，必须饭后吃药，而且不易吸收。所以，最好的方法是孕妈妈饮食上多摄取富含铁质的食物。富含铁质的食物有猪肝、鸡肝等动物肝脏，以及贝类、海藻类、大豆及深色蔬菜等。

富含维生素C的蔬菜和水果也有促进食品中铁质吸收的作用，有间接预防贫血的功能。可以在补充铁剂的同时再服用适量维生素C或多吃水果，就可以促进铁质吸收，并在预防和治疗贫血方面起到辅助治疗作用。

适度摄取含碘食品，促进胎宝宝发育

碘是人体必需的微量元素，它是合成甲状腺素的重要物质。缺碘可以引起先天性甲状腺肿大，俗称"大脖子病"及地方性克汀病。如果孕妈妈缺碘，不仅会引起早产、流产、死胎、胎宝宝畸形等，还可使婴儿智力和身体发育不良，表现为不同程度的呆、小、聋、哑及瘫等。这些情况在缺碘地区尤为突出。

由于怀孕期间孕妈妈对碘的需求量增大，所以应注意含碘食品的摄取。含碘丰富的食物有：海带、海蜇、鱼类、海藻、海参、牡蛎、紫菜及发菜等。我国为了预防碘的缺乏，于1996年1月1日起，实行全民食用加碘盐，每人每日可摄入200～300微克的碘，正常人生理需要量为每日100～200微克，所以足以满足人体需要了。碘是人体不可缺少的微量元素，也是胎宝宝成长发育必不可少的，但并不是补充越多越好，而是适度即可，过多也会中毒。

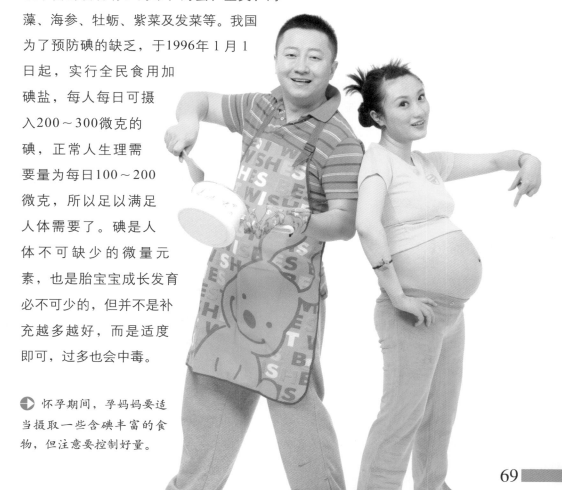

➤ 怀孕期间，孕妈妈要适当摄取一些含碘丰富的食物，但注意要控制好量。

有效补充叶酸，预防神经管畸形

目前我国胎宝宝神经管畸形发生率为3%～8%，每年有8万～10万例胎宝宝神经管畸形发生。近来研究证实，孕妈妈孕早期叶酸缺乏是胎宝宝神经管畸形发生的主要原因。叶酸在体内发挥着重要作用，如蛋白质、核酸、血红蛋白的合成，因而对细胞分裂和生长有着重要作用。如果叶酸缺乏会发生巨细胞性贫血，在孕早期会影响胎宝宝大脑和神经系统的发育，可造成无脑儿、脑积水和脊柱裂，还可致流产及早产等。我国卫生部1994年建议：所有育龄女性从孕前三个月到孕早期三个月末，应每天口服0.4毫克的叶酸增加剂即斯利安片等，以预防胎宝宝神经管畸形的发生。

不良饮食习惯也会"传染"给胎宝宝

宝宝出生后的饮食习惯深受"营养胎教"的影响。如果妈妈在怀孕期间的饮食状况经常是胃口不好、偏食，或者吃饭过程常被干扰，甚至是有一餐没一餐的。那么，以后出生的宝宝就会表现出没有胃口、不喜欢吃东西、常吐奶、消化吸收不良，甚至较大宝宝出现明显偏食的现象等。所以说孕妈妈孕前营养的摄入以及孕后保持均衡的营养对胎宝宝能否正常发育起着决定性的作用，对母体自身的健康也是至关重要的。

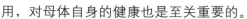

吃水果每天不要超过300克

有这样一种误解，孕妈妈多吃水果可摄取足够的维生素，会使新生儿出生后皮肤细腻白嫩，且不会引起孕妈妈肥胖。其实水果中主要含水分，约占90%，其次还含有大量的果糖、葡萄糖、蔗糖及维生素。而这些糖类很容易消化吸收。果糖和葡萄糖可经代谢转化成中性脂肪，不但会促使孕妈妈体重迅速增加，而且容易引起血糖上升，以及妊娠期糖尿病。一个苹果能产生100～120千卡的热量，相当于一碗米饭所产生的热量。

所以，孕妈妈每天吃水果不应超过300克。水果皮中可能有农药残留物，故应削皮后再吃。水果最好生吃，不要煮熟吃，以免破坏其中的维生素等。另外水果切开后应马上食用，久放同样会造成维生素的破坏。

 ## 早餐要吃好，晚餐要吃少

早餐要吃好

有的孕妈妈有不吃早餐的习惯，这对自己和胎宝宝都是非常不利的。一般来说，人们通常上午工作劳动量比较大，所以在工作前应摄入足够的营养，才能保证身体需要。而孕妈妈除了日常工作外，更多了一项任务，就是要供给胎宝宝营养。如果孕妈妈不吃早餐，不利于自身健康和胎宝宝的发育。

为了改掉自己不想吃早餐的习惯，孕妈妈可以稍早点起床，早饭前活动一段时间，比如散步、做操和参加家务劳动等，激活器官活动功能，促进食欲，加速前一天晚上剩余热量的消耗，以产生饥饿感，促进吃早饭。

早晨起来后，孕妈妈可以饮一杯水，通过温开水的刺激和冲洗作用，激活器官活动功能，使肠胃功能活跃起来。体内血液被水稀释后，可增加血液的流动性，进而活跃各器官功能。另外，最好养成早晨起来大便一次的习惯，排除肠内废物，这样做也有利于进食早餐。

晚餐不要吃得过饱

有些孕妈妈白天忙忙碌碌，不注意自己的饮食，到了晚上则大吃特吃，这对健康也是不利的。

虽然晚饭既是对下午劳动消耗的补充，又是对晚上及夜间休息时热量和营养物质需求的供应。但是晚饭后人的活动毕竟有限，晚间人体对热量和营养物质的需求量并不大，特别是睡眠时，只要提供较少的热量和营养物质，使身体维持基础代谢的需要就够了。所以，即使是孕妈妈晚上饭菜也不必吃得过于丰盛。如果晚饭吃得过饱，营养摄入过多，还会增加肠胃负担，特别是晚饭后不久就睡觉的人，在睡眠时肠胃的活动会减弱，更不利于食物的消化。

孕妈妈喝水讲究多

不要喝久沸或反复煮沸的开水

大锅炉里的开水不能喝，因为水在反复沸腾后，水中的亚硝酸盐、亚硝酸根离子以及砷等有害物质的浓度相对增加。孕妈妈喝了久沸的开水之后，会导致血液中的低铁血红蛋白结合成不能携带氧的高铁血红蛋白，影响血红蛋白的供氧功能。

忌喝在热水瓶中储存过久的开水

自来水中的氯与水中残留的有机物相互作用，会产生有害物质。所以孕妈妈最好不喝在热水瓶中储存超过24小时的开水，这是因为随着瓶内水温的逐渐下降，水中含氯的有机物质会不断地分解成为有害的亚硝酸盐，对孕妈妈身体内的环境极为不利，进而影响胎宝宝。

不要喝保温瓶沏的茶水

茶水中含有大量的鞣酸、茶碱、芳香油和多种维生素等。如果将茶叶浸泡在保温瓶中，多种维生素会被大量破坏而降低营养，造成茶水苦涩，有害物质也会增多，饮用后会引起消化系统及神经系统的紊乱。

不要喝工业生产中污染的水

被工业生产中的废水、废气、废渣等污染物污染过的水，即使经过高温煮沸，水中的有毒化学物质也仍然存在。

预防妊娠高血压综合征有良方

脂肪摄入要恰当

孕妈妈要少吃动物性脂肪，多食用含不饱和脂肪酸的鱼类及植物性脂肪。这样，不仅能为胎宝宝提供生长发育所需的必需脂肪酸，还可预防孕妈妈血脂、血压升高。

防止蛋白质摄入不足

禽类、鱼类蛋白质可调节或降低血压，大豆中的蛋白质则可保护心血管。因此，多吃禽类、鱼类和大豆类可改善孕期血压。但肾功能异常的孕妈妈必须控制蛋白质摄入量，避免增加肾脏负担。

热量摄入要控制

孕妈妈，特别是孕前体重超重的孕妈妈要少吃或不吃糖果、点心、甜饮料、油炸食品及高脂食品。这样才能控制体重正常增长。

保证钙的摄入量

孕妈妈在孕期要保证每天喝牛奶，或吃大豆及其制品和海产品，并在孕晚期及时补充钙剂。

多吃蔬菜和水果

要保证孕妈妈每天摄入蔬菜和水果，而且要注意蔬菜和水果种类的搭配和更换。

食盐摄取要适度

孕妈妈的食盐摄取一定要适度。每天吃盐不宜超过5～6克，酱油不宜超过10毫升；不宜吃咸食，如腌肉、腌菜、腌蛋、腌鱼、火腿、榨菜、酱菜等，更不宜多吃苏打制作的食物。

 孕妈妈饮食禁忌

孕妈妈的饮食不能像孕前那样随心所欲。因为不良的饮食习惯可能会影响胎宝宝的发育。在孕期，尤其是到了孕中晚期，孕妈妈体内内分泌调整变化较大，容易出现偏差，在饮食上要多加注意，有些食物最好少吃或不吃。

不吃不洁的食物

怀孕期间，孕妈妈对于隔夜的食物尽量不要吃，特别是夏季，若一定要吃，也应充分加热方能食用，因为不洁的食物，可以引发胃肠炎等肠道疾病，而严重的腹泻不但会引起孕妈妈脱水，进一步导致代谢紊乱，甚至会导致流产或早产。

不吃污染的食物

有些发霉的食品（包括过期粮食和油脂）含有黄曲霉素，腌制食品中则含有亚硝胺。孕妈妈食用这些化合物不但会致癌，甚至可能诱发胎宝宝畸形。此外，一些未煮熟或生吃的水产品，则有可能引发胎宝宝寄生虫病，导致发生贫血，会进一步损害胎宝宝健康。因此，孕妈妈们尤其是处于孕晚期的孕妈妈一定不要食用上述食品。

戒酒

孕妈妈应禁止饮酒。因为酒精会影响胎宝宝的正常发育，导致畸形和智力低下，孕晚期饮酒还可能引发胎宝宝早产或其他并发症。

控制浓茶与浓咖啡

怀孕期间，孕妈妈偶尔饮用浓茶

或少量的咖啡，不会给胎宝宝带来严重的危害。但是，如果长时间大量饮用浓茶或浓咖啡就不可取了，尤其是孕晚期的时候更要注意。

少吃甜食或含油脂过多的食物

甜食或含油脂过多的食物一方面会增加孕妈妈的肥胖，另一方面会使孕妈妈气滞，同时也会产生饱腹感，影响正常的饮食。如果经常食用会造成孕妈妈营养不良，严重的还会影响到胎宝宝的生长，并影响孕妈妈的生产进程。

少食刺激性的食物

孕妈妈食用过量的辛辣食品，如辣椒、芥末、咖喱、花椒、胡椒等，可能会引起便秘，加重痔疮的发生，尤其是在孕晚期下腹受压、下肢易血流不畅的情况下，尤其容易受到影响。

罐头食品不要多吃

有些人认为罐头食品味美可口，营养丰富，适合于患者或孕妈妈食用。其实不然，罐头中的维生素及其他营养素，经过加热处理后，约一半以上已被破坏。而且多数罐头在制作过程中为达到色香味俱佳及长期贮存的目的，都加入了一定的食品添加剂，如人工合成色素、香精及防腐剂等。这些人工合成物对正常的健康人影响不大，但如果食用过多，则对孕妈妈、胎宝宝有一定危害。故孕妈妈不宜多食罐头食品。

 ## 孕期要少吃或不吃的具体食物

大料、茴香、桂皮、五香粉等热性香料	少吃	热性香料具有刺激性，容易造成肠道干燥、便秘
蜂王浆、人参蜂王浆	不吃	这类滋补品中含有激素物质，会刺激子宫，还会使胎儿体内激素增加，引起产后假性早熟。而过多的激素也会使胎儿过大，给准妈妈的分娩造成痛苦

人参	仅体弱的准妈妈可少量进补	人参有"抗凝"作用，临产及分娩时服用可能导致产后出血。而且热性的食物过多食用也会扰动胎儿
桂圆	少吃	桂圆是热性食物，服用过多，准妈妈也易出现漏红、腹痛等先兆流产症状
大麦芽	少吃	大麦芽有催生落胎的作用
螃蟹	少吃	螃蟹性寒，吃多了会伤脾胃；且螃蟹有活血祛淤的作用，对胎儿不利
生鱼片、生蚝、生田螺	不吃	未烹饪熟的水产品中可能存在寄生虫和细菌，会影响胎儿的健康发育
咸肉、咸鱼、咸蛋、腌菜、酱菜等	少吃	含盐分过高，容易导致准妈妈身体发生水肿，还可能引起妊娠高血压综合征
烤肉	不吃	烤肉烤焦的外表中含有致癌物质，而里面鲜嫩的肉可能含有弓形虫，会严重损害胎儿健康，甚至引起流产、死胎或畸形
山楂	不吃	山楂对子宫有兴奋作用，会造成宫缩，可能还会导致流产
酸菜	少吃	其中所含致癌物质亚硝酸盐，会影响胎儿的正常生长发育
油条	不吃	油条中含有明矾，明矾中的铝会通过胎盘侵入胎儿大脑
含防腐剂的方便食品	不吃	防腐剂不利于胎儿的健康
冷食	少吃	过多食用会伤及脾胃，影响营养吸收。太多的冷刺激还会使口腔、咽喉、气管等部位的抵抗力下降，诱发上呼吸道感染。冷食刺激还会引起胎儿躁动不安

孕期不宜吃的补品、补药

有的孕妈妈错误地认为，多吃补品和营养品就一定能使胎宝宝长得更好。于是，人参、蜂王浆……买了一大堆，进行大补。

其实这是不可取的。因为怀孕后由于内分泌的变化，孕妈妈身体会发生一系列生理变化，如循环血量增多、心脏负担增加、内分泌旺盛、饮食习惯改变等。

到了妊娠晚期，孕妈妈往往容易出现高血压、浮肿等现象，如果此时再进补大热的补品，结果不但会对孕妈妈和胎宝宝无益，反而会因机体过分温热导致高血压、浮肿症状加重；同时，还可能引起早产或胎宝宝宫内窘迫。另外，像鹿茸、鹿胎膏、鹿角胶和胡桃肉等属

 孕妈妈孕期食用补品、补药要科学合理，这样才能让胎宝宝长得更好。

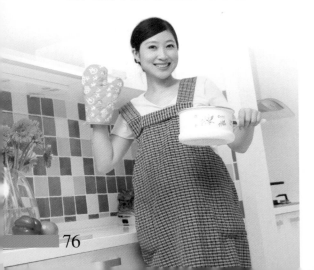

温热之性的补品，孕妈妈也不宜服用。

怀孕后补品是不可以随意服用的，因为补品大多为补阳气之物，阳盛再给补阳，势必会造成"阳过剩"。现代女性，特别是城市的女性，平时由于过多地食用鱼、肉、巧克力或其他甜食等，体液已经偏酸化，血中的儿茶酚胺水平也增高，孕妈妈因此容易出现烦躁不安、发脾气、伤感等消极情绪，这种情绪又会使母体内激素和其他有害物质的分泌增加，如果是孕早期，严重者可能会导致胎宝宝发生唇裂、腭裂和其他器官异常。因此，孕妈妈的营养一定要全面、均衡、适度适量，而非多多益善。

孕妇奶粉有讲究

宜用孕妇奶粉补充营养

孕妇奶粉是在牛奶的基础上，进一步添加孕期所需要的营养素制成的。这些营养素包括叶酸、铁、钙、DHA等，可以满足孕妈妈的营养需要。

有的孕妈妈不喜欢喝牛奶，体重增长缓慢，可以通过每天摄入1～2杯孕妇奶粉来补充营养。

喝孕妇奶粉的宜忌

喝孕妇奶粉要控制量，不能既喝

孕妇奶粉，又喝其他牛奶、酸奶、或者吃大量奶酪等奶制品，这样会增加肾脏负担，也影响其他食物摄入。

如果血色素偏低，配方奶粉里添加的铁剂能够有效帮助预防贫血。

挑选的时候要看厂家、挑口味、看保质期，最好选择大厂家的品牌孕妇配方奶粉。

消斑宜吃的几种食物

各类新鲜水果、蔬菜含有丰富的维生素C，具有消褪色素的作用，如柠檬、猕猴桃、西红柿、土豆、圆白菜、菜花、冬瓜、丝瓜。

牛奶有改善皮肤细胞活性、增强皮肤张力、刺激皮肤新陈代谢、保持皮肤润泽细嫩的作用。

谷皮中的维生素E，能有效抑制过氧化脂质产生，从而起到干扰黑色素沉着的作用。适量吃些糙米，补充营养的同时又能预防斑点的生成。

吃对食物可以对抗妊娠纹

对抗妊娠纹最有效的蔬菜就是西红柿，它含有的番茄红素有较强的抗氧化能力。

西蓝花含有丰富的维生素A、维生素C和胡萝卜素，能增强皮肤的抗损伤能力，保持皮肤弹性。

三文鱼肉及其鱼皮中富含的胶原蛋白是皮肤最好的"营养品"，能减慢机体细胞老化，使皮肤丰润有弹性，并远离妊娠纹的困扰。

猪蹄中丰富的胶原蛋白可以有效对付妊娠纹，增强皮肤弹性，延缓皮肤衰老。

黄豆中所富含的维生素E能抑制皮肤衰老，增加皮肤弹性，防止黑色素沉着于皮肤。

孕期焦虑宜吃的几种食物

食物是影响情绪的一大因子，选对食物的确能提神，安抚情绪，改善忧郁、焦虑，这也是为什么许多人在心情不好时借由食物使自己的情绪得到缓和和改善。孕妈妈不妨在孕期多摄取富含B族维生素、维生素C、镁、锌的食物及深海鱼等，通过饮食的调整来达到抗压及抗焦虑的功效。

可以预防孕期焦虑的食物有：鱼油、深海鱼、鸡蛋、牛奶、优质肉、空心菜、菠菜、西红柿、豌豆、红豆、坚果类、谷类、香蕉、梨、葡萄柚、柑橘类、木瓜、香瓜等。

孕期生活有讲究

孕妈妈选对服装依然可以很漂亮

怀孕后，原先的服装基本上都不合适了，因为怀孕后随着腹部的增大，孕妈妈的平衡能力会变差，原先的高跟鞋也不适合穿了，所以，孕期需要特殊的衣着。

当然，怀孕时并不需要购买昂贵的孕妈妈装，适合孕妈妈穿的服装有：宽松的裤子、合身的内衣、棉质的孕妈妈紧身裤、可支撑腹部的三角裤、比较宽松的上衣及套头毛衣等。不必购置人造纤维面料的衣服，因为穿天然纤维所制的衣服更舒服。夏季有专门为孕妈妈设计的孕妈妈裙，既美观又舒适。

孕妈妈应选择什么样的鞋子

孕期孕妈妈的鞋子也是很重要的。首先要考虑其安全性。怀孕后，由于子宫增大，孕妈妈身体的重心前移。因此，只有肩部向后仰、腹部前挺、腰部向后缩，才能保持身体的平衡。由于这个原因选择鞋子应注意以下几点：

① 选择的鞋子最好有牢固宽大的后跟支撑身体，鞋与脚紧密结合、鞋跟高2厘米左右的为宜；

② 鞋底最好有防滑纹；

③ 能切合脚底弓形部位的形状；

④ 用料柔软舒适，如棉布鞋、软底皮鞋等。

高跟鞋、容易脱落的凉鞋、硬塑料底鞋、易磨损变滑的拖鞋等都不适宜孕妈妈穿着，因为一方面容易使孕妈妈摔跤，另一方面，也容易造成孕妈妈腰痛。此外，后跟太低的鞋子也不好，会使孕妈妈难以行走，震动会直接传到脚上甚至传到脊柱、后脑，使孕妈妈感到不舒服。而且随着妊娠时间的增加，脚心受力加重，这类鞋会导致其形成扁平足，也是造成脚部疲劳、肌肉疼痛、抽筋的原因。到了妊娠晚期，孕妈妈容易因负重、下肢血流不如以前畅通等原因而出现脚部浮肿，这个时候要注意穿稍大一点的鞋子。

孕妈妈的内衣如何选择

选择适宜的内衣对孕妈妈来说也很重要。怀孕期间，尤其在怀孕3个月后，由于乳房迅速发育，如果不用胸罩支撑，很容易导致乳房下垂。乳房所附着的纤维组织一旦拉长，则很难恢复原形。穿戴合适的胸罩可直接预防纤维组织拉长，从而预防乳房下垂。要注意选择能够完全支撑乳房的胸罩，罩杯下面应有宽带支撑。而且要选择宽肩带，穿戴时肩带不宜过紧。扣子应为可调整式，背扣式优于前扣式。孕妈妈应按照乳房发育状况购买一些尺寸不同的胸罩。在产后可换上前扣式胸罩，便于哺喂婴儿。哺乳期还要添购夜晚专用的胸罩，以免乳汁溢漏。

孕妈妈应选择什么样的袜子

孕妈妈在孕期最好穿棉袜。棉袜不但吸汗，而且透气性强。应避免穿过膝的袜子，因为这种袜子容易在孕妈妈小腿上半部形成勒痕，加重静脉曲张。

哪些孕妈妈适合戴"托腹带"

一般来说，孕早期不使用托腹带并不会有异常现象，但从怀孕第5个月开始，随着腹部增大、身体发生变化，有的孕妈妈会感觉到腰痛。生育

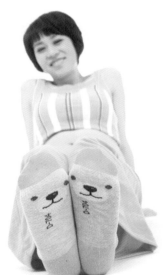
孕妈妈孕期最好穿棉袜，袜子长度不能超过膝盖，以免造成勒痕。

过的孕妈妈腹壁会发生松弛现象，此时使用托腹带会好一些。托腹带主要有以下作用：

① 可预防腹壁松弛和下垂（腹部、子宫向前方下垂）。

② 可改善孕妈妈因腹肌松弛形成姿势不正所带来的腰痛。

③ 可固定胀大的腹部，保持正确的姿势，使孕妈妈在怀孕中仍然动作轻快，并可预防腰痛及四肢疼痛。另外还可以使胎宝宝有安定的感觉。

④ 保护腹中的胎宝宝，还具有保温的作用。

适当运动必不可少，激烈运动要避免

长期以来，人们普遍认为孕妈妈运动会导致流产或早产。随着对流产原因的研究和认识的提高，现在人们已改变了孕期不宜运动的观点。一般而言，中等及中等以下强度的运动，如骑自行车等日常生活范围内的运动在一定的妊娠内都是允许的。妊娠期一般不需要调换工种，但应避免从事某些特殊体位、高强度及震动性大的工作。

如果能够经常做些体操及散步，不但有助于增强肌肉力量及机体新陈代谢，而且有利于分娩。但禁止做比较剧烈的运动，如跑步及跳跃等。以往有早产史或已诊断为多胎妊娠者在妊娠最后3个月应避免远途外出，以免在旅途中临产，造成母子生命危险。

孕妈妈最好的运动是散步。孕妈妈每日坚持散步一次，不但可以呼吸新鲜空气，而且通过散步产生适度疲劳有利于睡眠、调解情绪、消除烦躁及不安等。但是要注意，孕妈妈在散步时，不要走得太快、太急，要避免身体受到大的震动。散步时间以晚饭后较为适宜，散步地点以安静人少的公园等地为宜，散步时间在半小时到1小时之间为好。

打羽毛球、乒乓球、跳绳之类的运动孕妈妈应避免尝试。

简单体操之一：床上运动

这里向孕妈妈推荐一套清晨和晚上都可以做的简单体操，它不需要花费很多时间，但可以达到锻炼四肢和腰部的目的。

① 自然地坐在床上，两腿前伸成V字形，双手放在膝盖上，上身右转。保持两腿伸直，足趾向上，腰部要直，目视右脚，慢慢数至十。然后转至左边，同样数到十，再恢复原来的正面姿势。

② 仰卧床上，膝部放松，双足平放床面，两手放在身旁。将右膝抱起，使之向胸部靠拢，然后换左腿。

③ 仰卧，双膝屈起，手臂放在身旁，肩不离床，转向左侧，用左臀着床，头向右看，恢复原来姿势。然后转向右侧，以右臀着床，头向左看，动作可以反复做几次，可活动头部和腰部。

④ 跪床，双手双膝平均承担体重。直背，头与脊柱成一直线，慢慢将右膝抬起靠近胸部，抬头，随后伸直右腿。然后换左腿做同一动作。

简单体操之二：综合运动

伸展运动

① 站立后，缓慢地蹲下，动作不宜过快，下蹲到能够自然达到的程度。

② 双腿盘坐，上肢交替上举下落。

③ 上肢向左右侧伸展，腰部随之扭动。

④ 双腿平伸，左腿向左侧方向伸直，用左手触摸左腿，尽量伸得远一些。然后，右腿向右侧方向伸直，用右手触摸右腿。

⑤ 直坐，小腿向腹内同时收拢，双手分别扶在左右膝盖上，然后小腿同时向外伸展。

四肢运动

① 站立，双臂向两侧平伸，肢体与肩平，用整个上肢前后摇晃划圈，大小幅度交替进行。

② 站立，用一条腿支撑全身，另一条腿尽量抬高（注意：手最好能扶一支撑物，以免跌倒）。然后用另一条腿做，可反复做几次。

骨盆运动

平卧在床上，屈膝，抬起臀部，尽量抬高一些，然后徐徐下落。如图①。

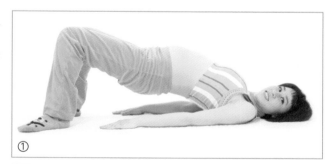

腹肌运动

平卧屈膝，从平仰到半坐，不完全坐起，视孕妈妈的体力情况而定。如图②。

骨盆肌练习

收缩肛门、阴道，再放松。反复训练。

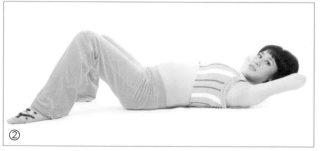

适合孕妈妈的瑜伽功

孕期瑜伽的好处

瑜伽能帮助人们改善睡眠，让人健康舒适，形成积极健康的生活态度，可以说是一项非常有益的运动。瑜伽还能帮助人们进行自我调控，使身心合而为一。孕妈妈如果坚持练习瑜伽，不仅能舒缓孕期的紧张情绪，预防骨质耗损和肌肉疲劳等常见问题，还能够发挥独特的胎教功效。

孕妈妈在做瑜伽练习的时候，能够给予胎宝宝既适当又温和的刺激与按摩，提高胎宝宝对外界的反应度。而且胎宝宝对于妈妈的精神状态十分敏感，借由瑜伽练习所形成的乐观、活泼、感恩等积极的人生态度，将作为讯息同时传达给胎宝宝。

孕妈妈练习瑜伽的最佳时期是孕期13～28周。孕期瑜伽以冥想为主，配合轻柔的肢体伸展，让身心得到放松。对没有流产史，积极健康的孕妈妈，只要觉得准备好了就可以开始进行一些轻柔的动作训练，以增强身体力量和提高肌肉柔韧性、张力。但瑜伽练习也要因人而异，孕妈妈应根据自身的身体状况选择动作力度与强度，在尝试某个动作而出现不适时，就要马上停止。

如何进行孕期瑜伽练习

① 怀孕期间练习瑜伽，应注重做静心的练习、强化腰腹部力量的练习以及强化呼吸力的练习。同时孕妈妈要培养良好的饮食习惯，并保持精神愉快和生活的规律性。

② 孕期练习瑜伽要避免过度弯腰、扭腰、转体、举胳膊等动作，以静功、柔和动作为主，以孕妈妈不会有任何不适感为宜。一般来说，怀孕最初两个月所有低难度瑜伽姿势都可以练习；在妊娠中晚期，孕妈妈不适宜长时间做弯腰或蹲着的动作，以免压迫腹部或造成盆腔充血；在妊娠后期要尽量少运动，因为这时候体重增加，下肢常有轻度水肿，所以双脚易感疲劳，可以做一些缓慢的垫上运动。

③ 在呼吸方法上，孕妈妈要多做腹式呼吸。在收束法上多做会阴收束法，做完后孕妈妈一定要做瑜伽休息术。

④ 最后要强调的是孕妈妈在活动时应注意自我保护，避免摔跤、碰撞腹部，练习任何姿势时都不要屏住呼吸。

值得推荐的孕妈妈瑜伽

侧腰式

① 坐在凳上，两腿分开。

② 吸气，右臂向上伸展。

③ 呼气，身体向左侧伸展。

④ 放松身体。

简易三角式

① 两腿打开大约两肩宽距离，脚尖朝前。两臂侧平举。

② 吸气不动，呼气，向右侧下落，左臂伸展向上，头转向上方。

③ 如果颈椎不舒服，可以转头向下。

骆驼式

① 跪地，两腿与肩宽，椅子放在身后。

② 两手向后扶椅子。吸气，伸展身体的前侧，扩胸，头向后。

③ 吸气，起身，转身，靠在椅子上。

左侧卧位更合适

妊娠早期，可以同怀孕前一样躺卧，但在中、晚期应采取侧卧位，最好是左侧位，避免仰卧位。仰卧位时，增大的子宫会压迫下腔静脉影响胎盘血流量。左侧位可纠正子宫右旋，使血流通畅。

仰卧位综合征需预防

怀孕期间，孕妈妈仰卧时，增大的子宫会压迫下腔静脉，使回心血量在短时间内突然减少，心脏搏出减少，导致血压下降，这时孕妈妈会出现心悸、出冷汗、面色苍白等现象。这种情况孕妈妈不要过于担心，只要转向左侧卧位，子宫对下腔静脉的压迫会立即解除，上述症状也会随之消失。

为了防止仰卧位综合征发生，孕妈妈在怀孕期应尽量避免长时间仰卧。孕妈妈休息或睡觉时尽量采取左侧卧位，可以避免子宫对下腔静脉的压迫，从而防止仰卧位综合征的发生。

由于盆腔左侧有结肠，而女性怀孕后肠蠕动会减弱，使得经常有大便积存贮留在肠腔内。因此，大约有80%的孕妈妈子宫向右旋转，使右侧输尿管受到子宫及的挤压，容易患右侧肾盂肾炎。如果采取左侧卧位，右旋的子宫就会得到一定程度的纠正，从而减轻了子宫对右侧输尿管的挤压，减少妊娠期泌尿系统感染的发生，同时也避免了仰卧位综合征的发生。

 ## 孕妈妈旅游与出差的注意事项

旅行——尤其是长途旅行，对于正常人来说是一件十分辛苦的事情，人的身体容易因气候、地域的变化而出现不适应，所以很可能发生旅途生病的事情。对于孕妈妈，特别是孕晚期的孕妈妈，旅行更是一件十分辛苦、麻烦和易发生意外的事情。

孕妈妈在妊娠晚期，由于身体的变化，活动能力会明显下降，适应环境的能力也大不如从前，加上此时胎宝宝已临近出生，如果长途旅行，长时间的颠簸、不能保证作息时间、环境的变化无常，极易使孕妈妈精神紧张、不安，身体疲惫；而且由于旅途条件有限，车船中人员高度集中，孕妈妈免不了受到碰撞或挤压。另外，由于交通工具内人员杂聚，空气相对浑浊，各种致病细菌比其他环境要多，而孕妈妈在旅行中清洗洁身比较困难，极容易感染疾病。

在这种状况下，孕妈妈往往易发生早产、急产等意外情况。而且旅途中由于当地的医疗条件未知，医务人员也不了解孕妈妈的情况，在处理紧急情况的时候难免有所偏差。因此，孕妈妈在妊娠晚期应尽量避免外出旅行。

孕妈妈如果由于特殊情况一定要外出旅行，应该从以下几方面做好准备：

① 不要临近预产期才开始动身，一般最好提前1～2个月，以防途中早产。为防万一，最好随身带些临产的物品，如纱布、酒精、止血药品以及婴儿衣被等。

② 交通工具以乘火车为宜，一定要购买卧铺车票。

③ 要充分考虑目的地的气候条件，带好必要的衣物，如到北方，最好带上御寒的衣服；到炎热的南方，则可带些薄衣裙之类。

④ 旅途中要注意饮食卫生，不要吃生冷、变味的食品，不喝生水，以预防肠道传染病。

⑤ 孕妈妈如果晕车，应在医生的指导下，备好孕妈妈可以服用的防晕车药物，千万别自己乱服晕车药，以免伤害到胎宝宝。

⑥ 万一旅行途中出现腹部阵痛、阴道出血等情况，应及时向车上的工作人员报告，最好能争取在沿途大站下车，及早到当地医院进行分娩。

孕妈妈慎用电热毯

据科学家研究，生活在架有高压电附近的人经常会感到头昏头痛、精神恍惚，就连在那里常吃草的奶牛产奶量也会明显减少，并且生育小牛的畸形发生率也会有所增加。人们在使用电热毯时，由于人体和电热毯之间存在电容，即使是绝缘电阻完全合格的电热毯，也会有感应电压产生并作用于身体。人体与电热毯之间的感应电压可达40～70伏特，且有15微安的电流强度。这个电流虽小，但由于电热毯紧贴孕妈妈身下，对处于发育阶段的胎宝宝可能存在潜在的危险。美国的一些研究资料证实，部分新生儿的畸形与孕妈妈睡电热毯有关。在国内虽尚无这方面的研究结果，但为了安全起见，孕妈妈最好不要使用电热毯。

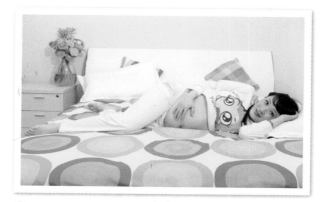
⊙ 为了避免新生儿畸形，孕妈妈最好不睡电热毯。

孕妈妈忌染发、烫发和化浓妆

虽然染发、烫发、涂口红是否对胎宝宝有影响，目前还没有详细的研究报道，但是孕妈妈尽量不要染发、烫发、涂口红。从理论上讲，染发液、烫发液、口红及指甲油都含有合成颜料或合成化学剂等。这些化学物质对人体有一定的毒性作用。孕妈妈在孕期要经常去医院检查，而医生要靠观察指甲颜色及唇色等来判断是否患有贫血，所以一定不要涂口红及指甲油。

孕妈妈乳房护理要领

母乳是婴儿的最佳食品，为了能够在产后顺利地哺乳，应提前在孕期做好乳房的清洁与护理工作。主要包括以下内容：

① 孕期不要穿过紧的上衣，以免压迫乳房；应佩戴合适的乳罩，防止乳房下垂。

② 孕期孕妈妈的皮脂腺分泌旺盛，应定期清洗乳头，并在清洗后抹上油脂，以免乳头皲裂。

③ 怀孕4～5个月后，孕妈妈要每日用清水擦洗乳头，可增加乳头弹力及乳头表面厚度，从而减少哺乳期乳头皲裂的发生机会。

④ 乳头内陷的孕妈妈，可在孕晚期擦洗乳房后，将两拇指平行放在乳头两侧，慢慢地把乳头向外侧拉开，牵拉乳晕皮肤及皮下组织，使乳头向外突出，每日重复数次。

小心，刺激乳头会引发宫缩

研究证明，刺激乳头会引发宫缩促进临产。其机制通过神经内分泌通路的传导，可以促使孕妈妈体内的内源性催产素分泌增多，作用于子宫肌产生子宫收缩。国外常用刺激乳头作为引发宫缩的方法。但是下列情况者不宜刺激乳头：37周以下孕期子宫敏感性高，或曾有过早产、习惯性流产史，曾发生过胎膜早破、胎死宫内，有过多次人工流产、引产史，或子宫颈机能不全的孕妈妈。

可以刺激乳头引发宫缩的适应证包括：对已经超过预产期，或已接近预产期妊娠的孕妈妈，经医生检查，确无头盆不称等并发症者，均可以用刺激乳头的方法引起子宫收缩。刺激乳头的方法：孕妈妈可取半左侧卧位，双臂交叉于胸前，用双手拇指、食指及中指抓住乳头，同时有规律地做捻转乳头动作，持续6～10分钟，每日3次。

 ## 皮肤色斑防护有方法

怀孕期因胎盘分泌激素的影响，孕妈妈的皮肤色素沉着会增加，以乳头、乳晕、外阴、腹中线及脐周最为明显。这些状况妊娠期无须特殊处理，分娩后会渐渐消退或变浅。

蝴蝶斑

蝴蝶斑是妊娠期发生在面部呈蝴蝶状色素沉着的黄褐色斑。这是由于孕妈妈垂体分泌促黑色素细胞激素（MSH）增加之故，而妊娠使孕妈妈体内雌激素、孕激素大量增加，后两者又间接或直接地增强了MSH的功能。

有些孕妈妈于妊娠3～4个月时面部开始出现蝴蝶斑，对称地分布在双侧面颊部，并累及前额、眼眶周围、鼻部、上唇呈蝴蝶状，偶尔也见于下颌部，无任何自觉症状和全身不适。多数于分娩后缓慢消退。下次妊娠时还会再复发。极少数孕妈妈分娩后不能完全消退。必要时，于分娩后到皮肤科和医生探讨治疗方法。皮肤科一般采用药物局部涂搽或剥脱疗法（药物法、激光等）。

妊娠纹

皮肤上出现的原发性条纹状萎缩，称为萎缩纹，又叫膨胀纹，妊娠期发生者叫做妊娠纹。妊娠纹的发生与肾上腺皮质分泌的皮质醇增多有关。皮质醇具有分解弹性纤维蛋白的作用，使其变性并抑制生成纤维细胞的功能，致使皮肤因弹性纤维变性而脆弱，加上增大的子宫使腹壁皮肤呈持久过度伸胀而断裂，同样的道理，少数孕妈妈连乳房、大腿皮肤也会出现妊娠纹，分娩后随着时间的推移，原来淡红色的纹会渐渐变成白色。目前还没有一种奏效的办法可以预防，科学合理地管理体重是一种既有利于妊娠，又有利于美体的好办法。

孕妈妈在孕期由于激素水平的变化会导致皮肤的特殊变化，所以，孕期更需要自然保养，如勤洗脸、多按摩。

① **洗脸**：孕妈妈在妊娠期每日至少洗脸两次，在出汗多的季节，还要增加洗脸次数，并在洗后搽上护肤品。至于孕期出现的黄褐斑，在产后会慢慢消退，不必十分介意。受紫外线照射也容易长黑斑，所以应避免强烈直射的阳光照在脸上。外出时要戴帽子，在脸上搽些防晒霜，以保护皮肤。

② **按摩**：孕妈妈妊娠期每天都要做脸部按摩。坚持脸部按摩有助于保持皮肤细嫩，使皮肤机能在产后尽快恢复。

现代女性比较注意皮肤保护，现在孕妈妈蝴蝶斑很少，所以，孕期皮肤保养是很重要的。

面部蝴蝶斑能消失吗

有一部分孕妈妈面部会不同程度地出现黄褐色蝴蝶斑，或者原有的雀斑颜色加深、加重，这是由于怀孕时女性的激素增多，并刺激皮肤表面的色素细胞，使黑色素随之增加造成的。孕妈妈大可不必担心，因为随着妊娠终止，这些斑点也就会消

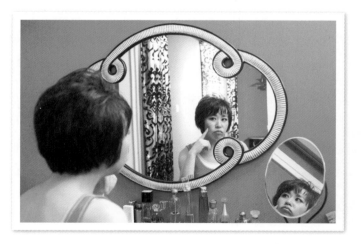

🔵 面对蝴蝶斑孕妈妈不必太担心，随着孕期的终止，这些斑点会逐渐消失或变浅。

失或颜色变浅。但是要防止蝴蝶斑的产生，必须避免阳光暴晒，外出时可以打遮阳伞，涂防晒霜；注意饮食均衡，少食含盐分及高脂肪的食物；要注意充分地休息。随着产后体内激素恢复正常运作之后，面部的蝴蝶斑也就自然消失了。

孕妈妈预防接种早知道

孕妈妈在孕期应尽量少吃药打针，但必要时还要接受某些预防接种，主要有以下几种：

疫苗名称	注射要点
狂犬病疫苗	狂犬病的病死率极高。如孕妈妈被狗或其他动物咬伤，皆应注射狂犬病疫苗。被严重咬伤的孕妈妈，应立即注射狂犬病免疫球蛋白或注射抗狂犬病血清（40单位/千克体重），然后再按程序注射狂犬病疫苗
破伤风类毒素	孕妈妈接种破伤风类毒素可以预防胎宝宝染上破伤风。若孕妈妈已染上破伤风，则不宜注射，以免引起过敏，可用人血破伤风免疫球蛋白
乙肝疫苗	孕妈妈生活在乙肝高发地区或家庭成员有HBsAg阳性及HBeAg阳性者，发现怀孕后应及时注射乙肝疫苗。但是，孕妈妈本人如果是HBsAg阳性，尤其伴有HBeAg阳性，则给其注射乙肝疫苗收不到应有的效果。可在分娩后给孩子注射乙肝疫苗
人血或人胎盘血丙种球蛋白	适用于已经受到或可能受到甲型肝炎感染的孕妈妈

另外，国外还对怀孕3个月的女性进行流感疫苗注射，以防孕妈妈患流感引起早产。此外，还规定给育龄女性接种风疹疫苗。但需要注意，孕期注射风疹疫苗并不十分安全。

 注意口腔卫生，预防牙病

受孕激素的影响，有些孕妈妈的口腔会出现牙龈充血、水肿等，并使口腔黏膜对一些致病细菌以及有害物质的抵抗力下降。所以，孕妈妈很容易患牙龈炎和口腔炎。

孕妈妈应该坚持早、晚刷牙，饭后用淡盐水漱口等预防口腔疾病；在饮食上要多吃一些蛋、瘦肉、豆制品和富含维生素的蔬菜及水果，这样不仅可以防止牙病发生，而且对胎宝宝的牙齿及骨骼的发育也有好处。

另外，孕期孕妈妈尽量不要因为牙病拔牙。因为孕期拔牙容易出血，拔牙时的麻醉干扰及疼痛容易导致流产和早产。如果必须拔牙时，应选择在怀孕3～7个月期间进行。拔牙前应当充分休息，消除精神紧张；拔牙时麻醉要完善，避免引起孕妈妈疼痛；麻醉药中不可加肾上腺素；有习惯性流产、早产者禁忌孕期拔牙。

孕妈妈的四季养护要点

孕妈妈春季的养护要点

春天，万物复苏。在这个季节，年轻的孕妈妈们除了要进行按时、规范的产前检查外还应注意以下几点：

注意保持良好的心理状态

孕妈妈一定要保持心情舒畅、乐观豁达、情绪稳定，这时因为胎宝宝生长所处的内分泌环境与母体的精神状态密切关联，只有保持良好的心理状态才能使胎宝宝的生长及中枢神经系统的发育变得更好。

提倡户外运动

由于冬季日照短，紫外线不足，孕妈妈们户外运动少，容易造成维生素D的缺乏，从而导致钙吸收障碍，容易引起腿抽筋，乃至胎宝宝先天缺钙。为了积极预防缺钙，春暖花开的季节孕妈妈一定要走出家门，多晒太阳、散步，进行日光浴。

春季警惕几种传染病

虽说春天万物复苏，万紫千红，但这个季节也是各种致病病菌流行的季节，孕妈妈应注意下列传染病：

① **风疹病毒**：这是一种致畸病毒，一旦孕早期感染就会导致胎宝宝畸形。

风疹病毒主要经呼吸道传播，孕早期感染可能会引起胎宝宝先天性心脏病、白内障、耳聋等先天畸形。尤其是未接种过风疹疫苗的孕妈妈，应避免接触风疹患者。如果不小心接触到了，就要尽快到医院检查风疹病毒抗体，即IgG抗体，并根据情况进行处理。

② **戊肝病毒**：春季是肝炎的多发季节，戊肝以孕妈妈及老年人多发，主要经消化道传播。预防戊肝一定要做好个人卫生，比如饭前便后洗手，避免不洁饮食，消灭传播媒介灭蝇灭蟑等。

孕妈妈夏季的养护要点

在炎热的夏季，孕妈妈必须注意以下几个方面的问题：

不宜起居无常

夏季孕妈妈要做到早睡早起，而且要适当午休。另外，为了适应夏季的气候，孕妈妈还要适当参加一些体育锻炼，增强体质，以顺应季节的变化，保证胎宝宝的健康成长。

不宜烦躁易怒

炎夏酷暑，切忌烦躁易怒。一些孕妈妈由于怀孕后的一些生理变化，可能会变得烦躁不安，这样会影响到腹中胎宝宝，对母子健康是不利的。

不宜夜间贪凉

夏季天气炎热，人们在夜间往往迎风而卧，或电扇彻夜不停。但是中医学认为，孕妈妈在妊娠后，多血气虚弱，易受风邪袭击，疾患遂生，故夏夜乘凉，应注意"夏不欲过凉"、"眠不动风扇"、"不可坐卧星下"、"盛夏夜卧，亦必着单"等。

不宜暴晒中暑

夏季天气炎热，孕妈妈要注意避免中暑，避免因暑毒攻胎，引起胎宝宝不良反应。外出时则要戴草帽或打晴雨伞，而且尽量避免长时间处于烈日直射之下，一防紫外线暴晒、产生黑斑，二防晕厥。最好的做法就是平时经常饮用一些防暑茶、绿豆汤之类解暑解热之品。

不宜饮食无节

盛夏时节，人们普遍食欲欠佳，但处于孕期的女性对饮食和营养切不可马虎，要切记不可过食生冷食物，或贪食冷饮，另外饮食也不能过于简单，或随便对付，要避免引起腹中胎宝宝营养不良。

不宜卫生不洁

盛夏季节天气炎热，大部分的人都喜欢去游泳，但是在江河或公共游泳池游泳，很容易传播各种疾病，尤其是某些疾病易通过孕妈妈阴道传播，影响孕妈妈和胎宝宝的健康。因此，孕妈妈在夏季尤其要注意卫生，千万不要在公共游泳池等地方游泳。

孕妈妈秋季的养护要点

预防感冒

通常普通流感、副流感病毒一般很少会引起胎宝宝的畸形，但如果在妊娠早期感染风疹或巨细胞病毒，引起胎宝宝畸形的概率会明显增加。因此，秋季孕妈妈一定要注意保暖，避免病毒感染。

营养均衡

蛋白质主要由动物类食品提供，它是胎宝宝组织器官，尤其是大脑和神经系统发育所需的最重要的营养成分。孕妈妈要保证每天摄入充足的蛋白质，如鸡蛋、瘦肉、牛奶以及各种豆制品，新鲜蔬菜、水果中都含有大量维生素和无机盐，秋天蔬菜、水果品种多，孕妈妈每天应保证有1斤左右的绿叶及橙黄色类蔬菜摄入，另外还要加上适量水果。

除膳食本身外，孕妈妈还应根据自身的需要，适当补充铁、钙、维生素D等。

心态平衡

孕妈妈要做好自我心理调节，家人要给她们更多的关怀。有过不良接触史的孕妈妈，可及时到医院进行咨询，在医生的指导下做好必要的产前检查。总之，孕妈妈一定要保持愉悦的心情，避免影响胎宝宝的正常发育。

避免有害接触

秋季，孕妈妈的居室要注意经常开窗通风，新装修的住房或新购买的家具最好搁置半年以上再入住。同时，还要特别注意食品卫生，对新鲜的蔬菜水果要认真清洗，要防止蔬菜或水果表面的农药残留摄入体内，对胎宝宝造成影响。

注意预防感冒

严寒的冬季空气干燥，容易感冒，尤其是孕妈妈应特别注意预防感冒，不要去人多拥挤的地方，特别是感冒流行的区域，以免被感染。

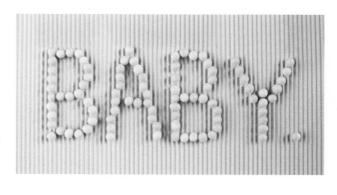

注意空气流通

因天寒怕冷，冬季人们常将门窗紧闭，不注意通风，这样会造成室内空气污浊，氧气不足，令孕妈妈感到全身不适，还会对胎宝宝的发育产生不良影响。

适量运动

冬季，很多孕妈妈因为天气冷不愿外出，事实上，户外散步是孕妈妈最适宜的运动，所以要在阳光充足、气候比较温暖的下午坚持散步，使肌肉筋骨活动，血液流通畅快，还可以呼吸新鲜空气。

注意防止路滑摔跤

冬季，下雪天时孕妈妈尽量不要外出，即使出去也要有伴同行，且穿上防滑的鞋，以免滑倒。

孕期失眠症自我调理有绝招

妊娠后，有些孕妈妈可能会失眠，有些孕妈妈则可能睡眠增多。失眠者除与妊娠有关外，与孕妈妈本身的神经类型有关。肚子变大、睡觉的姿势受限制、胎动频繁、呼吸困难等都是造成失眠的原因，但最主要的原因还是精神疲劳和不安。切记睡不着时不要过于烦躁。白天可进行适当的运动，不要睡得太多，使自己有轻度的疲劳感，这样就容易自然入睡。如果失眠不断出现，可做做头部按摩或向医生请教，必要时遵医嘱服药。

① 尽量避免饮用含咖啡因的饮料，如可乐、咖啡、茶，如果实在想喝，也尽量在早晨或下午午睡后饮用。

② 临睡前不要喝过多的水或汤，有的孕妈妈发现如果早饭和午饭多吃点，晚饭少吃点，也有利于睡眠。

③ 养成有规律的睡眠习惯，晚上在同一时间睡眠，早晨在同一时间起床。不要没事就躺在床上，除了睡觉和休闲看书躺在床上外，其余时间尽量不要留恋床铺。

④ 睡觉前忌剧烈的运动。正确的做法是放松一下神经，比如洗个温水澡、做做瑜伽。

⑤ 如果由于腿抽筋使孕妈妈从睡梦中醒来，请用力将脚蹬到墙上或下床站立片刻，这会有助于缓解抽筋。

⑥ 参加瑜伽学习班，学习一些心情放松的办法。

⑦ 如果恐惧和焦虑使孕妈妈不能入睡，可以考虑参加分娩学习班或新父母学习班。如果辗转反侧不能入睡，可以试着这样做：边看书或边听音乐，边按摩安眠穴。

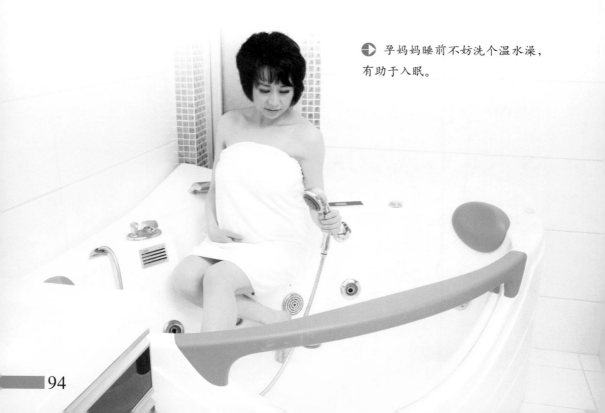

➡ 孕妈妈睡前不妨洗个温水澡，有助于入眠。

孕期可以进行性生活吗

怀孕后孕妈妈无论是身体还是心理都发生了变化，许多孕妈妈担心孕期性生活会对胎宝宝不利，对丈夫提出的性要求加以拒绝，造成夫妻间的不愉快。其实，孕期的性生活不是完全禁止的，可以根据怀孕月数、孕妈妈的身体状况及夫妻间的性要求进行调整。

在孕早期，特别是怀孕的头两个月，应尽量避免性生活，因为此时受精卵刚刚在子宫内着床，胎盘还没有形成，是最不稳定的时期，性生活的过度刺激会使子宫收缩，导致流产。据统计，妊娠初期由于性交而引起流产的发生率约为26.3%。还有的孕妈妈早孕反应较重，对丈夫的性要求会产生反感情绪，而作为丈夫应理解此时妻子的心理变化。

怀孕中期时，是孕妈妈状态最佳时期，此时早孕反应已经过去，孕妈妈的心情也趋于平静，在此期间孕妈妈的性生活一般可以不加限制。但此时孕妈妈的腹部已隆起，性生活时要注意性交姿势，以不直接压迫孕妈妈腹部为宜。

怀孕晚期腹部明显增大，孕妈妈可能表现出心烦、嗜睡及性欲下降等状况，孕晚期子宫颈口的分泌物也会增多，特别是最后一个月，如果进行性生活很容易引起感染，性兴奋也易造成子宫收缩，引起胎膜早破或早产等情况。所以怀孕晚期应避免性生活。

 ## 哪些孕妈妈应禁止性生活

有些孕妈妈，比如有习惯性流产史者，在整个妊娠期间应尽量避免性生活及性刺激，因为性兴奋能诱发子宫强烈收缩，引发流产。而对于有早产史者，则应在上次早产相应月份的前一个月开始直至分娩的一段时期内，避免性生活。

另外，出现原因不明的出血、流水，或者前置胎盘、胎盘部分剥离的孕妈妈，也要避免性生活。因为摩擦会增加出血的危险，严重的可导致产前大出血、早产和胎宝宝死亡。

有性交疼痛、高血压、糖尿病及医生建议不宜进行性生活的孕妈妈也要避免孕期性生活。对于丈夫患有传染病的也一定不要进行性生活，以免造成不良后果，后悔莫及。

相当一部分的孕妈妈担心怀孕后性生活会导致流产、早产或宫内感染，但这种心情常常不能被丈夫理解，自己又羞于和其他人谈论这件事，尽管很想满足丈夫的要求，但身体却不能很好地反应。但并非所有的孕妈妈都在孕期出现性欲降低的现象，还有些女性怀孕后性欲可能会增强。而那些曾因性生活引起流产或早产的孕妈妈，怀孕后的性欲则会更低。

男女对性的需求是不同的，夫妻之间最重要的是要相互理解。作为丈夫，应理解妻子怀孕后的心情及性欲变化；作为妻子，也应体谅丈夫，协助丈夫解决性要求。性生活是夫妻双方的事，遇到问题要协商解决。孕妈妈最好不要用"太累了"、"肚子痛"等来搪塞应付。作为丈夫，当看到妻子的肚子一天天隆起时，应把关爱之心放在性欲之上，要更加疼爱、体贴妻子。

 ## 性交后腹痛是怎么回事

对于正常的孕妈妈（即没有先兆流产、习惯性流产、先兆早产及早产史）来说，在性交高潮后偶尔发生腹痛或伴有腰痛是一件正常的事。其产生可能与妊娠期间盆腔内静脉充血、性欲激起时性器官充血以及性高潮等因素有关，有时还可能与精液中前列腺素引起子宫收缩或心理原因有关。

性交高潮后腹痛并不是伤及胎宝宝的征兆。大部分专家认为，对流产和早产低危孕妈妈来说，性交高潮后腹痛不会引起流产或早产。如果孕妈妈存在一些心理负担，性交前可让丈夫按摩其后腰，以缓解妻子的紧张情绪。另外，性高潮引发的子宫收缩会对胎宝宝心率产生暂时性作用，但并无不利影响。尽管如此，对子宫颈松弛及有早产史的孕妈妈，这种反射性子宫收缩对孕妈妈仍有一定危险。若出现性交后出血，则需做进一步检查，以防出现前置胎盘、胎盘早剥及阴道和子宫颈病变。

 ## 孕妈妈放松按摩方法

在孕期，孕妈妈可以做一些按摩来放松。按摩时手部及皮肤上可搽些品质良好的按摩油（以植物为主要成分的油脂最佳），可减轻按摩时因摩擦造成的不适。另外，按摩时将灯光调暗，播放些轻音乐，在座位下或周围放些软枕头或靠垫，可以使按摩更舒服。在妊娠最后几周，可以侧躺在枕头上。除了背部外，身体的其他部位孕妈妈均可自己按摩。

按摩乳房时用手掌及手指，由乳房底部朝乳头方向顺时针轻轻地揉搓。用手掌在腹部、臀部及大腿部做圆周运动按摩。

如果由丈夫或其他人按摩，按摩者应先将手暖热，并摘掉戒指、手镯及手表等可能刮伤孕妈妈的装饰品。刚开始按摩时用力宜轻，然后再慢慢地增加压力，但按摩始终要缓慢进行。

圆周按摩

双手手掌同时在偏离脊柱的方向，做圆周按摩。注意，按摩腹部及乳房时用力要轻，用手指在皮肤上轻轻地做圆周运动按摩。

乳房按摩

① 按摩乳房共分三个步骤进行，对左右乳房分别按照下列方式操作一遍。乳头四周的按摩：由外向内。按摩乳房的操作：反方向单手罩住乳房，用另一只手的掌心（大拇指下方的肌腹部分）顶住乳房边缘，手肘以肩为中心缓缓顶着，由外侧朝内侧轻轻按摩。由斜下方朝上按摩乳房的操作：用一只手将乳房从外侧下方朝上扶住，再用另一只手的小指指腹顶住支撑乳房手掌的外侧，手肘以肩为中心移动，由斜下方逐渐朝上按摩乳房。

② 由下朝上按摩乳房的操作：反方向单手掌顶住乳房，用另一只手的手掌贴在顶住乳房的单手手背，而小指则位于乳房正下方，小指施力将乳房顶高，再由下向上进行按摩。

乳头的按摩

乳头的按摩除可以消除乳头及乳晕四周的淤血及肿胀外，还可以柔软乳头，便于宝宝吸吮，同时更能使扁平的乳头凸起。左右乳房每天应分别按摩2～3分钟。乳头在受到刺激时，会导致子宫收缩。如果下腹部感到紧张，则应停止按摩。

一只手由下往上托住乳房，用另一只手的大拇指、食指及中指压迫乳房。要领是：指腹徐徐加重压力，三指依次按1、2、3的节奏顺序压迫乳房，数到4时放松，然后再重复。接下来为横向按摩。手势与前面相同，用大拇指及中指横向拿捏乳头，但切勿摩擦或扭捏，左右拿捏后再上下拿捏。需要注意的是要利用指腹按摩。

 孕期放松训练方法

孕妈妈只要定期做孕期保健，十月怀胎一般都会顺利度过，而一朝分娩常常要经历一些危险，如胎宝宝可能出现宫内窒息等。孕妈妈通常要经历十几个小时的阵痛，只要有信心、体力好，就会顺利安产。下面给大家介绍一些放松训练方法。

孕妈妈要以放松的情绪面对分娩。虽然，一朝分娩会经历风险，但分娩毕竟是一个特殊的生理过程，孕妈妈的心态和勇气有几分，顺利生产就会增加几分。孕妈妈最好每天进行几次闭目深呼吸，以使身心宁静，精神愉悦。

仰卧可以放松全身肌肉。训练时垫高头、膝及脚底三处，使全身肌肉放松——体验放松。

侧卧同样是为了放松全身肌肉，这是非常舒服的姿势，腰部酸痛时可用手按压或按摩。可以进行双侧交换练习。

首先，侧卧，单手支撑头部，将上抬的脚弯曲，靠在地板上，膝盖向上抬起，接着，脚往上伸，脚尖膝盖要伸直。然后，从膝盖开始放松，恢复原来的姿势。两侧都要做。可以锻炼支撑骨盆的关节肌肉，提高骨盆底部肌肉弹性，为顺利分娩储备肌力。

盘腿而坐，将身体的重量放在两膝上，一边深呼吸，同时收缩会阴与肛周肌肉。然后，吐气放松，接下来扩胸、手上举，做深呼吸。

这项运动是锻炼支撑骨盆与脊柱的肌肉，消除淤血，加强腹部肌肉，以利分娩时用力。方法是：双手与双膝触地，伸展腰部与背部。可由丈夫用两手在靠近胸部处支撑着，一边吸气，一边收缩肛门，头朝下。在丈夫的协助下，将背部弓成圆状。然后慢慢吐气，放松肛门，头部往前，使身体重心向前移，放松背部，每日反复几次。

凯格尔运动

平躺下来，双膝屈起，两脚叉开30厘米，脚底平贴地板，头部和肩膀用枕垫撑靠，双手平放在两侧。收缩会阴和肛门肌肉，尽可能持续这种收缩状态，持续10秒钟或以上，然后慢慢把肌肉放松。这款运动也可在坐位或排尿时进行，而且在怀孕4个月后比较适合用这种方式，以免平卧时做凯格尔运动引起胎宝宝缺氧，当然，短时间仰卧是不会出现这种状况的。

腰部运动

这项运动可采取站立姿势进行：背部贴墙而站立，一边深吸气，收缩会阴与肛门肌肉，然后呼气，一边将后腰向后贴墙，每天2次，每次10分钟左右。当然每位孕妈妈可根据自己的工作与生活进行安排，形式并不重要，重要的是必须训练肌力，这样才能为分娩做更好的准备。

➤ 孕期孕妈妈很容易紧张，所以平时不妨做一些放松练习，让自己放松下来。

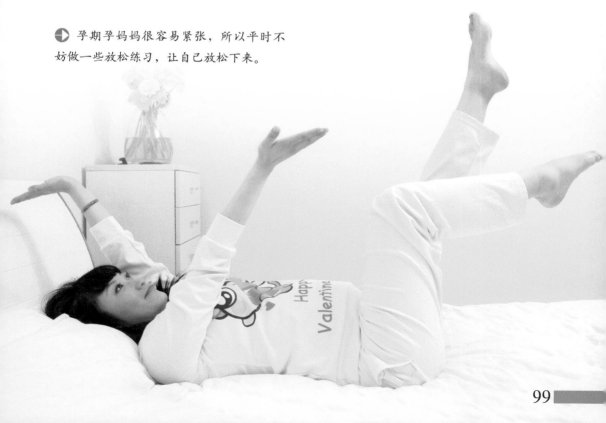

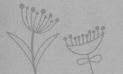

让胎宝宝远离危害

 胎宝宝各器官成型的时间表

妊娠早期（通常指妊娠前三个月）是胎宝宝组织器官分化、形成、发育的关键期。此时的胎宝宝最娇嫩，也最容易受到内外环境中有害因素的影响，进而形成发育障碍，或者发育异常，并造成各种先天缺陷。孕妈妈通过以下表格的展示，即可快速地了解胎宝宝各种器官形成的时间。

胎宝宝各器官塑造成型的时间

前神经孔的闭合	17～40天
眼泡形成	17～37天
口唇形成	29～58天
腭的闭合	40～100天
心室中隔形成	29～54天
肛门膜破裂	37～58天
上肢芽出现	20～43天
下肢芽出现	21～50天

 胎宝宝各重要器官先天畸形的发生时间

妊娠早期三个月是胚胎主要器官塑造成型的时期，也是先天畸形易发的时期。在此期间，一个充其量针尖大小的受精卵，重演了生物进化的全过程，发育成为长约9厘米、重约14克的胎宝宝，其变化之迅速可想而知。在这一时期胎宝宝最容易受到内外环境的影响，因而易使"成型"有误，出现先天畸形。胎宝宝主要器官畸形发生的时间如下：

主要先天畸形及其发生时间

畸形表现	受精后周数
心脏异位、脐膨出、缺肢、并腿畸形	第3周
缺肢、脐突出、气管食道瘘、脊柱裂	第4周
脊柱裂、白内障、气管食道瘘、颜面裂	第5周
先天性心脏病、白内障、唇裂、无下颌、腕踝脱离	第6周
先天性心脏病、白内障、腭裂、小下颌、指脱离	第7周
先天性心脏病、短头、内眦皮赘、鼻骨脱落	第8周

 羊水的成分及其作用

羊膜腔内的液体称为羊水，随着妊娠时期不同，羊水的来源、数量与组成成分均有变化。妊娠早期，羊水主要是由母体血清通过胎膜进入羊膜腔的透析液，为无色澄清的液体，其成分与母体血浆相似，但蛋白质含量略低。妊娠中后期，胎宝宝的尿液成为羊水的主要来源。羊水中不仅含有胎宝宝发育所需的营养物质，而且有胎宝宝的代谢产物（如尿素、尿酸、肌酐），其含量间接反映胎宝宝肾脏成熟情况。羊水中有胎宝宝消化、呼吸、泌尿系统及皮肤的脱落细胞，可借助羊水成分诊断胎宝宝性别、胎宝宝先天性疾病及胎宝宝成熟度。还可借助羊水中胎盘产生的各种激素、蛋白质等预测胎盘功能状态。

羊水量也会随妊娠时间不同而发生变化。妊娠12周时羊水量约为50毫升，20周时约为400毫升，36～38周时为100～1500毫升。妊娠过期后羊水量减少，而且混浊。

羊水除向胎宝宝发育提供所需的营养外，还有以下三个方面的作用：

保护胎宝宝

胎宝宝在羊水中自由活动，防止胎体粘连形成胎宝宝畸形；保持子宫腔内恒温、恒压，减少外力所致的胎宝宝损伤。

保护母体

羊水可减轻因胎动引起的孕妈妈不适感；临产后胎囊可借助羊水压扩张宫顶，避免胎体直接压迫母体组织时间过长，引起宫颈及阴道损伤。

便于了解胎宝宝的状况

可以借助羊水进行各种检查，了解胎宝宝性别、胎宝宝成熟度及胎宝宝有无遗传病。

认真了解一下你的胎盘

胎盘的形态

胎盘是由胎囊壁的叶状绒毛膜和妊娠子宫的蜕膜发育而来。胎盘的形态和功能是随着胎宝宝生长发育的需要而发育，并逐渐完善。怀孕16～20周胎盘完全形成。到足月妊娠时，胎盘呈椭圆形，直径约16～20厘米，厚约25厘米，重达500～600克，绒毛的总面积为12平方米左右。

孕妈妈在胎盘尚未形成的孕早期，容易发生流产，不可过度劳累。妊娠过期以后，胎盘会因老化而功能减退，易造成胎宝宝宫内窘迫。所以，孕妈妈自己应学会监测胎动，观察胎宝宝是否安全，以便适时分娩。

孕妈妈腹中的胎宝宝不能直接呼吸氧气，不能吃东西，而是由胎盘输送生长发育的一切营养素，并排出其代谢废物。归纳起来，胎盘有以下功能：

① **承担呼吸功能**：胎盘把氧气通过母体内的血液送给胎宝宝，再把胎宝宝血液中的二氧化碳送回母体排出，担负着胎宝宝呼吸器官的功能。

② **输送养分**：胎盘像一个复杂的"运输机器"，能运送胎宝宝生长发育所需的糖分、氨基酸及微量元素等。还能将母体内的抗病物质（免疫抗体）通过胎盘输送给胎宝宝。所以，胎宝宝在出生之后的6个月内，患传染病的概率很低。

③ **负责排泄功能**：胎宝宝的代谢废物，如尿液中的尿素，以及造成新生儿黄疸的胆红素等，都会通过胎盘，经由母体排出体外。所以从这个角度看，胎盘还具有排泄功能，类似于肾脏的功能。

④ **抵挡毒物入侵**：胎盘有抵御细菌、病毒等有害物质侵入胎宝宝体内的功能。不过不是一切有害物质都可以由胎盘抵挡，如风疹病毒、巨细胞病毒、流感病毒等十几种病毒及某些化学物质，仍然可以通过胎盘侵害胎宝宝。

⑤ **调整激素分泌**：不同阶段胎盘分泌相应的激素，以保障胎宝宝发育。如孕初期，以分泌绒毛膜促性腺激素为主，同时分泌孕酮和雌激素，至妊娠足月时又分泌促使宫缩发动、胎宝宝娩出的激素——催产素。

胎盘功能障碍是指在某些情况下，产前或产时母体内子宫胎盘血液交换发生障碍，使胎盘功能受到损害而对胎宝宝氧气和营养物质供应不足，影响胎宝宝健康，甚至危及胎宝宝生命。

胎盘功能障碍可分为急性、亚急性及慢性三种类型。急性胎盘功能障碍可发生在几分钟或几天内，如胎盘早剥或脐带受压时，会造成急性血管栓塞，使胎宝宝迅速死亡。

慢性胎盘功能障碍可逐渐发生，缓慢进展，可历时数周，致胎宝宝宫内发育迟缓。亚急性介于两者之间。正常胎盘有储备功能，可以代偿一定程度的缺血及缺氧。但胎盘储备功能不足时，可发生急性胎盘功能障碍。使胎宝宝宫内缺氧，严重时引起胎死宫内或新生儿窒息，甚至死亡。

脐带：连接孕妈妈和胎宝宝的纽带

脐带，是连接母体和胎宝宝的枢纽，胎宝宝通过脐带悬浮于羊膜腔中。脐带一端连接胎宝宝腹壁的脐轮，另一端附着于胎盘。足月胎宝宝的脐带长50～60厘米，直径为1.5～2厘米。表面被羊膜覆盖。其中有一根脐静脉及两根脐动脉，血管外面还有脐带基质，称为华通氏胶，作用是保护脐血管。胎宝宝通过脐带和胎盘与母体相连，通过脐血管源源不断地进行营养物质和代谢废物的交换。如果脐带发生打结、受压或脱垂等，都会危及胎宝宝生命。尤其是胎头高浮或臀位时发生胎膜早破，可引起脐带从宫腔脱出到宫颈口外，即脐带脱垂，会使胎宝宝突然死亡。

因此，一旦头入盆前或臀位的情况下发生胎膜早破时，孕妈妈应立即平卧，并送往医院。

 ## 好心情有利于优生

孕妈妈与家人良好的心态，愉悦的情绪，保持积极的暗示，会给胎宝宝一种积极的精神营养，这种良好的心理暗示比物质营养更重要，是胎宝宝身心健康发育发展的保证，在这样心态下发育成长起来的胎宝宝，奉献给父母的一定是一个身心健康、聪明伶俐的胎宝宝。

但是并不是所有的孕妈妈怀孕期间都很愉悦。有些孕妈妈容易猜疑自己的宝宝是否会不正常。

一方面是受网络、媒体片面宣传的影响，谈虎色变，听信传闻，莫名其妙猜疑自己的胎宝宝会不会也有问题；一些孕妈妈是由于某些特殊事件，如孕初期意外服用某种药物，如服避孕药期间怀孕，带避孕环怀孕等，致使自己忐忑不安；还有一些孕妈妈是由于家庭成员的突发事件，如亲人突然离世、家庭变故等，导致产生极度悲伤、恐惧、焦虑情绪，孕妈妈如果长时间情绪异常，极端恐惧，这些不良情绪会使体内产生一种化学物质，将远远大于致畸因子的影响。遇到这种情况要及早咨询医生，请医生帮助分析危险程度并提出合理建议，及早放下包袱，调整好情绪。

如果孕早期孕妈妈的确接触过致畸因子，如致畸药物、放射线等，应及早进行优生咨询，医生会进行一些相关检查，如超声波检查等，使孕妈妈获得关于胎宝宝情况的一些信息。都可帮助孕妈妈安心照顾自己及宝宝。如果，孕妈妈的情绪已经发展到抑郁，必要时还可以看专业的优生咨询医生或心理医生。

现在，有些媒体经常会发布市面上正在销售的某种食品含有添加剂，某个初生婴儿为怪胎等令人触目惊心的消息。这些信息可能是真实的，但往往是极个别现象。即使孕妈妈有一次不小心服用了某种药物或食用了某种食品，甚至接触了放射线，一般不至于引起胎宝宝异常。相反，如果孕妈妈长时间焦虑，忐忑不安，导致体内分泌特殊的有害的化学物质，或许这才是造成胎宝宝异常的真正原因。

什么是"TORCH"感染

首先我们来了解"TORCH"是什么？它是几种在孕早期对胎宝宝有致畸作用的病原体的英文名称的字头，其中T代表弓形虫，R代表风疹病毒，C代表巨细胞病毒，H代表疱疹病毒，O代表其他病原体（如柯萨奇病毒、肝炎病毒、梅毒螺旋体及流感病毒等）。孕妈妈如在孕早期感染

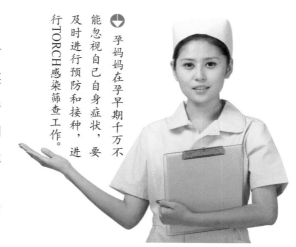

孕妈妈在孕早期千万不能忽视自己自身症状，要及时进行预防和接种，进行TORCH感染筛查工作。

TORCH，这些病原体可通过胎盘感染胎宝宝，造成胎宝宝畸形、死胎或流产等。如感染风疹病毒，会引起胎宝宝先天性风疹综合征，这种胎宝宝可能是小头畸形、白内障、先天性心脏病、聋哑等。孕早期感染流感病毒，胎宝宝还可出现唇裂、无脑或脑积水等。

孕妈妈在孕早期感染这些病原体后自身常无明显的自觉症状，或仅仅表现为轻微的类似感冒的症状，因此，应重视进行预防接种，对孕妈妈进行TORCH感染筛查工作。

暂时让宠物离开，预防弓形虫感染

弓形虫感染是由弓形虫感染引起的疾病，通常为无症状或为亚临床型。孕妈妈弓形虫感染也会威胁胎宝宝，导致流产、早产、胎死宫内及宫内感染等。

急性弓形虫感染引起胎宝宝的病变差异很大，主要与感染的时间、弓形虫穿过胎盘的数量、毒性以及母体对病原体的免疫状态有关。先天性感染的表现比后天感染要严重。

先天性弓形虫感染如果发生在孕早期，可能引起胎宝宝畸形，主要包括脑积水、小脑畸形、脉络膜视网膜炎等。怀孕3个月以后感染可引起胎宝宝多器官损害，如肝脾肿大、心肌炎及血小板减少症等，少数患儿到儿童期才引起脑积水，智力障碍及癫痫。无症状感染可引起胎宝宝宫内发育迟缓及早产。

近几年来，随着人们生活水平的普遍提高，城市中养猫、养鸟的家庭日益增多，而猫是所有动物中最易感染上弓形虫病的动物，通过猫的粪便会将此病传染给孕妈妈，再感染给胎宝宝；现在涮、烤饮食大受欢迎，吃不熟的猪、牛、羊肉而发生的弓形虫病也逐渐增多。如果孕妈妈有何疑虑，可到医院检查弓形虫抗体，必要时做B超检查。孕前已确诊患过弓形虫感染的孕妈妈，孕早期无须做人工流产。

孕早期风疹病毒感染与胎宝宝畸形

孕早期一旦感染风疹病毒（RV），将对胎宝宝产生严重损害，它是所有病毒中危害胎宝宝的第一号杀手，所以世界各国都很重视此项病毒的防治工作。孕早期感染风疹病毒，可通过胎盘感染胎宝宝，引起流产、先天性风疹综合征及胎宝宝宫内发育迟缓等。

先天性风疹综合征是指孕早期孕妈妈感染风疹病毒所引起的胎宝宝多发畸形。因为，孕早期是胎宝宝塑造成型期，孕中后期就不会造成畸形。

主要先天缺陷包括：眼部畸形（如先天性白内障、小眼畸形、斜视）、小头畸形、先天性心脏病、聋哑、腭裂、短指和并指、尿道下裂及溶血性贫血等。孕妈妈感染风疹病毒越早，胎宝宝畸形发生率越高，畸形程度也越严重。据统计，在妊娠第一个月内感染风疹病毒的，患先天性风疹综合征的比率可达50%，第二个月为30%。因此，孕早期避免风疹感染至关重要。一旦孕早期被确诊为风疹病毒感染，则应遵医嘱做人工流产。

这里还要告诉孕妈妈一个常识：风疹属于终生免疫类疾病，即感染过风疹者，终生对风疹有免疫力，不会再被感染。所以育龄女性应咨询产院或社区，进行预防接种。

 ## 巨细胞病毒感染的危害

孕妈妈感染巨细胞病毒（CMV）的症状，往往像患轻感冒那样轻微，但它却是仅次于风疹病毒的第二号杀手。

如果是在孕早期感染可引起流产，死胎或先天性心脏病、唇裂、腭裂等；孕中晚期感染可引起新生儿黄疸、肝脾大、小脑畸形、脑积水、脑软化、白内障、巨细胞病毒性肺炎等。围产期巨细胞病毒感染更为常见，妊娠后期孕妈妈宫颈分泌物中巨细胞病毒检出率达20%～30%，新生儿发生过围产期巨细胞病毒感染为3%～10%。

在孕早期诊断患有CMV感染的孕妈妈应做人工流产，在孕中晚期诊断后应检查胎宝宝是否畸形。从宫颈分离出巨细胞病毒者足月妊娠时应考虑剖宫产术终止妊娠，以减少阴道分娩引起新生儿围产期感染的机会，并应避免母乳喂养。

 ## 小心带状疱疹病毒感染带来危害

孕妈妈在妊娠早期感染水痘——带状疱疹病毒后会引起流产或胎宝宝畸形。它的致畸作用比巨细胞病毒感染较弱。引起的常见畸形有：眼部畸形（如小眼球、独眼、白内障及视乳头萎缩）、神经系统功能缺陷（如大脑皮质萎缩及痴呆）及骨骼和皮肤损伤。

虽然疱疹病毒感染的人群主要为儿童，但孕妈妈由于免疫力相对低下也会感染，尤其要引起注意的是，孕妈妈在临产前数日最易感染，感染后胎宝宝在宫内也容易受累。

孕妈妈患有病毒性肝炎怎么办

病毒性肝炎在我国是常见的多发病，孕妈妈患肝炎和暴发性肝炎的发生率是非孕妈妈的6倍。孕妈妈患肝炎后，孕早期妊娠反应较重，孕晚期妊娠期高血压综合征的发生率增高，并且容易发生弥散性血管内凝血（简称DIC），导致产后大出血，严重者还会导致生命危险。孕早期肝炎病毒感染可引起胎宝宝畸形、流产、早产、胎死宫内、死产及新生儿死亡等。因此，确诊妊娠后应及时做有关的化验和检查。

孕早期合并乙型肝炎，尤其是HBsAg（澳抗）和HBeAg阳性时，宜进行人工流产终止妊娠。孕妈妈晚期诊断为肝炎时，不主张终止妊娠，而应予以保肝治疗。分娩期应注意产程进展，避免产程延长，如无产科指征，应阴道分娩。分娩前注意配血，以备在产后出血时能及时输血。产褥期应继续保肝治疗，应用抗生素预防感染。不使用对肝脏有损害的药物。重症肝炎及传染性肝炎新妈妈最好不要哺乳。新生儿出生后，常规取脐血检查各项肝炎的病毒抗原标志，还应给新生儿清洁全身，预防性注射乙肝疫苗及特异性免疫球蛋白。

毒品对胎宝宝的危害

据研究表明，如果孕妈妈每个月至少吸食大麻一次，到分娩时，羊水中可能出现胎便污染（代表胎宝宝在子宫内缺氧），或发生妊娠剧吐现象。如果未及时治疗，可影响胎宝宝营养吸收，形成胎宝宝体重过低，甚至发生急产、滞产或需要剖宫产分娩等情况，而且宝宝出生后可能需要进行复苏抢救。

同样，吸食可卡因也会影响胎宝宝健康。可卡因不但会损害胎盘，影响胎盘功能，减少给胎宝宝供血，供氧，使胎宝宝发育延缓，甚至会发生流产、早产或死胎。幸存的胎宝宝在分娩时也易发生危险。在胎宝宝出生后会出现"毒瘾发作症状"，还会有长期不良影响，包括长期腹泻、易怒、呼吸异常、脑电波异常及极度爱哭和其他行为上的问题。这些胎宝宝在出生后发生新生儿猝死的危险也会增多。

孕妈妈没有必要对以往吸食过大麻、可卡因或其他毒品而过度担心，目前还没有证据说明以往吸食过毒品会影响妊娠，重要的是应立即停止吸食毒品。如果无法摆脱毒品，则应向有关专业医生求助。

糖精的不利影响

对于有关糖精对女性妊娠影响的研究结果非常有限。对动物研究发现，怀孕母体食用化学物质（包括糖精），其下一代癌症发生率将增加。也有研究发现，糖精会通过孕妈妈的胎盘传给胎宝宝，并会从胎宝宝细胞中较为缓慢地排出，所以建议女性在准备怀孕前或在怀孕阶段尽量不食

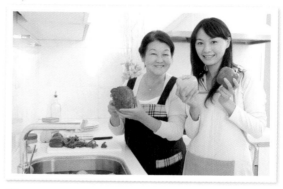

孕妈妈最好用天然的水果来代替含糖精食品，以免摄入过多的糖精。

用含糖精食品。而那些食用了含糖精食品的女性，也没有必要对此担心。

许多研究发现，多数孕妈妈所食用的典型糖精食品对妊娠没有什么影响，这种典型糖精由两个氨基酸和甲醇所组成。大多数医生允许孕妈妈适量食用这种食品。但是不是所有的糖精都是典型糖精，许多含糖精的食品同时可能含有其他添加物。因此含糖精食品绝不是孕妈妈的最佳食品。孕妈妈最好多食用天然水果和果汁，可从中摄取身体所必需的糖分。

消除体内的烟酒毒素

烟草中含有400余种对人体有害的化合物，其中尼古丁可谓是罪魁祸首。如果孕妈妈吸烟或在烟雾缭绕的环境中生活，可导致流产、早产、胎宝宝发育不良，甚至先天畸形。另外，吸烟孕妈妈妊娠高血压综合征的发生率也较非吸烟孕妈妈高，而妊娠高血压综合征会对妈妈和胎宝宝带来危险。

现在人们对酗酒的危害已经普遍重视起来，无论男性还是女性酗酒，都会使发育中的精子和卵子发生畸变，一旦这种畸变的生殖细胞相结合，就会把有病的

遗传基因传给后代。这种患儿通常表现为：生长迟缓、中枢神经系统发育障碍、面容不正常、头小、前额突出、眼裂小、心脏及四肢畸形等。为了后代的健康，女性在孕期、哺乳期应禁烟酒。当然，孕妈妈也不必为以往的某次饮酒或吸烟而忐忑不安，因为只有过度饮酒或吸烟才会危及胎宝宝的发育。

 ## 射线对胎宝宝的影响

人们不可缺少的疾病检查手段包括X射线和放射性同位素等。但对孕妈妈来说，如过量接受照射，特别是孕早期腹部过量照射，会导致流产，胎死宫内，或胎宝宝严重畸形等；孕中期过量照射会对胎宝宝的生殖器、牙齿、骨髓、大脑等发育造成不良影响。广岛及长崎原子弹爆炸后，存活的孕妈妈中约28%发生了流产；而出生的婴儿中则有25%在一年内死亡；另有25%存在畸形，主要为神经系统畸形，如小头畸形、小眼畸形及智力低下等。

判断X射线检查是否对妊娠有影响，主要是考虑照射的时间长短、照射的部位及照射时的孕周等因素。一般来说，照射剂量小、时间短，在孕中晚期，部位在孕妈妈的胸部或四肢，X射线对胎宝宝的影响小。严格来讲，准备怀孕和整个孕期均应避免X线照射。

 ## 孕妈妈高热，胎宝宝很受伤

孕妈妈高热（即孕妈妈发烧）对胎宝宝的影响主要有两个方面：（1）高热常由感染引起，如风疹病毒感染及流感病毒感染等，这些引起发热的病毒可在孕早期引起胎宝宝畸形。（2）高热本身对胎宝宝中枢神经系统有一定影响。孕早期（孕3个月以内）高热可能引起胎宝宝中枢神经系统异常，如无脑儿及脊柱裂等，并会影响神经细胞发育。有研究证实，孕妈妈在怀孕4～6周出现过高热（通常指39℃以上），婴儿可能出现智力障碍、癫痫发作、小脑畸形及出生后生长缺陷。由于胎宝宝脑组织等对高热敏感，因此即使在孕中、晚期出现高热，也会对胎宝宝神经系统发育产生负面影响。孕妈妈发热时应该先设法降低体温，然后再查找原因，进行诊治。有相当一部分的孕妈妈担心服药对胎宝宝不利，因此常常对发热不能及时诊断和处理。实际上，可由医生选用对胎宝宝无害的药物，及时治疗，以保证母子健康。

"电脑族"孕妈妈要注意

孕早期尽量少用电脑

现代社会，很多人都离不开电脑，但是对于孕妈妈来说，在怀孕前3个月，最好冷落你的电脑，避免电脑产生的电磁辐射对胎宝宝造成伤害。若必须使用电脑的话，应与屏幕保持一臂的距离。即使是其他同事的电脑，也要与它保持一定的距离。

在孕中晚期，孕妈妈也不要长时间坐在电脑前接受辐射，否则会影响胎宝宝的发育。这个阶段，为了胎宝宝的健康，除了必须完成的工作外，上网浏览、聊天、游戏之类的乐趣，孕妈妈都应暂时放弃。

 孕妈妈不要长时间坐在电脑前，否则辐射会影响胎宝宝的健康。

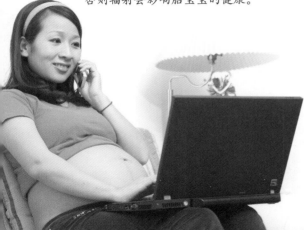

调换安全的位置

孕妈妈要留心别人的电脑从侧面或背面产生的辐射。尤其是坐在几台电脑中间是最危险的，孕妈妈可请求将座位调换到靠窗的角落里，远离众多电脑的辐射。

使用防护装置

必须使用电脑的孕妈妈可以在电脑显示器上放置一个电脑保护屏。电脑保护屏是一种细金属网状物，放置在电脑显示屏上可屏蔽至少75%的电磁辐射。

另外，孕妈妈最好穿上一件内有金属薄膜的防辐射马甲或围裙，这样可以遮挡电脑对胸腹部的电磁辐射，减少对胎宝宝的伤害。

看电视要有节制

电视机工作时发出的射线对胎宝宝有没有影响呢？

有关部门对进口及国产电视机检测发现，电视机电磁辐射率远远低于0.5毫伦，说明人体不会受到电视机射线的危害。但是需要注意的是：孕妈妈看电视时间不宜过长，并且要避免看刺激性较强的电视节目，以防止疲劳和紧张，影响正常的睡眠和休息。

孕期用药别紧张

怀孕不同时期，药物对胎宝宝的影响

怀孕1～3周

怀孕周数从最后一次月经的第一天算起。由于排卵日多在最后一次月经（从第一天算起）的2周后，所以实际受孕周数应该在计算出的怀孕周数的2周以后，比如从最后一次月经的第一天算起，怀孕3周时实际的受孕周数为1周。受精后2周内如果服用可引起畸形的药物对受精卵的影响重者可导致流产，因此如果服用禁用药物出现流产，建议顺其自然，不要强制保胎。

怀孕4～7周

一般来说，胎宝宝各器官的形成在怀孕4～15周内完成，所以说这个时期是药物最容易引起胎宝宝畸形的时期。其中怀孕4～7周是胎宝宝各重要器官形成和分化的重要时期，是药物等致畸的绝对危险期。

所以，从最后一次月经第一天算起，过了28天之后，准备怀孕的女性用药要特别谨慎。

怀孕8～15周

各器官在怀孕7周以前大致上都已经形成了，在其后到怀孕第15周末完成各个器官的发育。虽然在这一时期的致畸作用没有怀孕4～7周时大，但胎宝宝发育的情况各有不同，为了顾及怀孕8周后仍有重要器官发育，或尚在形成，所以在这一时期用药仍要慎重。尤其这个阶段是上腭及生殖器官的发育完善时期，用药很容易引起上腭裂及生殖器官畸形。

怀孕16～40周

从怀孕16周以后，胎宝宝各个器官大多都已发育完全，药物一般不再引起畸形。但这一时期是胎宝宝各个器官功能进一步完善的时期，服用那些引起胎宝宝畸形的药物仍可能会引起某些器官的功能异常，所以孕妈妈在整个孕期用药都要慎重。

孕期用药应该讲究原则

什么事都要两面看。虽说孕妈妈用药应当谨慎，但不等于说有病也不能用药，如果孕妈妈有严重的合并症时，要权衡利弊，合理用药，不能顾此失彼，因小失大。

那么，如何掌握这个原则呢？孕妈妈用药的原则是：妊娠期少用药或不用药；任何药物的服用均应在医生指导下进行；妊娠期间有合并症或并发症必须使用某种药物，而该药物又对胎宝宝有害时，则应终止妊娠。

孕期服用中草药安全吗

随着医学知识的普及和人们生活质量的提高，人们越来越重视优生优育，这使得有些孕妈妈生了病却不敢吃药，于是便去吃中药，她们认为西药有不良反应，可能会给胎宝宝造成损害，中药则无毒无不良反应，吃了也不会影响胎宝宝的发育。

事实上，这种观点是错误的。药物是为了治疗疾病的，肯定有对

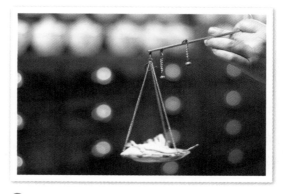

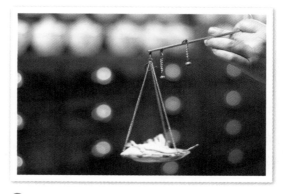 怀孕期间孕妈妈并不是不能服药，而是应在医生的指导下正确服用。

人体有利的一方面，也会有对人体不利的一方面。医生治疗孕妈妈疾病的原则是：权衡药物的治疗作用与可能对胎宝宝造成伤害之间的利弊，然后选择对孕妈妈的疾病有治疗作用，又对胎宝宝损害相对较小的药物。

中药作为药品，既然有治疗作用，也一定会有一些不良反应，只是有些药的不良反应尚未被发现。所以有些中药也是妊娠期禁止服用，也会对胎宝宝带来不良影响的。因此孕妈妈在怀孕期间有病切不可盲目服用中药，如果需要服用须在医生的指导下进行。尤其值得注意的是：孕妈妈切不可听信道听途说的"秘方"、"偏方"，随意服用中药或中成药，也不要随意服用含有中药成分的保健品，以防对胎宝宝造成伤害。

通常来说，怀孕期间患病并不是不能用药，如疾病对孕妈妈及胎宝宝的损害超过了药物本身可能对母子的伤害时，孕妈妈还是应该在医生的指导下正确用药，妊娠期最需要注意的是不要自己随便服药。

孕妈妈不宜服用的中药

孕妈妈在孕期服用中药也要注意。下面是孕期不宜服用的中药：

绝对禁止服用的药物	尽可能避免服用的药物	避免单独服用的药物
巴豆、牵牛子、斑蝥、铅粉、水银、大戟、麝香、土牛膝、商陆、蜈蚣等	附子、乌头、生大黄、芒硝、甘遂、芫花、三棱、生南星、凌霄花、刘寄奴、马鞭草、皂角刺、生五灵脂、穿山甲、射干、雄黄、硼砂等	当归尾、红花、桃仁、蒲黄、郁金、枳实、槟榔、厚朴、川椒、苦葶苈子、牛黄、木通、滑石等

从药物性能来看，凡属重镇、滑利、攻破、峻泻、辛香、走窜、大毒、大热的药物都在孕妈妈禁服范围内。

口服避孕药期间怀孕，胎宝宝能要吗

事实上，口服避孕药避孕的效果相当可靠，如果能按要求正确服药，避孕失败率仅为1%。口服避孕药期间怀孕的原因往往不在药物本身，绝大多数是由于服药方法不正确或未按规定时间服药所致。有研究证明，口服避孕药会使女性血中的淋巴细胞染色体出现断裂或异位，是否致畸尚未最后确定。但是在提倡优生的前提下，为了下一代健康，服用避孕药期间怀孕或在不知道已经妊娠的情况下而继续服药的孕妈妈最好做人工流产。以口服避孕药避孕者，如果长期服用避孕药物最好停服药半年后再妊娠，在此期间可暂用避孕套避孕。

使用避孕药膜怀孕，对胚胎有影响吗

外用避孕药膜是一种具有很强作用的杀精子剂（主要为烷基苯氧聚乙氧乙醇）作为主药配成的半透明薄膜。

这种药物放入阴道后被阴道分泌物溶解成药液，精子一遇到药液就会立即失去活动力，从而达到避孕目的。一般来说，只要使用得当，避孕效果可达96%以上。而且这种薄膜在阴道内两天即可排净，人体吸收很少，对人体无毒，不干扰内分泌，不影响男女生理健康，也不妨碍性交快感。避孕失败往往与外用药膜使用不当有关，如药膜未放入阴道深处导致溶解不全，或是放入药膜后未等待10分钟以上，在药膜未完全溶化时就进行性生活。考虑到外用避孕药膜对受精卵生长发育可能产生影响，凡是使用外用避孕药膜过程中怀孕者，均应尽早施行人工流产终止妊娠。

带着避孕环怀孕，该怎么办

目前，我国约有5000万名女性采用宫内节育器（宫内环）避孕，这些宫内节育器90%为不锈钢单环，其次是用不锈钢或塑料制成的麻花环、混合环、节育花、T型及V型带铜节育器等。大量的实践证明，宫内节育器是一种比较安全、有效、方便及经济的避孕工具，而且在取出节育器后不影响生育，因而受到广大女性的欢迎。

然而，有极少数女性可出现带环怀孕。对于不准备怀孕的女性，可在取环的同时进行人工流产。但对于希望怀孕的女性来说，带环妊娠怎么办？带环怀孕会不会导致胎宝宝畸形呢？

有资料显示，至少50%的带环妊娠会发生流产、早产、死胎或死产。在中期引产或死胎排出时，有见到金属环套在胎宝宝颈部或肢体的报告。因此，建议带环妊娠者，应及早进行人工流产，同时取出宫内节育器。

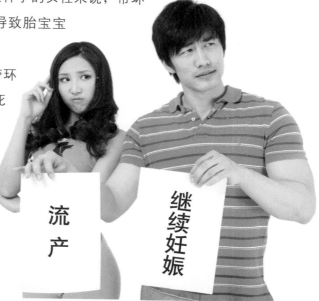

带避孕环怀孕会发生流产、早产等现象，应及早进行人工流产。

产前诊断早准备

产前诊断与产前检查不是一回事

有些人认为产前诊断与产前检查是一回事。事实上产前诊断，又称出生前诊断或宫内诊断，是胎宝宝出生前通过某些特殊检查，确定胎宝宝是否患有某些先天性疾病或有无发育缺陷，如畸形等。而产前检查是指对孕妈妈的常规检查，以确定孕妈妈的身体状态，比如有无妊娠并发症、胎位是否正常以及胎宝宝发育是否正常等。产前检查是每个孕妈妈都必须做的妊娠期保健检查，而产前诊断则仅限于有特殊情况的孕妈妈，通常来说常用的方法包括：羊膜腔穿刺、超声波检查、绒毛活检术、脐带穿刺术及胎儿镜检查，胎宝宝宫内治疗等。

从预防入手：产前检查有哪些好处

虽然说妊娠分娩是正常的生理过程，但是预防疾病对孕妈妈是十分必要的，而产前检查正是从预防入手，对母胎实行医疗保护。

确保母胎健康

妊娠后，母体各器官发生一系列变化。产前检查能及早发现并预防疾病，确保母子健康。这些变化可引起妊娠期并发症，如妊娠期高血压综合征，或使原有心、肝、肾、肺等重要脏器疾病加重，严重的会危及母婴健康甚至生命。通过产前检查，可以使孕妈妈决定能否继续妊娠，并分别采取监护、治疗或人工流产等措施。

产前检查能保证胎宝宝正常发育

过去的产科通常是以母体为中心的保健系统。随着医学的发展和实际需要，一门新兴的边缘学科——围产医学应运而生。它包括了以母胎为中心的围产期保健内容，通过新技术、新方法，对妊娠疾病进行及时诊治。如感染性疾病筛查，唐氏综合征筛查，B超、羊膜腔造影、羊水细胞培养、胎儿镜等孕期检查，都可以及早发现胎宝宝先天性缺陷，了解胎宝宝生长发育是否正常，适时给孕妈妈以生活、卫生及保健指导。需要注意的是即使有些孕妈妈自我感觉良好，也要按时进行产前检查，因为通常有很多异常情况是不能靠自我感觉去发现的。

产前检查时间安排

在孕期每位孕妈妈都应当固定一个医院，目的是得到系统而周密的保健。事实上，从早孕确诊、产前检查、分娩到产后随诊，都应该在一个医院进行。确诊妊娠的时间越早越好，这样可以使孕妈妈及家人能及早注意一些问题。一般来说，怀孕两个半月到3个月进行第一次检查，怀孕4个月做第一次复查，5～7个月每月检查一次，8～9个月每半个月检查一次，第10个月每周检查一次。一旦发现异常情况要随时就诊。是否需要做产前诊断，是否为"高危妊娠"，应由医生确诊。如属"高危"，应按医生的嘱咐严密监护，必要时住院监护及治疗。一般在32周时，孕妈妈可以由有经验的医生对妊娠过程进行评价，同时做骨盆测量。在36周时，对分娩问题做审慎估计和准备。

产前检查查什么

全身检查（产科初诊时检查）：包括听诊检查心脏及肺脏、检查乳房

有无肿块及有无乳头内陷等。

体重

体重是每次门诊都要测量的，以确定体重增加是否在正常范围。每次称量前最好先排解大小便，穿同样重量的衣服，以保证测量的准确性。由于妊娠反应，在妊娠早期3个月，一些孕妈妈可能反而出现体重减轻。另外，在妊娠20周以后，如果每周体重增加超过0.5千克，就要特别注意有无妊娠高血压综合征。

血压

血压也是每次孕检必测。正常情况下，妊娠期血压要比怀孕以前稍低，一旦检查发现血压升高，要警惕有无妊娠高血压综合征。当然，有很多因素会引起血压升高，其中包括：紧张、休息不好、刚刚活动之后等。如果有必要，在休息后应重新测量一次。

腹部的触诊检查

每次门诊时都要检查。腹部的检查包括测量子宫底高度、腹围及轻轻触压腹部以确定胎宝宝在子宫内的位置。

腿、踝部及手的触诊检查

通过对这些部位的检查可以确定这些部位是否有水肿。在妊娠晚期，

这些部位可能在白天出现轻度水肿，但常常在经过一夜休息后消失。如果这些部位的水肿在休息后没有消失，就要警惕有无妊娠高血压综合征。

胎心音检查

怀孕14周后每次门诊时都要检查。胎心音的检查是通过检查胎心率来确定胎宝宝健康状况。胎心率在120～160次/分钟为正常。一般医生会采取胎心听筒或多普勒胎心仪监听胎心音。

内诊检查

怀孕30～34周时都要检查。在孕晚期，这项检查主要检查产道是否正常，包括检查软产道和骨产道两部分。如果孕妈妈情绪放松的话，内诊检查不会产生不适感。

产前检查的内容

产前检查都有哪些内容呢？通常分为病史采集、体格检查、实验室检查及特殊检查。

病史采集

通常，在孕妈妈早孕确诊时，医生会详细询问病史，包括年龄、妊产次、职业、本次妊娠经过、月经及婚姻史、既往孕产史、丈夫健康状况及

家族成员中有无先天缺陷患者等。还会做一般的体格检查：包括步态、发育、营养状态、血压、体重、身高及心、肺、肝、脾检查等。

妇科检查

主要目的是了解外阴、阴道、宫颈、盆腔有无异常；子宫的大小、形状是否与怀孕月份相符合；测量骨盆，了解骨盆大小及形态，估计胎宝宝能否顺利从阴道分娩。一般骨盆内测量在怀孕30～34周进行。

实验室检查

实验室检查包括对孕妈妈的血

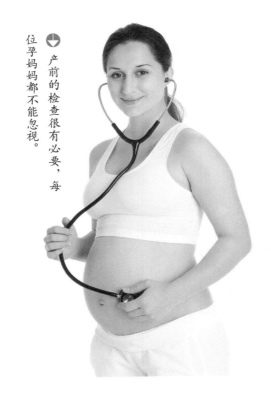

产前的检查很有必要，每位孕妈妈都不能忽视。

型、血尿常规、尿糖、肝功能、乙肝表面抗原、梅毒血清学检查、风疹病毒、弓形虫等检查，而高危孕妈妈还应进行淋球菌、艾滋病病毒检查。

特殊检查

孕妈妈通常在首次孕检时即可进行超声波检查，必要时可复查；需要进行产前诊断检查的孕妈妈，可以于怀孕16～20周进行母血或羊水细胞遗传学检查及甲胎蛋白测定胎宝宝是否畸形；必要时进行糖耐量试验和羊水检查。

哪些孕妈妈必须进行"产前诊断"

有下列情况之一的孕妈妈必须进行"产前诊断"：

① 年龄在35岁以上的高龄孕妈妈。

② 家族中有遗传病史，如血友病、代谢性疾病、遗传性疾病等。

③ 夫妻中一方有染色体异常。

④ 生过无脑儿、脊柱裂或其他先天性畸形婴儿。

⑤ 生过先天性愚型儿。

⑥ 有习惯性流产史，以及不明原因的死胎史。

⑦ 孕早期患有严重病毒感染或接触过大剂量辐射等。

产前化验检查项目

尿液常规检查

孕妈妈应注意在清洗会阴后，留取中段尿液进行检查。主要检测以下几项：

① 蛋白：阴道分泌物污染小便时可出现小便中蛋白微量，如果反复出现尿蛋白微量或阳性，要注意有无妊娠高血压综合征。

② 糖：进食后偶尔会出现尿糖微量或阳性，如果反复出现这种情况，要注意有无妊娠期糖尿病。

③ 镜检：阴道分泌物污染小便时尿液镜检可出现少量上皮细胞、白细胞或红细胞，如果反复出现白细胞或红细胞，要注意有无泌尿系统感染。

血液常规检查

血液常规检查包括以下几项：

① 血红蛋白：孕妈妈血红蛋白低于10克/100毫升，表示贫血，应补充铁剂或进食富含铁的食物。

② 白细胞：孕妈妈白细胞计数低于4000/立方毫米，提示白细胞过低。白细胞计数高于15000/立方毫米，为白细胞增高，提示可能有感染存在，需要复查。

③ **血小板**：孕妈妈血小板低于10万/立方毫米，提示血小板过低，分娩时容易出血不止，必要时要进一步检查血小板过低原因，并及时处理。

④ **红细胞压积**：孕妈妈红细胞压积高于35%，代表血液浓稠，常见于妊娠高血压综合征。

血液生化检查

血液生化检查的内容主要包括以下几项：

① **肝脏功能及肾脏功能**：一般来说，孕妈妈肝脏及肾脏功能异常者较少见，主要见于有妊娠合并症或并发症者，如妊娠合并肝炎、肾炎或妊娠高血压综合征等。少数孕妈妈在孕期会有原因不明的肝功能升高（通常为轻度升高）。

② **空腹血糖及血糖筛查**：如空腹血糖高于5.56毫摩尔/升（或100毫克/分升）或50克葡萄糖耐量试验（服糖1小时后）血糖高于7.78毫摩尔/升（或140毫克/分升），孕妈妈可能患有糖尿病，必要时作75克葡萄糖耐量试验，以明确诊断。

血免疫检测

血免疫检测主要检测以下几项：

① **澳抗**：这项检查可以反映出孕妈妈现在或过去是否感染过乙型肝炎病毒及是否有传染性。

② **梅毒血清学检测**：孕妈妈如果早期发现、早期治疗梅毒可防止胎宝宝被感染。一旦发现存在梅毒感染，通常需要夫妻同时治疗。如不能对胎宝宝健康状况作出判断，孕妈妈应采用人工流产终止妊娠。

③ **ABO血型与RH血型**：孕妈妈必须检查血型，必要时查RH血型。如果孕妈妈血型为O型或RH阴性，应查准爸爸血型。如果孕妈妈为RH阴性，准爸爸为RH阳性，并且有过生产史、人工流产史和输血史，胎宝宝就有因RH血型不合而产生溶血的可能性。如果孕妈妈血型为O型，准爸爸是A、B或AB型，少数新生儿可能会发生ABO血型不合，引起ABO溶血的可能。

微生物学检测

微生物学检测主要检测以下几项：

① **细菌培养**：孕妈妈的阴道和子宫颈管内是否有细菌生长。从这些部位培养出的细菌并不一定是引起孕妈妈感染的病原体。

② **病毒检测**：引起TORCH感染的病原体包括弓形虫、风疹病毒、巨细胞病毒、疱疹病毒、柯萨奇病毒、肝炎病毒、梅毒螺旋体及B-19病毒等。进行这项检查时可取孕妈妈的静脉血或子宫颈部位的标本进行检测。

哪些是高危孕妈妈

高危妊娠指的是在妊娠期有某种病理因素或致病因素可能危害孕妈妈、胎宝宝或新生儿及导致难产的状况。主要包括以下情况：

① 孕妈妈的年龄小于16岁或大于35岁；

② 有异常妊娠病史，如自然流产、宫外孕、早产、死胎、死产、难产（包括剖宫产）、新生儿死亡、新生儿溶血性黄疸、新生儿畸形或有先天性及遗传性疾病等；

③ 各种妊娠并发症，如妊娠期高血压综合征、前置胎盘、胎盘早期剥离、羊水过多或过少、胎宝宝宫内生长迟缓、过期妊娠及母儿血型不合等；

④ 各种妊娠合并症，如心脏病、糖尿病、高血压、肾脏病、肝炎、甲状腺功能亢进、血液病（包括贫血）及病毒感染（如风疹、水痘）等；

⑤ 可能发生分娩异常者，如胎位异常、巨大胎宝宝、多胎妊娠、骨盆异常及软产道异常等；

⑥ 胎盘功能不全；如胎盘老化，羊水过少；

⑦ 妊娠期接触过放射线、化学性毒物或服用过对胎宝宝有影响的药物等；

⑧ 患有盆腔肿瘤或有过盆腔手术史。

由于高危妊娠会增加围产期母婴发病率和死亡率，故应引起特别重视。一般应由有经验的医师对高危妊娠进行监测。但是，只要孕妈妈能与医生密切合作，绝大多数孕妈妈可安全度过妊娠及分娩期，所以不需要过于担心。

盆腔检查的时间及内容

在确诊怀孕后的首次或二次检查时，医生会对孕妈妈进行一次盆腔检查，也就是阴道内诊检查。有些孕妈妈对此很不理解，而且对于盆腔检查是否会影响胎宝宝的发育及是否会引起早产也有顾虑。其实，盆腔内诊是十分必要的，它可以帮助医生了解很多信息：（1）通过窥器暴露阴道、子宫颈，可直接观察局部有无炎症、赘生物、息肉、畸形或肿瘤，检查白带清洁度，有无滴虫、真菌感染等；（2）双合诊检查：确定子宫大小，作为核对预产期的依据，对月经周期不规律者尤其重要；子宫大小是否符合孕周对月经规律者同样有意义，子宫小于孕周可能为胚胎发育不良，大于孕周则应注意双胎或葡萄胎；了解子宫形状，有无肌瘤及大小、数目、部位、子宫肌瘤的种类及有无子宫角妊娠的可能；发现附件肿物，查明大小、性质、活动度及有无压痛，有压痛者还要注意排除异位妊娠的可能。

在检查的时候，孕妈妈要放松心情，张口呼吸，令腹肌松弛，医生会将一个窥器蘸上润滑液放入阴道，通过窥器，医生可以观察阴道和宫颈口情况。随后医生会戴上无菌手套，两指放入阴道，而另一只手置于腹部检查子宫与双附件的情况。应该说，在孕早期进行这种轻柔而正规的检查，不会影响胎宝宝的生长发育及正常妊娠，也不会引起流产。盆腔检查简便易行，可以发现多种异常，有些甚至是妊娠以及B超发现不了的，使有异常情况的患者能获得及时的治疗，并有助于制订正确的分娩方案。

什么是羊膜腔穿刺检查

羊膜腔穿刺主要是为了了解胎宝宝成熟度，有无宫内感染，血液免疫情况及羊膜腔注射药物促进胎肺成熟等。通常是在28周以后孕晚期进行。用羊水进行生化检查测定胎宝宝成熟度，是最方便有效的方法。

一般来说，羊水穿刺在妊娠16～20周进行，先进行超声波检查确定胎盘位置，再选择穿刺点，抽吸羊水20毫升，所得的上清液做生化检查，沉淀的羊水细胞做细胞遗传学检查。

羊膜穿刺有危险吗

鉴于羊膜腔穿刺是一种轻微侵入性的产前诊断方法，很多人对它的安全问题产生顾虑。但是，在各大医院开展羊膜腔穿刺检查以来，尚未发现并发症。当然，任何方法都不是万无一失的。羊膜腔穿刺的主要危险是自然流产，与未做羊膜腔穿刺的病例对比，它使自然流产率增加1%。另外，还可能发生一些其他少见的并发症，比如胎宝宝损伤、感染、出血及穿刺失败等，这种情况往往是由于医生技术不熟练。不过在B超的监测下，由经验丰富的专职医生操作，羊膜腔穿刺仍然是一种安全、可靠及检查简便的产前诊断方法。

胎宝宝成熟情况如何监测

胎龄的核实是根据末次月经，正

确计算孕周，并注意早孕反应、胎动出现的时间。一般早孕反应出现在孕6周左右。对大部分的孕妈妈而言，胎动是种令人兴奋的体验，是让人能亲身感觉到生命正在自己的腹中孕育的证明。"你看！你看！宝宝又在踢我了！"我们常可以听到孕妈妈说这样的话。

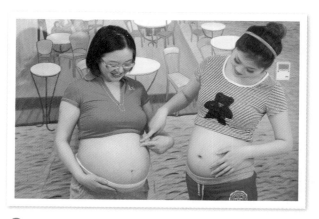

➡ 孕晚期，孕妈妈可以通过胎动的变化判断胎宝宝的成熟度。

其实，孕妈妈有胎动是一个自然且良好的现象，因为我们可以通过胎动，来观察肚皮下的小生命是否健康。如果这是您的头一胎，那么在16～20周，您就会注意到胎动，而如果这已不是您的头一胎，那么您可能在16～18周，甚至更早即能感觉到胎动。这主要是因为，最早的胎动感觉起来像鱼在游泳或翅膀在舞动一般，常被误以为是消化不良、胀气或饥饿所致，但有经验的孕妈妈会比较了解，因此能及早确认出胎动的感觉。每位孕妈妈诠释胎动的感觉是不一样的，如"蝴蝶飞舞"、"鱼在游动"、"肚皮被电到"、"肚子像放屁一样蠕动"。随着孕月的增加，胎动逐渐增强、增多，怀孕28～32周达到高峰，至怀孕38周后又逐渐减少。我们可以通过胎动的变化判断胎宝宝的成熟与否及健康情况。

体检时还可以通过测定宫底高度、腹围等来估计胎宝宝的成熟程度。

超声检查

B超检查可以观察到胎盘成熟度、羊水量、胎宝宝大小。其中胎盘应为Ⅱ～Ⅲ级、胎宝宝双顶径大于8.5厘米，股骨长度大于7厘米等，提示胎宝宝成熟。

X线检查

根据胎宝宝的双顶径、股骨长度、股骨下端、胫骨上端有无骨化中心等来判断胎宝宝是否成熟，但由于此项检查对孕妈妈及胎宝宝有一定的伤害，现在已基本不用。

羊水检查

羊膜腔穿刺抽取羊水进行成熟度分析是较为可靠的方法。

123

① 脂肪细胞计数大于10%～20%，提示胎宝宝皮肤成熟，临床符合率达到82%。

② 测定淀粉酶（碘显色法）大于450国际单位/升，提示胎宝宝胰腺和唾液腺成熟，临床符合率为94%。

③ 测定肌酐大于176.8微摩尔/升，提示胎宝宝肾脏和肌肉系统成熟，临床符合率为86%。

④ 测定胆红素近于0，提示胎宝宝肝脏成熟。

⑤ 测定羊水渗透压小于250毫摩尔/升，提示胎宝宝成熟，但因临床符合率较低，现在已经很少使用。

⑥ 羊水促凝时间与血浆凝血酶原时间的比值小于4.85，提示胎宝宝肺成熟，临床符合率可达95.6%。

⑦ 卵磷脂与鞘磷脂比值大于2，提示胎宝宝的肺已经成熟，临床符合率为97%。

测定血清胎盘泌乳素

当发现孕妈妈血清胎盘泌乳素值降至4微克/升以下时，提示胎盘功能减退。

综上所述，如羊水甲胎蛋白、羊膜腔造影、胎儿镜、染色体分析、早期绒毛活检等，这些检查都有一定的损伤，每位孕妈妈都应该根据自身具体情况加以应用。

什么是"甲胎蛋白"

什么是甲胎蛋白（AFP）呢？甲胎蛋白是一种胎宝宝的特异性球蛋白。孕早期甲胎蛋白主要由胚胎卵黄囊产生，孕11周以后的甲胎蛋白主要由胎宝宝的肝脏合成。随着胎宝宝肝脏不断成熟，甲胎蛋白值逐渐下降，不同孕周母血中甲胎蛋白浓度不同，母血中甲胎蛋白于怀孕16周开始上升，在怀孕32～34周时达最高峰，之后逐渐下降。母血、羊水及胎宝宝脐血中甲胎蛋白的浓度不同，其中脐血中甲胎蛋白的浓度最高，羊水中次之，母血中最低。孕妈妈血清甲胎蛋白浓度升高的原因包括：（1）胎宝宝开放性神经管畸形。如无脑儿或脊柱裂等。（2）多胎妊娠。（3）流产或死胎。（4）其他畸形，如四肢畸形或下消化道畸形。（5）正常分娩，约有3%的正常妊娠孕妈妈母血甲胎蛋白的浓度高于正常范围。

什么情况需要做胎儿镜检查

胎儿镜检查是通过一个很细的针头刺入羊膜腔，其后连接光源和管形窥镜，可以对胎宝宝进行直接窥视。

但相对而言，它的损伤也比一般检查大一些，例如，胎宝宝损伤、流产、早产、胎膜早破及胎死宫内等。以下这些情况需要做胎儿镜检查：（1）家族中有伴性遗传病患者需确定胎宝宝性别。（2）怀疑胎宝宝有体表畸形，如唇裂、并指、多指、闭合性脑脊膜膨出及生殖器畸形等。（3）怀疑胎宝宝有皮肤病及白化病等。

超声波检查很给力

关于超声波

所谓超声波是比人耳能听到的声波振频高16000赫兹以上的音波。超声波检查目前已广泛用于临床。

用于妊娠期诊断的B型超声波，简称B超，只要把探头置于孕妈妈下腹部慢慢滑动，超声波通过腹壁，到达胎体后反射回来，在荧屏上形成影像，可以在荧屏上看到妊娠子宫和胎宝宝影像。怀孕5～6周时，即可看到胎囊，6～7周时就可看到胎宝宝心脏搏动，怀孕9周可见胎宝宝雏形，12周时胎宝宝形体即清晰可见了，这时很多孕妈妈会兴奋地说："这就是我的宝宝啊！"

通过B超检查不仅可以及早确诊妊娠，动态观察胎宝宝的成长情况，还可以发现异常妊娠，如宫外孕、葡萄胎、胎宝宝停育、流产、多胎妊娠、某些先天畸形和胎盘、脐带异常等情况。B超检查对孕妈妈不会造成痛苦、目前研究表明对胎宝宝也没有伤害，简单易行，可以动态、连续监测，能及时提供有关妊娠的情况，是重要的围产期监护技术。

超声波的参考指标

通常来说，在妊娠期间，孕妈妈会做2～3次的超声波检查，但是很多孕妈妈都不会看B超检查结果。报告单上的各种数字都代表了什么呢？医院超声检查报告单一般包括以下几方面内容：胎囊、胎宝宝、胎心、胎动、胎头双顶间径、头臀长、股骨长、胎宝宝腹围、脊柱、胎盘、羊水量的多少。它们各说明什么问题，什么是正常情况，而什么又是不正常情况呢？这里提供一些参考指标：

① **胎囊**：胎囊是怀孕早期的监测内容。怀孕1.5个月时胎囊直径约2厘米，2.5月时约为5厘米是正常的。胎囊位置在子宫的宫底、前壁、后壁、上部、中部都属正常；形态呈圆形、椭圆形，并且清晰为正常；如胎囊为不规则形、模糊，且位置在下部，孕妈妈同时有腹痛或阴道流血时，可能

是流产的征兆。

② **胎头**：轮廓完整为正常，缺损、变形为异常。脑中线无移位和无脑积水为正常。BPD代表胎头双顶径，怀孕到足月时应达到9.3厘米或以上。按一般规律，在孕5个月以后，基本与怀孕月份相符，也就是说，妊娠28周（7个月）时BPD约为7.0厘米，孕32周（8个月）时约为8.0厘米，依此类推。孕8个月以后，平均每周增长约为0.2厘米为正常。

③ **胎心**：心跳强而有力为正常，无心跳、心跳力弱为异常。胎心的频率正常为每分钟120～160次。

④ **胎动**：有胎动、胎动强为正常，无胎动或胎动弱可能是胎宝宝在睡眠中，也可能为异常情况，需严密观察，还要结合其他项目综合分析。

⑤ **胎盘**：胎盘位置是说胎盘在子宫壁的位置，正常应在子宫的前、后、左、右或底部；胎盘的正常厚度应在2.5～5.0厘米之间；在报告单上一般分为3级，Ⅰ级为胎盘成熟的早期阶段，回声均匀，在怀孕30～32周可见到此种变化；Ⅱ级表示胎盘接近成熟；Ⅲ级提示胎盘已经成熟。越接近足月，胎盘越成熟。

⑥ **股骨长度**：是胎宝宝大腿骨的长度，它的正常值与相应的怀孕月份的BPD值差2～3厘米。

⑦ **羊水**：超声下腹部四个象限测得最深垂直羊水深度在3～7厘米之间为正常，超过7厘米提示为羊水增多，少于3厘米提示羊水过少。羊水过多或过少都是异常的，需结合临床具体情况进行分析。

⑧ **脊柱**：胎宝宝脊柱连续为正常，缺损为异常，缺损提示可能脊柱有畸形。

⑨ **脐带**：正常情况下，脐带应漂浮在羊水中，如在胎宝宝颈部见到脐带影像，可能为脐带绕颈。

孕早期的B超

这里要说的一点是：孕早期不宜经常进行B超检查。孕早期（特别是孕8周前）是胎宝宝各器官形成的关键时期，也是容易导致胎宝宝畸形的重要阶段，通常是不需要B超检查的。除非出现下列情况：

① 阴道流血及腹痛者，需做B超排除异常妊娠，如宫外孕、葡萄胎、流产等。

② 孕前或孕早期做B超是针对妇科有肿瘤或疑似宫外孕等情况。这时需要B超检查协助诊断，为今后的治疗提供依据。

③ 停经时间不清，根据症状、体征难正确估计孕周者，一般放在孕13周检查比较合适。

孕中期以后须定时进行B超检查

孕中、晚期胎宝宝各器官已经形成，这时做B超检查还是相对比较安全的。从孕20周起就应定期进行B超检查。

① **孕20周左右**：进行B超检查可观察胎头、脊椎、心脏、肺、肠胃、双肾、膀胱、外生殖器、四肢，此时，胎宝宝四肢舒展，是四肢等大的畸形检查的最佳时期。

② **孕24~32周**：进行B超检查重点观察胎宝宝鼻唇部、心脏。可发现鼻唇部、心脏的畸形情况。

③ **足月妊娠（孕38~42周）**：进行B超检查胎位、脐带、羊水、胎盘分期、估计胎宝宝大小，通过脐血流了解胎宝宝安危。

总之，B超检查是一种无创伤、安全、快速、应用极广泛的监测方法。而每位孕妈妈都会遇到看B超单子的问题，如果遇到困惑的问题，可向主治医生进一步咨询。

孕期采用超声波监测哪些内容

目前国内外超声波检查的方法主要有：A型（示波法）；B型（成像法）；M型（一维超声心动图）；扇型（两维超声心动图）和多普勒超声波等。现将各类检查方法的适应证简述如下：

A型法

较常用。主要从示波屏上的波幅、波数、波的先后次序等来判断有无病变。应用于诊断脑血肿，脑瘤，囊肿，胸、腹水，肝脾肿大和肾盂积水等。

B型法

图形直观而清晰，容易发现较小病变，可看到人体内脏各种切面图形。对肝、脾、胆囊、胰腺、肾及膀胱的多种病变能及时获得早期诊断。

M型法

经常同时加入心电图、心电图显示记录。可用于诊断各类心脏病，如风湿性瓣膜病、心包积液、心肌病、心房内黏液瘤、心功能测定及各类先天性心脏病的手术前诊断和手术后随访。

扇型法

由于可得到心脏各种切面的图像，并可观察到心脏收缩和舒张时的真实表现，故较M型法的观察更为细致和确切。诊断疾病的范围也更广，除心脏外还可检查肝、胆、胰、颅脑等疾病。

是测定血管腔或心腔内血流的新方法，可从体外测出血流的速度和方向。用于诊断多种四肢动、静脉疾病和部分先天性心脏病，如大血管转位、动脉导管未闭等。产科医生还用来诊断、确定胎动和胎心。

"子宫底高度"的家庭自测方法

孕妈妈在妊娠时，子宫的增大有一定规律性，表现为宫底升高，腹围增加。因此，从宫高的增长情况也可以推断预产期和胎宝宝发育情况。按孕月来说，1个月末，子宫比孕前略增大一些，像个鸭蛋；第2个月末如拳头大；第3个月末，子宫底约在耻骨联合上缘2～3横指；第4个月末，宫底达脐和耻骨联合

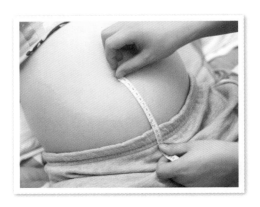

上缘的中点；第5个月末，在脐下2横指；第6个月末，平脐水平；第7个月末，在脐上3横指；第8个月末，在脐与剑突之间；第9个月末，宫底最高，在剑突下2横指；第10个月时，胎头下降入骨盆，宫底下降回复到8个月末水平。

测量宫高的方法是：让孕妈妈排尿后，平卧于床上，用软尺测量耻骨联合上缘中点至宫底的距离。一般从怀孕20周开始，每4周测量1次；怀孕28～35周每2周测量一次；怀孕36周后每周测量一次。测量结果可以画在妊娠图上，以观察胎宝宝发育与孕周是否相符。

临产前检查不能"偷懒"

随着妊娠月份的增加，孕妈妈的行动越来越不方便，可是产前检查的次数却越来越频繁了，这是为什么呢？由于每次检查不过是测体重、量血压，有些孕妈妈会想：我检查了这么多次都没有问题，是否可以"偷懒"不去做检查呢？答案肯定是否定的。

随着妊娠月份的增加，孕妈妈不但要担负自己身体代谢增加、迅速变化的各种需要，还要担负保证胎宝宝正常发育的需要，而此时由于胎宝宝的迅速生长，孕妈妈身体的负担是平时的数倍，极易超出身体的耐受能力，出现一些"想不到"的问题。而产前检查是随时发现问题、及时应对问题、以免出现不测的关键，所以变得越来越必要，一般如果出现异常情况，医生还会增加检查的次数，以确保母子平安。

所以说，产前检查一般是越近临产，检查的次数越多。这主要是为了随时了解孕妈妈的身体状况，以及通过测量胎动、听胎心了解胎宝宝的生长发育情况，以便更及时有效地预防早产、妊娠高血压综合征及胎位异常等问题。同时，也可对孕妈妈如何进行自我检测、及时处理产前问题等进行指导。此时的检查还有助于医生根据孕妈妈的胎位、身体状况设定分娩方式（自然分娩还是剖宫产），以及决定孕妈妈是否需要提前住院待产等。

 ## 临产前检查与孕早、中期检查的不同

孕晚期和临产前检查的重点与早、中期妊娠检查各有所不同，主要是了解胎位正不正、血压高不高、有无浮肿、尿蛋白情况等；了解骨盆的大小及估计胎宝宝大小以决定分娩的方式；测量孕妈妈体重，如果体重增长太快或太多，说明孕妈妈体内有水分存积，要进一步检查是否是隐性水肿，这是妊娠高血压综合征的潜在症状。而如果体重增加太慢或太少，可能是胎宝宝生长迟缓，或是其他疾病发生的征兆。

通过检查，医生可采取相应措施。

 ## 骨盆大小与分娩方式的选择

胎宝宝从母体分娩出，必须经过骨盆，即所谓的"骨产道"，孕妈妈是否能顺利分娩和骨盆的大小、形态密切相关。而骨盆的大小与形态因人而异，不同的身体状况、营养状况、遗传因素及种族等造成个体间骨盆的大小与形态各有差异。骨盆的大小是由组成骨盆的各骨之间的距离（即骨盆径线）来显示的，如骨盆各径线测量值正常时，骨盆形态多属正常，胎宝宝多数能够顺利分娩；反之，如果骨盆过于狭窄、大小不对称、有畸形等，即使测量数值正常，也会影响胎宝宝的通过，造成难产。

为了了解骨盆的大小、形态和估计胎宝宝大小和骨盆之间的比例，产前检查必须给孕妈妈做骨盆测量。一般在孕28～34周之间进行最为适宜，因为孕早期会阴、阴道不够松弛，会影响检查的效果；而在孕晚期测量，又容易导致产道感染或引起胎膜早破。

 ## 准爸妈要学会数胎动

通常来说，胎动（FM）减少是胎宝宝高度危险或临近死亡的信号。所以，数胎动是监护胎宝宝安危的重要方法。孕16～20周，大多数孕妈妈可感到胎动，夜间尤为明显，孕28～34周为胎动最频繁的时期，但接近足月时会略微减少。胎动一般每小时3～5次，12小时内胎动为30～40次。正常情况下，一昼夜胎动强弱及次数有一定的变化规律。一天之内，早晨的胎动次数较少，下午6点以后次数增多，晚上8～12点胎动最为活跃。这说明胎宝宝有自己的睡眠习惯，称为胎宝宝生物钟。胎动的强度和次数，个体间的差异很大，有的12小时多达100次以上，有的只有30～40次。巨大的声响、强光的刺激、触压孕妈妈腹部均可使胎动增加。随妊娠月份、羊水多少、孕妈妈姿势等不同，胎动往往有所改变，这些变化都属正常范围。如果孕妈妈合并妊娠高血压综合征、慢性高血压、糖尿病、心脏病、过期妊娠或脐带、胎盘异常等情况，则会导致胎宝宝严重缺氧，最初表现是胎动增加，继而减少、以致消失，之后胎宝宝很可能会死亡。

每个胎宝宝都有自己的胎动规律，每个孕妈妈都要把握好这个规律。胎动变化能反映胎宝宝在子宫内的安危状况，如果胎动突然增多或突然减少，都可能是在向孕妈妈发出警告：宝宝可能在宫内缺氧了。

学会数胎动是监护胎宝宝安危的重要方法。孕28周后，孕妈妈应每天数3次胎动（早、中、晚各1次），每次数1小时。取左侧卧式，双手置腹部，感觉胎动并计数。每日将早、中、晚记录的3次胎动数相加乘以4即为12小时胎动总数。如果胎动数≤2次/小时，12小时胎动数<20次，应重新测定。如果每12小时胎动数

＜20次，则可能是胎宝宝宫内缺氧，需要立即去医院救治。

一旦胎宝宝出现少动或不动的情况时，必须即刻看医生：（1）胎动减少或消失：多数情况下，胎宝宝在发生危险的前几天到一周内，往往先有胎动减少，然后胎动消失，从胎动完全停止到胎心消失的时间一般不会超过48小时，多数在24小时左右。胎动减少或消失是胎宝宝在宫内严重窒息的信号。（2）胎动过繁：胎动频繁、无间隙地躁动，常代表胎宝宝早期缺氧，是胎宝宝因缺氧而挣扎的信号。如不能及时改善缺氧情况，则胎动强度会逐渐减弱，次数逐渐减少甚至停滞，说明胎宝宝生命垂危。对过于频繁的胎动应及时去医院检查。如果脐带受压不解除，随着胎动的减少、消失，胎宝宝就会死亡，此种胎动异常有时可通过体位而好转，例如，改为左侧卧位、右侧卧位或膝胸卧位等。

一般来说，胎动有多种形式：（1）全身性运动：整个躯干的运动，如翻身。这种运动力量比较强，而且每一下动作持续的时间比较长，一般为3～30秒。（2）下肢运动：也就是孕妈妈感觉到的宝宝的踢腿运动。这种动作很快，力量比较弱，胎动持续时间一般在1～3秒之内。（3）肢体运动：指的是胎宝宝伸伸胳膊、扭一下身子等，每一次动作持续时间一般为1～15秒。④胸壁运动：比较短而弱，一般孕妈妈不大容易感觉到。

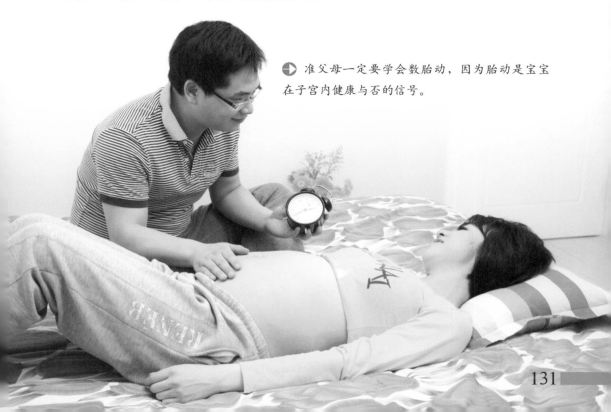

➲ 准父母一定要学会数胎动，因为胎动是宝宝在子宫内健康与否的信号。

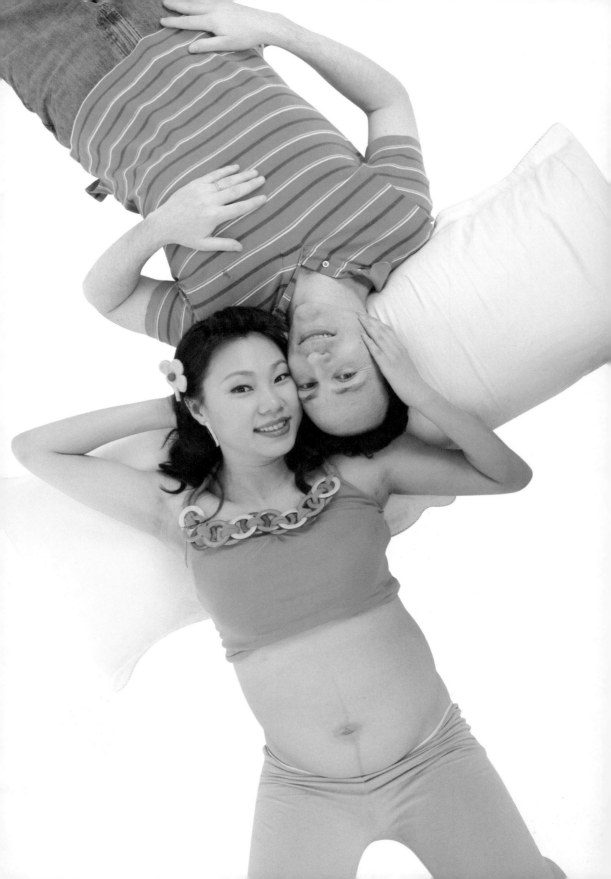

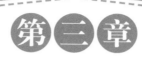

第三章
妊娠期常见症状与
并发疾病处理

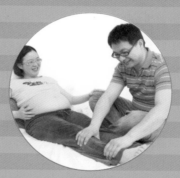

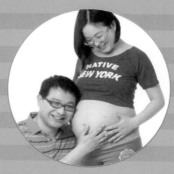

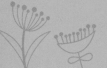

妊娠期常见症状及应对方法

妊娠呕吐与剧吐

在怀孕期间，大约50%的孕妈妈会在孕6～12周出现不同程度的恶心，有时还伴有呕吐，尤其在早晨更为明显。

妊娠呕吐与呕吐中枢对体内逐渐增多的雌激素暂不适应有关，属正常的生理反应。妊娠呕吐一般无须特别治疗。而且民间常根据妊娠呕吐来确定是否怀孕了。随着妊娠月份的增大，孕妈妈的恶心和呕吐会逐渐消失。

但是，有少数孕妈妈反应特别严重，除了在清晨及饭后出现呕吐外，其他时间也会发生，甚至不能进食进水，这种情况称妊娠剧吐，属病理现象。另外，孕妈妈精神过度紧张也会加重妊娠剧吐。由于患者呕吐频繁、不能进食及体内水和电解质（盐）丧失过度，患者可能会出现脱水症状，如口渴、皮肤干燥、眼球凹陷、全身乏力及尿少等。由于进食不足，肌体利用自身脂肪来供热，从而出现酮尿症。

妊娠剧吐者应住院检查进行补液治疗，以免对孕妈妈及胎宝宝造成不良影响。

排尿次数增多

大多数孕妈妈在怀孕初期或末期会感到排尿次数明显增多。怀孕初期发生尿频的原因之一是体内水分增加，肾脏运作加快，使更多的水分排出体外。另一个原因是怀孕后子宫日渐增大，压迫到邻近的膀胱引起尿频。到怀孕4个月左右，子宫上升到腹腔后，对膀胱的压迫会减轻或消失，尿频症状会消失或得到缓解。到妊娠第9个月，胎宝宝又下降了，胎先露入骨盆，再度压迫膀胱，孕妈妈会再次尿频。当然，每个孕妈妈的尿频感觉是不一样的。

孕妈妈在排尿时向前倾有助于促使膀胱完全排空，并有助于减少排尿的次数。要是夜间频频排尿，则应在下午4时以后减少喝水。注意，并不是完全不饮水。因为孕妈妈水分摄取太少容易引起尿路感染，所以要调整好下午的喝水量。孕期如果尿频加重同时有尿痛出现，则要注意有无尿路感染，必要时可以留晨尿，做尿液化验。

唾液过多

早孕反应有一个明显的现象就是唾液过多，虽然不是每个孕妈妈都会这样，但是唾液多是妊娠早期的常见症状。这种症状常在妊娠几个月后消失。妊娠反应较重的孕妈妈，唾液过多现象则更常出现，而且会加重妊娠呕吐。目前，通常采用薄荷牙膏刷牙、用水漱口或咀嚼口香糖的方法来帮助唾液稍稍减少，但是还没有比较有效地减少唾液分泌的方法。

烧心与胃部不适

在怀孕初期，受胎盘所分泌的激素影响，孕妈妈体内许多肌肉松弛。由于胃肠道肌肉松弛，食物在消化道内移动的速度缓慢，使孕妈妈感到胃部胀满不适。这种情况下孕妈妈可能会感到不适，但却有助于营养物质的吸收，使胎宝宝获得更多营养。由于分隔食道与胃之间的括约肌松弛，有可能使食物和粗糙的消化液又从胃里逆回到食管内，胃酸因此刺激到敏感的食道壁，导致大约在心脏部位有灼热感，但与心脏无关。在整个妊娠期内，完全没有消化道症状是不可能的。下面这些方法可以缓解上述不适：

① 避免体重增加太多，不要过食高脂肪、高热量、煎炸油腻食品。

② 少食多餐，细嚼慢咽。

③ 避免食用引起胃部不适的食物，如刺激性食物。

④ 精神放松，不要过分忧虑。

⑤ 睡觉时将头部抬高15厘米。

⑥ 如上述方法无效，可请教医生。

晕眩和昏倒

在妊娠初期，容易出现晕眩，孕妈妈的姿势变化过快也可能会导致昏倒，这些现象主要与血液循环应激反应及调整不足有关。如由卧式突然坐起，或突然站起，头部血液循环供应不足，就会头晕。到妊娠中期以后，由于膨胀的子宫对孕妈妈血管的压迫，如果孕妈妈突然从卧位站立，血压猛然降低，脑部血液供应减少，孕妈妈更会出现晕眩甚至昏倒，这种现象称为体位性低血压。当然，孕妈妈只要慢慢起身，这种由体位性低血压所致的晕眩或昏倒就不会发生。

另外，如果孕妈妈血糖低（这是孕早中期的生理现象）也会感到晕眩。通常，这种晕眩和昏倒与长时间没有吃东西有关。只要少食多餐，随身携带一些零食，即可在需要时迅速提高血糖。

置身温度较高的工作环境中，尤其是穿衣过多时也易发生晕眩和昏倒。最好的办法是走出闷热环境或到距窗口近的地方呼吸新鲜空气。另外，脱掉外套、把衣扣松开也可缓解晕眩或昏倒。如果觉得头部轻飘飘的，或觉得自己快昏倒了，应立即扶住物体，并缓慢蹲或坐下，以增加脑部供血。可能的话，平躺下来，把脚抬高或坐下把头垂在两腿之间，一直到晕眩消失为止。要是真的昏倒了，也不必担心，这种情况一般对胎宝宝无害。如果以往就有晕眩和昏倒的经历，或晕眩和昏倒频繁出现，要及时就医检查原因，如是否患有严重贫血等。

 ## 乳房的变化

怀孕后，由于胎盘激素的影响以及为哺乳做准备，孕妈妈的乳房常常会增大，乳晕有所扩大，颜色会变深，而且在乳晕上有小的隆起物，这是由于皮脂（汗）腺在怀孕期间变得更明显。皮肤白皙的孕妈妈，乳房上还可见到蓝色纵横交错的血管。

在整个妊娠期，虽然孕妈妈的乳房一直在增大，有的会增至未怀孕前的3倍，但怀孕3～4个月以后，胀痛感会减轻或消失。如果乳房在妊娠期间突然缩小，尤其是其他妊娠症状也同时消失时，应及时与医生联络。也有些孕妈妈的乳房在妊娠期间一直不见增大，直到分娩后开始分泌乳汁时才发生变化。停止哺乳后一般可恢复孕前形状。

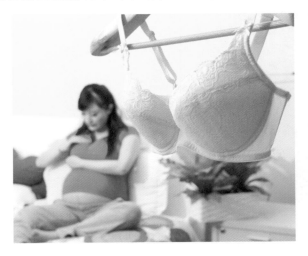

⊙ 怀孕后孕妈妈的乳房会出现一系列的变化，所以孕妈妈要穿戴合适的胸罩。

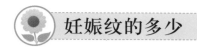

妊娠纹的多少

妊娠纹是大约90%的女性在怀孕期间身体的腹部、臀部及胸部皮肤产生的粉红或淡红色类似锯齿状条纹。孕妈妈如果想避免妊娠纹，应尽量保持体重持续稳定增长。也可以通过饮食调节来滋养皮肤，增加皮肤弹性，这样会对减少或避免妊娠纹出现有所帮助。值得一提的是，营养霜对消除妊娠纹的效果是十分有限的。

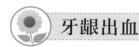

牙龈出血

牙龈是包绕牙齿基底部的粉红色牙肉。有些孕妈妈由于受胎盘激素的影响，使牙龈组织中的毛细血管扩张、弯曲、弹性减弱、血流淤滞及血管渗透性增加，造成牙龈肿胀、脆软，牙齿之间的龈乳头则更为明显，可呈紫红色的瘤状突起。刷牙时，即使动作很轻，也容易引起出血。当孕妈妈局部患有炎症或缺乏维生素C时，则症状更明显。但是分娩后多可自愈。

上述变化虽与妊娠有直接关系，但多发生于口腔卫生不良者。为防止上述状况，孕妈妈应注意口腔卫生，做到：保持口腔清洁，餐后用软牙刷顺牙缝刷牙，清除食物残渣，避免伤及牙龈。选用质软易消化的食品，减轻牙龈负担。多吃新鲜的水果及蔬菜或补充维生素C，以降低毛细血管的渗透性。

便秘的烦恼

怀孕以后，受胎盘分泌激素（主要是黄体酮）的影响，会导致肠道肌肉松弛，肠蠕动减慢，使孕妈妈排出的大便干燥，排便次数也较平时减少。如果同时给子宫及胎先露的压迫，则会感到排便更加困难。因此应做到以下几点：

① 养成定时大便的好习惯，不管有没有便意，在晨起、早餐后或晚间睡前都应按时去厕所。久而久之就会养成按时大便的习惯。

② 要注意调理好膳食，主食增加粗粮，少食用精米精面，多吃一些富含膳食纤维的绿叶蔬菜和水果。

③ 坚持适度的运动，促进肠管蠕动。

④ 每天早晨可空腹饮用一杯温开水，也可刺激肠管蠕动。

⑤ 香蕉可以润肠软便，蜂蜜也有润肠通便的作用，可调水冲服。

对于有些孕妈妈来说，当便秘严重时，尤其几天都未解大便，估计大便十分干硬，要向医生求助，千万不可擅自使用作用强的泻药，以免引起流产。

白带增多

一般来说，女性都会有白带。女性怀孕后，体内雌激素随妊娠进展而增多，使子宫颈腺体分泌增多，因而白带也会增多。如果是乳白色或浅黄色无味的白带，即是正常的生理现象，大可不必担心或忧虑。只要采取以下措施就可以了：

① 保持外阴清洁，每天用温开水清洁外阴。

② 为防止交叉感染，必须准备专用的水盆及浴巾清洁外阴。

③ 勤换内衣及内裤，洗净的衣裤应放在太阳底下暴晒。

④ 大便后，要从前向后擦拭，避免将肛门周围的残留大便或脏物带入阴道内。

孕妈妈如果白带增多的同时，还伴有颜色和性状的改变，甚至出现臭味或外阴瘙痒时，则应立即去医院检查和治疗。

痔疮的麻烦

痔疮很容易在孕期引发，这是由于增大的子宫压迫腹部，腹压增高，引起直肠静脉回流受阻及压力增高，导致痔静脉曲张而产生的孕期常见病。多可在分娩后减轻或消失。痔疮的早期症状是大便外表有血迹或大便后肛门滴血，严重者可出现大出血，以致孕妈妈发生贫血。内痔一般有坠胀感，有的大便时可脱出肛门外，便后可自行回复。不能回复者，可能引起嵌顿水肿，有疼痛感。外痔有发胀及瘙痒感，在发炎或形成血栓性外痔时，疼痛剧烈，行走困难，会感到坐立不安。

所以做到以下几点非常重要：

① 要保持大便通畅，预防便秘。

② 妊娠期间，应以食疗为主，多吃粗粮，多吃含粗纤维的蔬菜水果，如菠菜、芹菜、韭菜、香蕉等，经常食用一些润肠通便的食物，如蜂蜜等。少吃辛辣食物。

③ 上厕所时最好采取蹲坑式，排便时间不宜过长。同时内裤要经常换洗，保持清洁。

④ 如果排便时痔疮脱出，应及时进行处理：洗净肛门，躺在床上，垫高臀部，在柔软的卫生纸或纱布上放些食用油，手拿油纸，将痔疮轻轻推进肛门深处，然后塞进一颗肛门栓。切忌马上起床活动，并且要做提肛运动5～10分钟。如果在走路、咳嗽时痔疮脱出，按上述方法处理即可。另外，可用1%～2%的苏打水溶液坐浴，每晚1次，保持外阴清洁。

 ## 下肢浮肿

孕妈妈在孕晚期经常出现下肢水肿。这是由于受胎盘分泌的激素（主要为黄体酮）影响，在体内积留了额外的水分，出现下肢浮肿。这种现象通常在下午出现，经休息后消退，一般不会引起不舒服。有的会在早晨感到手指不灵活、肿胀，这些均属正常现象。若浮肿明显，经休息后下肢水肿亦不消退，则有可能是患妊娠高血压综合征及其他妊娠并发症，应及时就医。

此外，孕妈妈在睡眠时取侧卧位，下肢稍垫高，做缓慢的脚部运动，把两手举过头顶，屈曲并伸直每个手指等，均有助于减轻下肢浮肿。

 ## 缺钙与腿抽筋

关于缺钙与小腿抽筋是否有直接关系这个问题尚无定论。但妊娠期为满足胎宝宝发育及适应妊娠期血容量增加的需要，多数孕妈妈处于钙缺乏和贫血状态是事实，因此，孕妈妈需要补充钙和铁。

钙是组成骨骼的重要元素。一旦

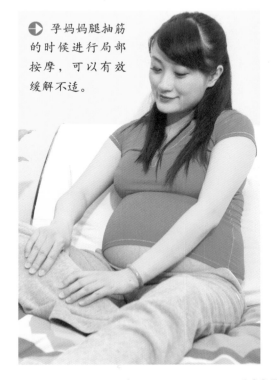
● 孕妈妈腿抽筋的时候进行局部按摩，可以有效缓解不适。

身体缺钙，轻则感到腰酸腿痛，牙齿松动；严重的则可导致骨质软化症，骨盆下部逐渐缩小，腰弯背驼，手足抽搐及难产。孕妈妈缺钙可造成胎宝宝在宫内钙贮存减少及新生儿在出生后很快出现钙缺乏症，容易惊醒及哭闹等，甚至出现惊厥。

孕妈妈补钙途径包括食物补钙及口服钙制剂，多食含钙丰富的食品。

孕妈妈腿抽筋时，可进行局部按摩，或使足用力背屈，可以缓解症状。妊娠期小腿抽筋一般来讲对孕妈妈身体无害，无须担心。

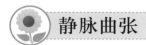 **静脉曲张**

妊娠后增大的子宫压迫下腔静脉使其回流受阻，致使下肢静脉压升高。妊娠12周至分娩，孕妈妈平卧位下肢静脉压较非孕期增加10～12厘米水柱，侧卧位时由子宫所致的压迫解除，静脉压下降。由于外阴、下肢及直肠下静脉压力增高，有些孕妈妈出现下肢及外阴静脉曲张及痔疮显著。

静脉曲张早期表现为下肢或浅层的皮下静脉血管呈现为蜘蛛网样，进一步发展时，它们在皮下变成突出于皮肤的、直的、弯曲的、打结的及柔软的蓝色条索样静脉血管。轻度静脉曲张不会引起任何症状，也无任何不适。一旦静脉曲张加重，孕妈妈会出现下肢沉重感及疲劳感。

预防静脉曲张可采取以下措施：

① 尽量避免长时间站立，休息时抬高下肢，以利静脉回流。

② 穿长筒弹力袜，给曲张的静脉一个外在压力，可促使静脉回流。

③ 站立时最好经常踮起脚，用脚尖着地，以促进血液流动。

一般而言，孕妈妈分娩后下肢及外阴静脉曲张均会减轻或消失，不需要进一步治疗。

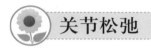 **关节松弛**

在妊娠过程中，受胎盘激素影响，孕妈妈全身关节均可能发生程度不等的松弛，其中最明显也最重要的是骨盆关节松弛。影像学检查发现，孕妈妈的耻骨联合在妊娠上半期就开始松弛，在妊娠最后3个月最为明显，一般在产后3～5个

月可完全恢复。在妊娠足月时，由于骶髂关节向上滑动，使骨盆各关节活动性增大，其中在膀胱截石位（分娩时所采取的位置）时骨盆各关节间的移动性最大，可使骨盆出口直径增加1.5～2厘米。在临床上，许多孕妈妈在怀孕30周时测骨盆为漏斗骨盆，在怀孕足月时复查即为正常骨盆。

在临床上有一种称为"耻骨联合分离症"的妊娠期并发症，患者表现为妊娠晚期或分娩后出现耻骨联合部位疼痛，严重者可致孕产妈妈行走困难，X射线检查可确诊此病，多在产后半年内痊愈。

 ## 阴道出血

精子和卵子结合成受精卵，在孕酮的作用下，卵巢卵细胞的发育受到抑制，排卵受到抑制，子宫内膜发育成蜕膜，月经周期停止。孕期阴道流血的主要原因是先兆流产、宫颈息肉、宫颈糜烂、宫外孕或葡萄胎等，故应引起足够的重视。怀孕后一旦出现阴道出血，应立即去医院进行检查，做到及时发现，及时治疗。

如果出现妊娠期阴道出血，孕妈妈应特别注意，检查是否是以下几种原因造成的：

 ### 妊娠前半期阴道出血的可能原因

① 先兆流产。

② 难免流产。

③ 葡萄胎。

④ 宫外孕。

⑤ 在极少数情况下，在妊娠头3个月，因孕卵未充分占据宫腔，宫腔内其余的子宫内膜仍可发生充血、破裂，发生类似月经似的出血。

妊娠后半期阴道出血的可能原因

① 前置胎盘。

② 胎盘早期剥落。

③ 早产。

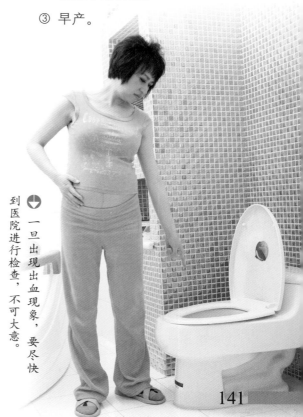

◆ 一旦出现出血现象，要尽快到医院进行检查，不可大意。

141

④ 子宫破裂。

⑤ 胎盘边缘血窦破裂出血。

妊娠全期阴道出血的可能原因

① 子宫颈糜烂。

② 急性子宫颈炎。

③ 子宫颈息肉。

④ 子宫颈癌。

⑤ 阴道疾病所致的出血。

宫颈糜烂、宫颈息肉引起的出血和先兆流产引起的出血在出血量、时间、颜色上不好鉴别，所以要到医院检查，予以鉴别。

宫颈癌也可能引起孕期阴道流血，但发生率很低，可通过孕早期宫颈涂片早期发现宫颈癌和癌前病变。尤其是工作忙碌的女性，不要疏忽这个重要而又简单的妇产科检查。

另外，过度的性生活，吃巧克力过多，吃辣椒、桂圆等热性、刺激性食物过多也会加重出血症状。

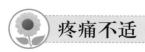 疼痛不适

疼痛是孕妈妈在孕期最常出现的症状之一，疼痛的范围可遍及身体的各主要部位，疼痛可能是妊娠期的生理变化，也可能是严重疾病的表现。分述如下：

① **头痛**：有些孕妈妈在怀孕期间会出现头痛，通常程度较轻，是常见的妊娠反应。但若在妊娠最后3个月，突然出现头痛，要警惕头痛可能是子痫的先兆，特别是严重浮肿和高血压孕妈妈，尤其应引起注意，应及时请医生诊治，否则，会危及生命。

② **胸痛**：孕妈妈胸痛多发于肋骨之间，犹如神经痛。可能与孕期缺钙或膈肌抬高有关。可适当补充钙剂或进食含钙量多的食物。

③ **上腹部疼痛**：怀孕期由于增大子宫的压迫，少数孕妈妈会出现上腹部不适。对于患妊娠高血压综合征的孕妈妈，如果出现右上腹部疼痛，则提示病情严重，并应警惕肝被膜下出血，应紧急就诊。

④ **腰背痛**：随着怀孕时间的增加，不少孕妈妈会感到腰背疼痛。这常与孕妈妈过度挺胸而致的脊柱痛有关。一般在晚上及站立过久时疼痛加剧。只要减少直立体位及经常变换体位和适当运动，疼痛会有所缓解。

⑤ **骨盆痛**：在妊娠末期，随着子宫的增大，骨盆的关节韧带被压迫牵拉，会引起疼痛。用力及行走时疼痛加重，此类疼痛无须治疗，休息后可减轻。极少数孕妈妈，由于耻骨联合部位的韧带被过度牵拉，患"耻骨联合分离症"，一般在产后半年内可自愈。

⑥ **腿痛**：腿痛一般由腿部肌肉痉挛所致，主要与孕期缺钙和维生素 B 有关，可口服钙剂及 B 族维生素等。

⑦ **臂痛**：在妊娠末期，有的孕妈妈会感到手臂疼痛或蚁走感。主要与孕期脊椎骨变化，压迫脊神经有关。应避免做牵拉肩膀的动作，以减轻疼痛。

耻骨联合疼痛

构成骨盆的骨头，有两块在正前面叫做耻骨。两片耻骨中间有空隙而非紧靠在一起，靠纤维性软骨组织联结起来，这个区域就叫耻骨联合。

在怀孕的时候，弛缓素和黄体素这两种激素可以帮助韧带松弛，使得骨盆的伸缩性变大，以给予胎宝宝更多的成长空间，并有利于分娩进行，因此耻骨联合分离几乎会发生在所有妊娠的女性身上。但有些孕妈妈，可能由于对上述激素的敏感度太高，使得耻骨联合区域非常松弛；或因骨盆的结构位置有问题，让这个关节处承受了较多的压力，而导致了耻骨联合过度分离的发生。

据统计，一位未怀孕的女性，其两片耻骨间的正常距离为4～5毫米，一旦怀孕，在激素的作用下，两者间的距离至少会增加2～3毫米，因此，若耻骨间宽度在9毫米以下，在妊娠的情况下是属于正常的范围，通常没有症状，即便有疼痛

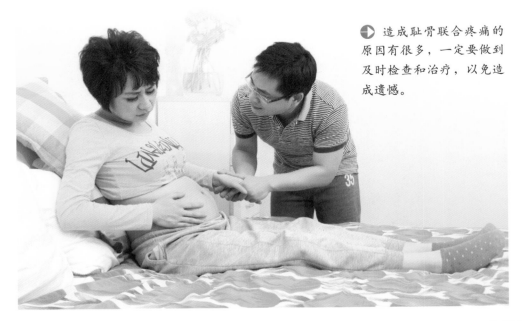

➊ 造成耻骨联合疼痛的原因有很多，一定要做到及时检查和治疗，以免造成遗憾。

也不太明显；一旦两者之间的距离超过9毫米，则属于耻骨联合过度分离，就会引起较严重的疼痛。

怀孕中、分娩时或生产后都有可能会发生耻骨联合的过度分离，对其发生概率的报道从1/300～1/30 000均有，与患者的体型无关。诊断方面主要是依据临床症状而来，而一些影像学的检查，如骨盆腔的X光摄影（生产后），超声波检查（怀孕中），或核磁共振的扫描，都可以作为辅助性的诊断工具。

造成耻骨联合分离的真正原因并不是很确定，但可能与下面这些危险因素有关：

① 多胎妊娠。

② 曾孕育过体重过重的胎宝宝。

③ 孕前关节即存在问题。

④ 孕前就有耻骨痛或背痛的情形。

⑤ 因外伤导致骨盆骨折。

此外，耻骨联合分离若因骨盆排列不正常而来，则常会伴随有胎位不正、枕后位、斜头产式或复合产式。

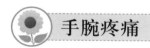 **手腕疼痛**

妊娠晚期，一些孕妈妈会感到手臂疼痛，手掌、手指麻木，有针刺感、灼痛感，疼痛可向上放射到上臂或肩部，夜间症状加重，会影响睡眠；严重者，患病之手力弱，运动功能减弱。这是因为怀孕期间，孕妈妈体内有水钠潴留，引起局部组织水肿，使腕管内的空间变得狭窄，压迫正中神经引起的。以往有腕部慢性劳损、腱鞘囊肿，或妊娠晚期伴有明显浮肿的初孕妈妈易发此病。

缓解此症的方法是：外科采用局部封闭法。孕妈妈在分娩后随体内多余水分的排除、组织水肿的消失，此症状往往会减轻，然而完全恢复仍需要一段时间，短的约2周，长的约需要半年左右。

如果症状严重，如患手无力，伴有功能性障碍者，则应及时去医院治疗。如果再次妊娠，此症状仍有复发的可能。

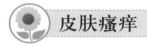

心慌气短

在妊娠晚期，绝大部分的孕妈妈都会出现心慌、气短的现象。这是因为，在妊娠期母体的血容量较非孕期平均增加了1500毫升，而血浆的增加量远远超过了红细胞数量的增加，于是就会出现所谓的妊娠期生理性贫血，使得血液带氧能力降低；另外，增大的子宫使心脏的位置发生了变化，并处在不利的受压条件下工作，而孕期机体是通过增加心率及心搏出量来完成超额工作的，如果活动量稍多，身体对氧气的需要量会增加，会进一步增加心肺的负担，于是很容易出现心慌气短的现象。但是，有这种现象的孕妈妈，若经心脏检查未发现明显的器质性病变，则无须治疗。

孕晚期孕妈妈如果出现心慌气短，要给自己安排适当的休息，最好有1～2小时的午休时间，晚上休息时间也要适当增加；同时要避免剧烈运动和长时间的工作劳累。

皮肤瘙痒

有些孕妈妈在妊娠期间会发生广泛性皮肤瘙痒，一般在分娩后可自行消退。

孕期瘙痒的原因可能是：妊娠期间（如雌激素或黄体酮）激素的影响；孕妈妈是过敏体质；遗传、环境等原因。孕期瘙痒也是妊娠期较常见的病症之一。

事实上，孕妈妈并发瘙痒症大多在妊娠中后期，有的也可能早至妊娠3个月。瘙痒程度因人而异，轻重不等。主要是腹部、四肢发痒，也有的发生于全身，以腹部、掌指瘙痒为重。但皮肤无原发性皮疹，可因搔抓引起继发性的表皮剥落。有的孕妈妈在并发瘙痒症后，会发生轻微的黄疸，如眼睛结膜轻度黄疸，实为肝脏胆汁郁积所致。分娩后瘙痒症及黄疸会迅速消退。

有一种孕期瘙痒需要特别注意，即"妊娠期肝内胆汁郁积症"，它对胎宝宝影响很大，可增加胎宝宝死亡率，并可导致早产、胎宝宝宫内窘迫和产后大出血等，所以，孕妈妈一旦患上肝内胆汁淤积症，就必须及时就医，在医生指导下治疗。并且要密切关注胎动情况，以免发生意外。

当发生瘙痒症时，不要用热水、肥皂水擦洗，要少吃辣椒、韭菜、大蒜等刺激性食物，尽量少搔抓，避免因刺激而加剧瘙痒感；应多吃新鲜蔬菜和水果，保持心情舒畅与大便通畅。还应选用纯棉宽松舒适的内衣裤，避免皮肤与化纤织物发生接触，保持干爽，勤换洗。绝对不可擅自用药，谨防发生胎宝宝畸形或药物性皮炎。若症状严重，可在医生指导下用药。

鼻子出血

孕妈妈容易鼻出血是因为怀孕期间，孕妈妈体内的雌激素水平明显高于非孕期，受雌激素的影响，鼻黏膜肿胀，血管扩张充血，血液增加及凝血机能发生变化。这时，孕妈妈要采取坐位，将经鼻后孔流入口中的血液吐出来，不要咽下，以免刺激胃部，引起呕吐。然后用食指、拇指紧捏两侧鼻翼数分钟，同时用冷水袋或湿毛巾敷前额及后颈部，促使局部血管收缩，减少出血。如果仍不能止血，应及时到医院诊治。如果孕妈妈反复多次发生鼻流血，应到医院做详细检查，及时治疗。

孕期肥胖

引起孕妈妈体重增加最重要的原因是吃得太多。所谓肥胖，即体内脂肪贮存超过正常标准的状态。

一般情况下，在怀孕12周时早孕反应即停止，孕妈妈食欲开始增加。为了补充因早孕反应所致的身体消耗，以及考虑到子宫内的胎宝宝，孕妈妈常常吃得太多。加上活动较少，热量无法消耗，导致脂肪一天天堆积，到妊娠结束时，体重会增加很多。

另外，胖与不胖是与摄取热量多少有关。即使吃得多，如果含热量不多，一般不会发生肥胖。能转变成为热量的营养素主要有脂肪、糖和蛋白质，因此，孕期应合理选择含有这三种营养素的食物，避免肥胖。

肥胖与妊娠高血压综合征、妊娠期糖尿病的关系

最新研究证实，肥胖与妊娠期高血压综合征及妊娠糖尿病发生有关。而妊娠

期高血压综合征及糖尿病是最常见的妊娠并发症。肥胖度越高，并发妊娠期高血压综合征及糖尿病的机会越大。

因此，一方面女性应避免肥胖或降低肥胖度；另一方面，对肥胖孕妈妈，应注意及时发现和治疗妊娠期高血压综合征及糖尿病。

孕妈妈肥胖对胎宝宝的影响

出生体重超过4000克的胎宝宝称巨大胎宝宝或巨婴。巨大胎宝宝并不代表健康。巨大胎宝宝出生后容易发生低血糖，红细胞增多症以及难产和由于难产引起的产伤等并发症。孕妈妈越肥胖，出生巨大胎宝宝的概率越高。孕妈妈肥胖度达40%时，出生巨大胎宝宝的几率是正常体重孕妈妈的3倍以上。

另一方面，肥胖孕妈妈也容易生产体重低的新生儿。在分娩前我们称之为胎宝宝宫内发育受限，出生后称为低出生体重儿（即出生体重不足2500克）。肥胖度超过40%的孕妈妈，生产低出生体重儿的机会是正常体重孕妈妈的2倍以上。肥胖孕妈妈分娩低出生体重儿主要与其本身容易并发妊娠期高血压综合征、妊娠期糖尿病等有关。

孕妈妈肥胖对分娩的影响

孕妈妈过胖会造成子宫收缩力下降。肥胖体质的孕妈妈体内脂肪过多，子宫肌肉周围也充满了脂肪，会造成子宫收缩时负担增加，力量不足，不利于产程进展。尤其是在胎宝宝过大的情况下，更容易发生难产。另外，由于子宫收缩力差，还会导致产程延长，从而发生胎宝宝宫内缺氧的概率增大，严重时需手术（包括产钳或剖宫产）助产。

同时，由于宫缩力弱，过胖的产妈妈也容易发生产后出血。据资料显示，肥胖产妈妈产后出血（即产后出血量超过500毫升）率是正常产妈妈的2倍，达14.3%。也有资料显示，肥胖产妈妈容易发生羊膜早破及羊膜腔感染等情况。

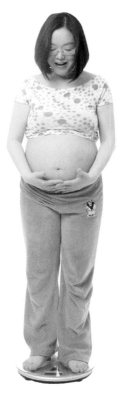

孕妈妈在孕期要把体重控制在合理范围内，这对孕妈妈和胎宝宝都有利。

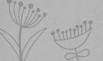

妊娠期常见并发疾病及防治

 什么是流产及如何保胎

分辨流产的种类

流产俗称"小产"，指怀孕28周前终止妊娠。按流产发生的时间可分为早期流产（妊娠12周前）及晚期流产（妊娠12周后）。按流产的过程分为先兆流产、难免流产、不全流产和完全流产。胚胎已经死亡两个月以上仍未自然排出者称为过期流产。自然流产连续发生3次或3次以上称为习惯性流产。流产的发生率占妊娠总数的10%～12%。

引起流产的原因主要是：胚胎及胎宝宝本身异常，如精子和卵子不正常、受精卵发育异常、染色体异常、胎盘、脐带和胎膜异常等；孕妈妈身体原因所致，如孕妈妈患隐性遗传病、孕早期病毒感染、黄体功能不足，母子双方免疫不适应或血型不合等亦可导致流产发生。而晚期流产最常见的原因是子宫颈机能不全导致宫颈口松弛、子宫畸形、子宫黏膜下肌瘤及性生活过度等。

流产的辨别与科学的保胎原则

很多人认为有流产征兆就应保胎，其实盲目及无休止地保胎，常常是徒劳无益，甚至是有害的。

要知道引起流产的原因是多方面的，而相当一部分在临床上难以找出明显原因。通过检查流产物，发现一半以上存在着胚胎发育不良，60%～70%有染色体异常，这种胚胎不但很难保，就算保住了也是个无用的坏胎，而发育好的胚胎是不容易流产的，由于偶然意外、腹部手术、跌撞或挤压等导致流产的只是极少数。有些流产是由于妈妈生病，如由于细菌或病毒感染所致的各种急性传染病、心衰、肾病、糖尿病等；有些则是由于生殖器官疾病，如子宫畸形、子宫肌瘤、宫颈内口松弛等。在原因不明的情况下，盲目地注射黄体酮，不仅效果不佳，还会引起胎宝宝性器官的发育畸形。所以对流产的正确态度应该是：当出现腰酸、下坠、腹痛或阴道流血时应到医院就诊，请医生查明原因。做到具体情况区别对待。

确定流产后的正确保胎

流产的早期症状通常是腹痛及阴道出血。所以不论腹痛轻重，流血多少都应及时诊治。因为一旦流血过多，腹痛严重，子宫口已开大，恐怕胎宝宝就保不住了。若已经从阴道掉出东西，即使出血不多，腹痛渐止，也可能是胚胎已经完全排出来了。即使如此，也应将排出物拿到医院检查，以确定流产是否完全。如果是不完全流产，出血不减少还得进行清理子宫腔的手术（又称清宫术）。

对于先兆流产，应绝对卧床休息，避免旅行、性交、过度劳累和睡眠不足等情况。要在医生指导下选用黄体酮、维生素E及中药。这些药物既有助于防止流产，又能起到保胎作用。但前提是要在超声波监视下，了解胚胎发育情况。切忌盲目保胎。对于习惯性流产，要查明原因，如果是胚胎先天异常，保胎不容易成功，也没有必要；如果是母体疾病所致，则要酌情治疗。至于难免流产和不全流产，明确诊断后，一定要清宫，以免大出血。

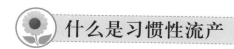

什么是习惯性流产

习惯性流产通常指自然流产连续3次或3次以上，每次流产往往发生在同一妊娠月份，中医称为"滑胎"。习惯性流产的原因包括：孕妈妈黄体功能不全、甲状腺功能低下、先天性子宫畸形、子宫发育异常、宫腔粘连、子宫肌瘤、染色体异常、自身免疫等。

早期习惯性流产指流产发生在妊娠12周以前，一般多与遗传因素、内分泌失调及免疫学因素等有关；晚期习惯性流产多指流产发生在妊娠12周以后，多与子宫畸形、宫颈发育不良、血型不合及母患疾病等因素有关。

此外，还可根据习惯性流产前有无正常生育史，将习惯性流产分为原发性和继发性两种。原发性习惯性流产指从无正常妊娠，多次在妊娠20周前流产；继发性流产是指患者有过正常妊娠——至少分娩过一次活婴，或虽然未分娩过但流产多发生在妊娠20周以后。

宫外孕的典型症状与治疗

宫外孕就是受精卵在子宫以外的地方着床发育。大约95%的宫外孕在输卵管，也有在子宫颈、卵巢、膀胱等处。这些部位不像子宫那样可完全随胎宝宝发育发生同步变化，以适应胎宝宝发育的需要，而是随着胚胎的发育，着床部位可能会被穿破并引起大出血，甚至危及孕妈妈生命。

宫外孕的典型症状是闭经、阴道出血、下腹坠痛。如果腹痛加剧，伴有恶心、呕吐、头晕、出汗及脸色苍白，必须立即送医院诊治，因为这些都是出血性休克的危险征兆。

实际上，宫外孕破裂的症状经常容易和阑尾炎、急性附件炎、流产、尿路结石及肠痉挛相混淆。所以患者应把患病以来的细节告诉医生，医生也要认真仔细询问病史，以便及早明确诊断。

对于宫外孕破裂的治疗，因病情急、出血多，多半需要进行紧急手术治疗。如果情况允许，患者尚无子女、还要生育，可以在备血、准备手术的前提下，采取非手术治疗，即输血、输液、应用止血药和中药治疗，有时能取得良好效果。但是必须严密监视病情发展。如果病情严重，不论是否已有子女，都应采取手术治疗。

 ## 宫颈机能不全与屡屡流产、早产

女性在妊娠期间，子宫颈通常紧闭，并由一团黏液封闭起来，所以，在阵痛开始之前，即子宫颈扩张之前，胎宝宝都被很安全地保护在子宫内。

在子宫颈机能不全时，孕妈妈的子宫颈口常常在临产前的第3或第4个月开放，使羊膜很容易脱入阴道而破裂，发生胎膜早破、流产或早产。但是，是否患子宫颈机能不全，通常在第一次流产后才能诊断出来。

如果以前的流产或早产是由子宫颈机能不全所致，可以在怀孕以前通过手术矫正，或在怀孕16～18周时用柔软而不能吸收的线进行子宫颈环扎术。如果在怀孕期间手术，手术后常需要在医院观察一段时间，因为手术后经常会引起子宫收缩，需要应用子宫收缩抑制剂治疗。子宫收缩消失后，患者即可出院，但仍需充分休息，在孕晚期37周后拆除缝线，拆线后患者通常可很快临产及经阴道分娩。

妊娠高血压综合征的三个症状：水肿、蛋白尿、高血压

妊娠高血压综合征是妊娠期特有的并发症。表现为怀孕20周后出现的高血压、水肿、蛋白尿三大症候群，严重时会出现抽搐及昏迷——子痫发作，对母婴都会有生命危险。

根据孕妈妈的症状和上述三大症候的严重程度，医学上将妊娠期高血压综合征分为轻度子痫前期、重度先兆子痫。先兆子痫可在高血压、蛋白尿、水肿的基础上伴有头痛、眼花、胸闷、恶心、上腹不适或呕吐。子痫，即在先兆子痫的基础上伴有抽搐乃至昏迷，子痫抽搐的临床表现为眼球固定、瞳孔散大、头扭向一侧、牙关紧闭、口角及面部肌肉抽搐，继而四肢僵直，双手紧握，双臂伸直，迅速发展成强烈抽搐。如果抽搐时间长、发生频繁即可能出现昏迷，以致出现心功能衰竭、肾功能衰竭、脑出血、胎盘早期剥离、胎死宫内等致命性并发症。

对妊娠高血压综合征的处理关键在于早期发现并进行治疗。这就必须做到定期产前检查，每次都要测体重、量血压及查尿蛋白。发现水肿及血压高时，除了注意休息外，还要遵医嘱服用镇静药物或降压药物。如果门诊治疗效果不理想，要住院治疗。如果出现头晕、头痛、眼花、恶心等说明病情已发展成先兆子痫，出现这些症状必须立即住院治疗，尽快控制病情发展，以免发生子痫。

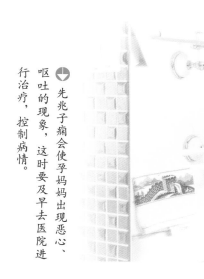

先兆子痫会使孕妈妈出现恶心、呕吐的现象，这时要及早去医院进行治疗，控制病情。

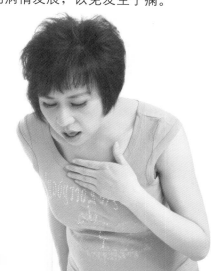

前置胎盘的征兆与处理

　　胎盘的正常位置是附着于子宫体内的前、后、侧壁。如果胎盘的部分或全部附着于子宫下段或覆盖在子宫内口处，位置低于胎先露部分的情况称为前置胎盘。

　　根据胎盘和子宫口的关系，分为三类：

　　① **完全性前置胎盘（又称中央性前置胎盘）**：即子宫口全部被胎盘所覆盖；

　　② **部分性前置胎盘**：即为子宫口部分被胎盘所覆盖；

　　③ **边缘性前置胎盘**：即胎盘附着于子宫下段，胎盘边缘未达或达至子宫内口。

　　患有前置胎盘的孕妈妈的主要表现在孕中期或孕晚期反复出现无腹痛性阴道出血，往往无先兆突然出血，出血量多少与前置胎盘的位置有关。完全性前置胎盘出血发生早、量多，甚至会因大出血出现休克。而边缘性前置胎盘出血较晚，多在怀孕37周后或临产后开始出血。部分前置胎盘者的出血时间和出血量介于完全性前置胎盘和边缘性前置胎盘者之间。

　　由于前置胎盘出血多时可危及母婴生命，所以一旦发现出血应立即到医院就诊，绝对卧床休息，观察出血情况。有条件者做超声波检查可明确诊断，并根据前置胎盘的种类确定分娩方式及分娩时间。

 ## 羊水过多的危害

　　女性正常妊娠时羊水量会随孕周的增加而变化，妊娠16周量约250毫升，妊娠38周时约1000毫升，此后逐渐减少，过期妊娠时可减少到约500毫升。妊娠期羊水量超过2000毫升者，称为羊水过多。羊水过多的原因常常与胎宝宝畸形，如消化道畸形、无脑儿、脑脊膜膨出、多胎妊娠、胎盘血管吻合支增多及妊娠合并症（如糖尿病、妊娠期高血压综合征、母儿Rh血型不合）等因素有关，亦有原因不明者。通常来说，羊水量超过3000毫升时孕妈妈才会出现症状，而羊水量越多，羊水量增加越急剧，症状越明显。如果几天内子宫迅速胀大，过度膨胀，横膈上升，可引起孕妈妈行走不便、呼吸困难及不能平躺等情况。在多数情况下羊水缓慢增多，症状也比较缓和，压迫症状不明显，孕妈妈能逐渐适应。产前检查时，胎位常常摸不清，听胎心音会觉得遥远而听不清。遇到羊水过多时，应及早进行B超检查，看胎宝宝有无畸形，如果有胎宝宝畸形则应及早终止妊娠。如果有其他原因，则应进行治疗。

 ## 羊水过少的危害

怀孕足月时羊水量少于300毫升称为羊水过少。羊水过少时通常孕妈妈没有感觉，只有医生作腹部触诊并进行B超检查后才能诊断。

引起羊水过少的原因主要包括：

① **过期妊娠**：由于胎盘缺血缺氧、功能减退，引起胎宝宝血液重新分配。胎宝宝血液主要供给胎宝宝脑和心脏，肾血流量减少，使胎宝宝尿液减少，因此羊水量减少。

② **胎膜本身病变也可引起羊水过少**：羊水过少如果发生在孕早期，胎膜和胎体发生粘连，可造成胎宝宝严重畸形，如肢体缺损等情况。如果发生在孕中、晚期，子宫四周压力直接作用于胎体，易引起胎宝宝斜颈、曲背、手足畸形及肺发育不全等。发生在孕末期时，常导致胎宝宝宫内窘迫、新生儿窒息及围产儿死亡等。

③ **胎宝宝畸形**：如先天性肾脏缺如、肾脏发育不全、输尿管或尿道狭窄等泌尿系统畸形。这些患儿由于泌尿器官畸形，致使胎宝宝尿少或无尿。因胎宝宝的尿液是羊水的主要组成部分，所以羊水量也就少了。但是，这种情况毕竟少见，孕妈妈切不可一听到羊水少就惊恐不安。

 ## 早产的征兆及保健措施

早产儿指的是妊娠28周到不满37周，体重不足2500克，身长在45厘米以下，就匆匆出世的胎宝宝。早产儿因为各个器官系统都尚未发育成熟，个子小、体重轻，即使在条件十分优越的医院进行护理，也难免要发生许多并发症，如肺透明膜病（RDS）。肺透明膜病常在出生后12小时内发病，表现为呼吸困难、呻吟、青紫、肌张力低下等。该病死亡率很高，存活者常有智力及神经发育障碍。早产也容易发生新生儿颅内出血、低血糖症、硬肿症及感染等严重并发症，这些早产儿并发症在出生时体重1500克以下的小早产儿（也称极低体重儿）中更易发生。小早产儿即使抢救后能存活，常伴有智力低下、视力及听力障碍等后遗症。

导致早产的原因很多：妈妈合并心肝肾疾患、重症感染、双胎、子宫畸形、子宫肌瘤、宫颈管松弛、羊水过多以及房事不节制等。早产是围产儿死亡的重要原因，预防早产是降低围产儿死亡及残疾儿出生的重要环节。

有早产危险的孕妈妈，应及早预防早产发生；有合并症或并发症的孕妈妈，应积极配合医生治疗，不可过于劳累，避免急性感染，注意节制性生活。如果有早产征兆，如阴道出血、腹部坠痛，要立即卧床休息，并小心送往医院，在医生指导下酌情用药，以防早产。

过期妊娠对胎宝宝的危害

超过预产期两周不生产为过期妊娠，而超过两周才分娩称为过期产，所分娩的婴儿为过期产儿。过期产儿比正常足月产儿死亡率高2～3倍，其原因与胎盘功能减退有关。因此应尽量避免过期产。

胎盘是胎宝宝的"摇篮"，胎盘中央有脐带与胎宝宝相连。在十月怀胎期间胎盘有着特殊的功能。但是，胎盘的功能和自身的寿命是有限的，超过预产期两周后，多数胎盘功能迅速减退，呈现衰老变化，表面形成许多白色斑块，夹杂着坚硬如石的钙化灶。此时胎盘不但不能再给胎宝宝提供足够的氧气和营养物，反而会导致

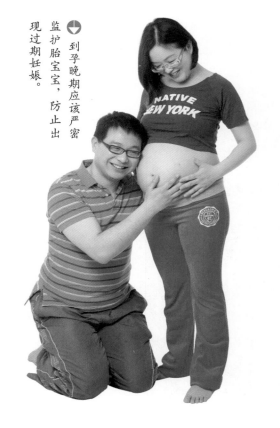

到孕晚期应该严密监护胎宝宝，防止出现过期妊娠。

胎宝宝严重缺氧，使已经发育良好、生机勃勃的胎宝宝变得形体消瘦，皮肤被胎粪染黄而多褶、颅骨坚硬，容易导致难产、产伤甚至胎死宫内，或者发生产后窒息甚至死亡。如果宫内缺氧时间过长，可影响脑细胞功能，还会造成出生后智力低下或神经系统后遗症，如癫痫及多动症等。

因此，千万不可抱着"瓜熟蒂自落"的态度，使妊娠任意拖延下去，尤其是孕妈妈合并有妊娠高血压综合征、心肾疾病、糖尿病时，胎盘血管功能差，36周后胎宝宝随时都可能因缺氧而猝死。因此，孕妈妈必须定期进行产前检查，每天3次数胎动，严密监护胎宝宝及胎盘功能，适时结束分娩。

 ## 双胎妊娠的风险与特殊保健

双胎妊娠属于高危妊娠，无论对孕妈妈还是对胎宝宝都有一定危险性。因为孕妈妈和胎、婴儿患病率高，胎、婴儿死亡率也高，故应特别重视孕期保健和分娩期处理。

双胎妊娠的孕妈妈通常有以下特点：早孕反应较重，恶心呕吐多见；怀孕10周后子宫增大明显，24周后尤为迅速，过分快速增大的腹部使孕妈妈出现呼吸困难，胃部受压使食欲不振，胃脘胀满不适；向下压迫盆腔及下腔静脉，导致下肢浮肿、静脉曲张及痔疮发生；孕妈妈负重过大，体态变化明显，易引起体位性腰酸背痛、贫血、妊娠期高血压综合征、羊水过多、早破水及早产等并发症。

双胎妊娠对胎宝宝来说，容易发生胎宝宝畸形、胎—胎输血综合征及早产儿的各种并发症，所以，围产儿死亡率较高。

双胎妊娠必须及早诊断，除了腹部触诊、听诊外，最好采用超声波检查。用多普勒胎心仪在怀孕12周后可听到两个频率不同的胎心音。怀孕6～7周进行B超检查，即可发现两个胎囊，怀孕10周后即可见到两个胎头及感到心脏搏动。

一旦确诊双胎妊娠，不但要及早看医生纳入重点保健，而且还要定期进行产前检查，注意营养、休息，提前住院监护母子情况，制订分娩计划及分娩方式，以防分娩期及分娩后发生意外。

孕早期感冒及治疗原则

孕妈妈的免疫能力较差，容易受到病原体的侵害，因此孕妈妈更容易感冒。

感冒病毒对孕妈妈有直接影响，感冒造成的高热及代谢紊乱产生的毒素可对妊娠产生间接影响。而且，病毒可透过胎盘进入胎宝宝体内，有可能造成胎宝宝先天性心脏病、脑积水、无脑、小头畸形及唇裂等。高热及毒素还会刺激孕妈妈子宫收缩，造成流产和早产，新生儿死亡率也会增高。下面给大家介绍一下孕妈妈感冒的处理方法：

① 轻度感冒，仅有打喷嚏、流涕及轻度咳嗽，这种情况不一定用药物治疗，可多饮水及多休息，或口服维生素C及板蓝根冲剂等中药治疗，一般能很快自愈。

② 出现高热、剧咳等情况时，应及时去医院诊治。退热可用湿毛巾冷敷，也可肌内注射柴胡注射液退热，多饮开水及卧床休息。

③ 高热持续时间长，如体温持续3天39℃以上，则应到医院进行检查，了解胎宝宝是否受到影响。

④ 感冒合并细菌感染时，则应遵医嘱加用抗生素治疗。

 ## 孕期腹泻及治疗原则

每人每日大便一次比较正常，而孕妈妈则容易发生便秘，往往是隔日或数日大便一次。如果妊娠期每日大便次数增多，甚至出现稀便，还伴有腹痛和肠鸣则是腹泻。

最常见的腹泻原因是肠道感染、食物中毒性肠炎和单纯性腹泻等。轻症单纯性腹泻，一般服止泻药即可以治愈。因肠道炎症引起的腹泻，因大便次数明显增多，容易引起子宫收缩，导致流产或早产。细菌性痢疾感染严重时，细菌内毒素可波及胎宝宝，致胎宝宝死亡。因此，孕妈妈一旦发生腹泻，不可忽视，应尽快查明原因，及时进行治疗，如果拖延导致发生流产、早产或胎死宫内，则后悔晚矣。

 ## 妊娠期糖尿病对母胎的影响

易患妊娠期糖尿病的孕妈妈

有很多糖尿病患者会有明显的症状，出现"三多一少"，即多饮、多食、多尿及体重下降。有些孕妈妈孕早期呕吐剧烈，反复发生皮肤感染及霉菌性阴道炎。但是，多数妊娠糖尿病孕妈妈没有明显症状，常见于隐性糖尿病或妊娠期新发生者，这部分孕妈妈很容易发生意外。

由于患者没有自觉症状，又没有引起医生注意，就容易误诊、误治。以下与糖尿病有关的线索及高危因素需要注意一下。

① 孕早期检查出尿糖阳性或空腹尿糖阳性；孕期由于肾糖阈增高，孕妈妈比较容易出现尿糖。

② 有明显的糖尿病家族史，如父母或同胞患有糖尿病。

③ 分娩过巨大胎宝宝、本次妊娠胎宝宝巨大或羊水过多。

④ 曾有过原因不明的死胎、死产或新生儿死亡史。

⑤ 妊娠期明显肥胖，或有反复外阴及阴道真菌感染。

有上述情况之一的孕妈妈应当引起高度重视，警惕糖尿病的存在。必须到医院进行血糖、尿糖检查，及早进行糖尿病筛查检查，必要时进行糖耐量试验，以便及早诊断并进行合理治疗。

妊娠期糖尿病的情况分类

妊娠期糖尿病一般可分为三种情况：

① 在原有糖尿病的基础上合并妊娠。

② 妊娠前为隐性糖尿病，妊娠后由于内分泌的变化与体内糖代谢的异常，发展为临床糖尿病。

③ 只在妊娠期发生的糖尿病。

妊娠和糖尿病的相互影响

妊娠和糖尿病可以相互影响。一方面，妊娠会诱发糖尿病，或者将原来的隐性糖尿病变为显性糖尿病，或加重其病情。另一方面，糖尿病对孕妈妈、胎宝宝有较大威胁。

妊娠期糖尿病的危害

糖尿病对孕妈妈和胎宝宝的危害程度取决于糖尿病的程度及是否存在其他合并症。

孕妈妈可因糖尿病而发生羊水过多、妊娠高血压综合征、感染、眼及肾脏受损害，酮症酸中毒等也会使病情更复杂。

胎宝宝因妈妈胰岛功能障碍也会产生高血糖及高胰岛素分泌，脂肪堆积以及其他代谢失调，从而发生一系列异常，如胎宝宝出生体重过重（常在4千克以上）；出生后出现新生儿低血糖、肺透明膜病、红细胞增多症以及先天畸形等。鉴于可能发生上述种种异常，孕妈妈必须加强围产期监护，而且应在有条件的医院进行产前、产时及产后保健。

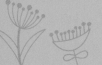

 ## 心脏病患者的孕期保健

心脏病心功能的分级及生育咨询

医学上根据患者的临床表现，把心脏功能划分为四个等级，这种等级与患者的生活、工作，尤其与生儿育女都有一定关系：

心功能 I 级

又称心功能代偿期，患者虽有心脏病，但心脏自身通过加强心肌收缩力，加快心率，能胜任一般体力活动，如家务、办公室工作等轻体力劳动。活动后没有心慌、气短、躺不平、浮肿等症状。

心功能 II 级

又称心功能代偿不全一度，一般体力活动略受限制，休息时没有任何不适，日常体力活动后或劳累后心慌、气短、感觉疲劳。

心功能 III 级

即心功能代偿不全二度，一般体力劳动明显受限制，休息时虽无不适，但稍活动即有心慌、气短、疲劳

感。另外，对既往有过心力衰竭病史者，无论目前是否有症状，都属于心功能 III 级。

心功能 IV 级

即心功能代偿不全三度，指患者不能胜任任何体力活动，安静休息时仍有心慌、气短等明显心力衰竭现象。

生育对于健康女性来说是很自然、很正常的事情，而对于患有心脏疾病的女性却不能勉为其难，特别是在婚育问题上，需要做到心中有数。

对于患有心脏病的年轻女性的婚育问题，应由产科医生、心内科医生共同检查，对心功能的等级进行判断，并根据心功能情况统筹指导，以防发生意外。

一般来说，心功能在 III 级以上者，应在心力衰竭控制后结婚为宜。至于生育问题，医学上认为不能承受妊娠、分娩所加重心脏、血管系统负担的患者，应劝其避孕；对于已经怀孕的患者应及早进行人工流产；对于能继续妊娠者应给予定期产前检查和保健指导，防止心力衰竭发生。

具体来说，凡是有以下情况者均不宜妊娠，应认真避孕，即使怀孕，

也应在妊娠12周以前进行人工流产：

① 心脏病较重，心功能Ⅲ～Ⅳ级，治疗后不见好转。

② 有心衰史，且伴有其他内科合并症。

③ 近期内有活动性风湿热，并发感染性心内膜炎。

④ 先天性心脏病紫绀型，原发性肺动脉高压或主动脉明显狭窄者。

⑤ 对心功能在Ⅰ～Ⅱ级能继续妊娠者，应到有抢救条件的医院进行产前保健和分娩。

心脏病孕妈妈的孕期保健

妊娠合并心脏病是导致孕产妈妈死亡的重要原因，心脏病的常见种类是风湿性心脏病和先天性心脏病。心功能较好可以妊娠者，必须加强孕期、分娩期及产后保健。

加强产前检查

应从孕早期开始根据病情增加检查次数，缩短间隔时间，每次检查除一般产科检查项目外，还应注意心脏病及心功能情况及其变化，并及时处理。

预防心衰

限制体力活动，避免过度体力劳动，注意休息和睡眠，每日睡眠至少10小时，防止情绪激动及精神紧张。限制食盐摄入，饮食清淡，每日食盐不超过4～5克。积极预防贫血、妊娠高血压综合征及上呼吸道感染，一旦发生要积极治疗。心功能Ⅰ、Ⅱ级者应在预产期前1～2周住院休息待产，心功能Ⅲ级或以上者，必须立即到条件好的医院住院，以便治疗及为分娩做好准备。

产程中风险

产程中风险及妊娠和分娩的过程会使心脏负担加重，体力消耗增大，情绪变化剧烈，因此，对一个有心脏病的孕妈妈来讲，这是一次极严峻的考验。

① 在妊娠期血容量会明显增加，心率会增快；同时由于增大的子宫使心脏上移，大血管发生扭曲和变位。这就从不同的方面增加了心脏的负担。

② 整个分娩过程相当于一次持续时间较长的重体力劳动过程，能量和氧消耗都较大。第一产程子宫收缩时，大约500毫升的血液被挤出子宫，加入体循环，使回心血量和心排出量增加。第二产程除宫缩外，孕妈妈还要屏气、用力，腹肌和骨骼肌也要参与活动，使周围循环阻力增大、血压升高、肺循环压力增大、腹压增加，从而使回心血量进一步增加。这时心脏的负担最重，右心房的压力最高，是心脏病患者最危险的时刻。第三产

程，排空的子宫突然缩小，大量的子宫血窦内的血液涌回体循环，涌向心脏。但子宫的缩小使腹压降低、内脏血管扩张、储血量增加，从而使得回心血量减少。这种血流动力学的剧烈变化，可能使原本有病的心脏难以负担而出现心衰。

③ 在产褥期，特别是最初3天，由于子宫逐渐缩小，持续有部分血液涌回体循环；同时孕期存在于组织中的大量液体此时经体循环排出，使得血容量再度增加，心脏负担加重。

④ 从整个孕产期的角度看，妊娠32～34周、分娩期、产褥期的最初3天是心脏负担最重的危险时期，患有心脏病的孕妈妈此时应加倍小心。

 肾脏病患者的孕育咨询

肾脏在人体中负责排泄废物及清除体内有毒物质。如果肾脏患病会使肾功能受损，大量有毒物质聚积体内，严重时会发生危及生命的尿毒症。

因此，对于那些有肾脏病的女性来说，妊娠会使原有的肾脏病加重，随着怀孕月份增加，肾脏负担加重，严重时会导致肾功能衰竭，失去清除"垃圾"和毒物的功能。如果发生尿毒症，孕妈妈和胎宝宝的生命都会受到威胁。肾脏病对妊娠影响也很大，急性肾盂肾炎有发烧、腰痛、尿频、尿急等症状，可导致流产、早产、胎宝宝发育不良。肾炎还会使孕妈妈血压升高、浮肿、尿检查蛋白阳性、心脏受损、胎盘血管梗死和诱发妊娠高血压综合征等，直接影响胎宝宝发育所需的氧气和养料，甚至发生胎盘早剥，危及母子生命，严重者胎死宫内。

肾脏患者能否生育取决于所患肾病的种类和程度，必须经医生检查指导才能决定。即使患者肾功能一时没有什么问题，也要在内科、妇产科医生严密监护下度过妊娠、分娩及产后期，切不可自认为"感觉良好"，不听忠告。

急性肾炎是妊娠后期和产褥期常见的合并症。怀孕后由于雌激素、孕激素及绒毛膜促性腺激素的影响，使输尿管扩张、扭曲及蠕动性减弱。同时，由于增大的子宫压迫，也使尿液易潴留于肾盂、输尿管内，使细菌容易上行感染而发生炎症。

肾脏病发病后表现为：突发性高热、寒战、腰痛，并伴有恶心、呕吐以及膀胱刺激症状，如尿频、尿急、尿痛等。体温多在38℃以上，血液及尿液检查也不正常。

下面是急性肾盂肾炎的治疗方法：

① 卧床休息，左右轮换侧卧位，以减少子宫对输尿管的压迫。

② 多饮水以增加尿量，使每日尿量在2000毫升以上，高热恶心呕吐时，体内消耗水分较多，应静脉输液补充液体。

③ 选择对胎宝宝没有影响而对革兰阴性杆菌有效的抗生素，如氨苄青霉素、呋喃呾啶控制感染。

 ## 子宫肌瘤对妊娠分娩的影响

子宫肌瘤是女性常见的良性肿瘤，20%～30%的育龄女性患有子宫肌瘤。肌瘤生长的部位可分为子宫肌层内（壁间肌瘤）、子宫表面（浆膜下肌瘤）或子宫腔内（黏膜下肌瘤）。肌瘤大小各异，多少不一。

小的子宫肌瘤一般对妊娠分娩没有影响，但如果肌瘤大、数目多，尤其是黏膜下子宫肌瘤，就会影响受孕，而且也可能引起流产、早产。

如果肌瘤较大，胎宝宝活动受限，容易发生胎位不正，临产后妨碍子宫收缩，可引起宫缩乏力；肌瘤长在子宫下部，可阻塞产道，影响胎宝宝娩出。胎宝宝娩出后会因子宫收缩不良致产后出血多和继发感染。妊娠期间由于子宫血液供给丰富，子宫肌瘤可长大，肌瘤中心可因营养供应不足产生出血、液化，发生子宫肌瘤"红色变性"，引起腹痛、发烧等现象。

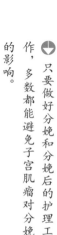

只要做好分娩和分娩后的护理工作，多数都能避免子宫肌瘤对分娩的影响。

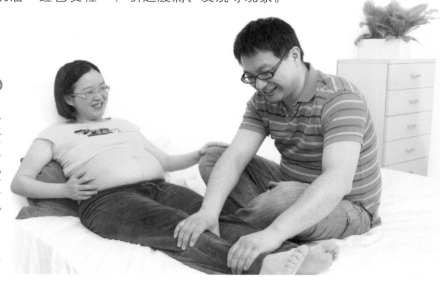

妊娠合并高血压的孕期保健

孕妈妈在妊娠20周以前或未孕前血压即升高者（≥140/90mmHg）称妊娠合并原发性高血压。单纯性的高血压，只要血压不超过160/100mmHg，一般不影响妊娠与分娩。如果血压≥160/100mmHg，则有1/3的原发性高血压的孕妈妈在孕晚期并发妊娠期高血压综合征，不仅胎宝宝死亡率明显增加，就连孕妈妈本身也有许多严重并发症，如子痫、胎盘早剥、脑血管意外、高血压危象等。处理方面应注意：

① 做好孕产期保健，有高血压病史或有家族病史者，应在确诊妊娠后，立即测量血压，及早明确诊断。

② 注意休息，调整饮食结构，少食多盐食品。定期检测血压、尿液、水肿等情况，及早发现血压变化，合理用药，使其对母婴的危害降到最低限度。

③ 适时终止妊娠。应根据病情轻重、胎盘功能、胎宝宝发育及成熟情况，选择是否继续妊娠。如果治疗无效，并发心脏衰竭、肾衰、视网膜出血、高血压脑病及高血压危象时，应及时终止妊娠。

 ## 妊娠合并沙眼衣原体感染

沙眼衣原体是一种细胞内微生物，分为15个血清型，引起传染性沙眼（A、B、Ba及C型）、泌尿生殖器感染（D－K型）及性病淋巴肉芽肿（L1、L2及L3型）。沙眼衣原体只感染黏膜柱状上皮细胞，如子宫颈柱状上皮细胞，不侵犯上皮下组织。沙眼衣原体在受感染的细胞内繁殖。感染方式以性接触传播为主，其次是手、眼或患者污染的衣物、器皿等媒介物间接感染。

临床以子宫颈内膜炎最为常见，表现为黏液脓性白带、宫颈充血水肿、宫颈触血及

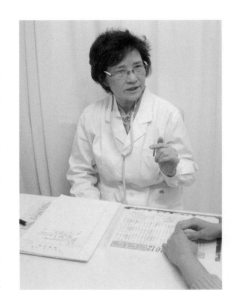

宫颈管涂片白细胞增多。大约有一半的沙眼衣原体感染患者无临床症状，上行感染可引起子宫内膜炎及输卵管炎等。

如果孕妈妈患沙眼衣原体感染可引起胎死宫内、出生低体重儿、早产及新生儿沙眼衣原体感染。在普通人群中，婴儿沙眼衣原体感染率为1%～5%，但在孕期沙眼衣原体感染妈妈所生婴儿中沙眼衣原体感染率高达70%，其中20%为肺炎。对孕妈妈应用抗生素治疗后，新生儿沙眼衣原体感染率可降低至5%。适合于孕妈妈沙眼衣原体感染治疗的抗生素首选为红霉素。另外治疗期间应避免性生活，同时配偶也应进行治疗，治愈后在孕36周时再次复查，以免复发。

 ## 妊娠合并淋病

淋病是最早发现的性传播疾病。病原体是淋病双球菌，主要由性接触（性交）传播，间接感染者极少。淋球菌的特点是侵袭黏膜，以生殖系统及泌尿系统的柱状上皮及移行上皮为主。性交时含有淋球菌的分泌物进入尿道及子宫颈管等处，细菌在该处繁殖而发病，并可沿生殖道黏膜上行传播。临床好发部位为尿道

旁腺、前庭大腺、子宫颈管、输卵管及直肠等处。

实际上，许多女性感染淋病后并无症状。而在有症状的患者中，早期感染常限于下生殖道（如子宫颈）及泌尿道，随后因病情发展可累及上生殖道。

急性淋病常在淋球菌侵入后3～7天发病，会出现尿痛、尿频及排尿困难等急性尿道炎症状，同时出现黄色脓性白带增多，外阴部有烧灼感。检查时可见外阴、阴道及宫颈充血或伴出血，宫颈口有脓性分泌物流出。部分患者还会出现前庭大腺炎表现。未治疗及治疗不彻底的急性淋病可转为慢性淋病，表现为慢性尿道炎或慢性宫颈炎等。通过宫颈管分泌物涂片革兰染色镜检，在多核白细胞内见到革兰阴性双球菌或培养出淋球菌可确诊本病。

如果孕妈妈患淋病可导致早产及出生低体重儿，并会在分娩时引起新生儿感染，如最常见的新生儿眼结膜炎。

 ## 妊娠合并梅毒

梅毒系由梅毒螺旋体感染引起的性传播疾病，主要由性器官接触

传播。一旦孕妈妈感染梅毒，会对胎宝宝造成严重危害。梅毒螺旋体可通过胎盘，引起流产、早产、胎死宫内及先天性梅毒。如果孕妈妈未接受抗生素治疗，分娩正常婴儿的概率仅有1/6，而孕妈妈患梅毒与妊娠时间越近，则胎宝宝受感染的机会越大。

梅毒患者妊娠后可发生以下情况：

① 在孕前6～12个月感染梅毒而未治愈，常引起晚期流产或胎死宫内。

② 潜伏早期梅毒患者妊娠时，可致死胎或特征性梅毒。

③ 潜伏晚期梅毒患者妊娠时，新生儿外观可正常，梅毒血清学试验阳性，表现为潜伏期先天性梅毒，在儿童期后期或成人期早期出现临床症状及梅毒血清学试验阳性。

④ 梅毒感染治疗后5年即可分娩健康婴儿，感染治愈年数越长，出生健康婴儿的机会愈大。

由于妊娠期患梅毒对孕妈妈和胎宝宝均有较大危害，所以早期诊断和早期治疗很重要，孕期应按常规作梅毒血清学检查。在孕期治疗梅毒时，应注意药物对胎宝宝的影响。

 ## 妊娠合并滴虫性阴道炎

滴虫性阴道炎系由阴道毛滴虫感染引起，感染途径有：

① **直接感染**：即经性交传播。

② **间接感染**：即经公共浴池、浴盆、浴巾、游泳池、厕所、衣物及器械等传播。

滴虫性阴道炎在临床上主要表现为稀薄的泡沫状白带增多及外阴瘙痒，若有其他细菌混合感染白带则呈脓性，可有臭味；瘙痒主要发生在阴道口及外阴，间或有灼热、疼痛及性交痛等。如尿道口有感染则出现尿频、尿痛，甚至血尿。少数患者阴道内有滴虫而无炎症表现，称为带虫者。检查时可见阴道黏膜有散在的红色斑点，后穹窿可见多量黄色泡沫状白带。

一旦孕妈妈患滴虫性阴道炎，由于阴道局部内环境发生改变，极易导致细菌、霉菌及病毒感染发生，应及时治疗。一般多选局部治疗（即阴道内放药治疗）。治疗孕妈妈滴虫性阴道炎最安全的药物是灭滴灵，治疗期间可用硼酸水洗外阴，并应避免性生活，配偶应同时进行治疗。并且要在治疗后3～7天进行复查，为避免重复感染，患者的内裤及洗涤用的毛巾应煮沸5～10分钟以消灭病菌。

妊娠合并霉菌性阴道炎

霉菌性阴道炎又称为念珠菌性阴道炎，主要由白色念珠菌感染引起。念珠菌可存在于人的口腔、肠道及阴道黏膜而引起症状，这三个部位的念珠菌可互相传染。在特定条件下，如妊娠、糖尿病及应用抗生素时易发病。部分霉菌性阴道炎由性器官接触或间接通过患者污染的媒介物传染。

霉菌性阴道炎在临床上表现为外阴瘙痒及灼痛，严重者会坐卧不宁，痛苦难忍，甚至出现尿频、尿痛及性交痛等。急性期白带增多，白带呈豆渣样。检查时见小阴唇内侧及阴道黏膜上附着白色膜状物，擦去后露出红肿黏膜面或浅表溃疡。

妊娠期间，由于阴道黏膜充血，分泌亢进，特别适合于霉菌生长，因而孕妈妈患霉菌性阴道炎的概率比较高。霉菌感染多数情况下可局限于外阴及阴道黏膜。在极少数情况下，霉菌可入侵羊膜腔感染胎宝宝及引起经阴道分娩的新生儿发生鹅口疮。

在治疗方面，一般只限于治疗有症状的阴道及外阴霉菌感染，最好在妊娠3个月以后开始治疗，首选局部治疗（即阴道放药治疗），禁用口服抗真菌药物。治疗期间可用苏打水洗外阴。另外，克霉唑软膏也可安全地用于孕妈妈霉菌性外阴炎的治疗。积极去除引起霉菌感染的危险因素，如停用抗生素或治疗糖尿病也很重要。

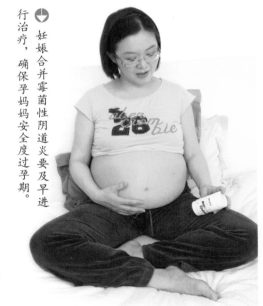

妊娠合并霉菌性阴道炎要及早进行治疗，确保孕妈妈安全度过孕期。

妊娠合并尖锐湿疣

尖锐湿疣系由人乳头状瘤病毒感染引起，属性传播疾病，主要由性交传播或由性器官密切接触传播，通常潜伏期为1～3个月，发生部位多在会阴部、大小阴唇、阴蒂及肛门周围。

初起为散在的乳头状疣，逐渐增大或互相融合成鸡冠状或菜花状团块，质地稍硬。约30%的患者同时有阴道及宫颈尖锐湿疣，12%～34%的患者同时感染其他性传播疾病，如淋病或沙眼衣原体感染等。孕妈妈尖锐湿疣可在妊娠期、分娩期及产后感染胎宝宝和婴幼儿，引起新生儿或婴幼儿喉乳头状瘤及肛门、生殖器尖锐湿疣。但是新生儿及婴幼儿喉乳头状瘤及肛门、生殖器尖锐湿疣的发生率极低。

事实上，孕期治疗尖锐湿疣、减少尖锐湿疣病灶范围及大小有助于减少婴幼儿感染的危险。一般可选用手术治疗、激光治疗及冷冻治疗，避免采用药物治疗。在孕26～32周期间治疗效果最好。尖锐湿疣不是剖宫产分娩的绝对指征，但对患者生殖道巨大尖锐湿疣及病变范围广泛者，剖宫产分娩可减少婴幼儿及青少年发生咽喉乳头状瘤及肛门、生殖器尖锐湿疣的机会。

 ## 妊娠合并生殖道疱疹

最让人感到痛苦的性传播疾病是生殖器疱疹，它是由单纯疱疹病毒（HSV）所引起的疾病，临床上分为原发性生殖器疱疹及复发性生殖器疱疹。原发性生殖器疱疹的潜伏期为2～7天。

病损最初是一个或多个小而瘙痒的红丘疹，迅速变成小疱。3～5天后，小疱变成溃疡、结痂，有疼痛感。有时单发疱疹会累及子宫颈，出现子宫颈潮红或出现多个散在溃疡。初次发病时及发病前夕可有全身症状，包括发热、全身不适、颈项强直及头痛等。复发性生殖器疱疹的全身症状较轻，每次发作的病程也较短，病损约10天消退。

孕期生殖器疱疹病毒感染会在宫内感染胎宝宝以及在分娩时感染新生儿。在孕早期感染生殖器疱疹病毒可经胎盘感染胎宝宝，引起胎宝宝畸形，如小脑畸形、小眼球畸形、视网膜发育不全及脑钙化等，也可引起早产及胎死宫内。在存活的新生儿中，40%的病例出现围产期病及严重神经系统后遗症。孕妈妈生殖器疱疹病毒感染胎宝宝经阴道分娩可引起新生儿疱疹性结膜炎、角膜炎及全身感染，患者出现黄疸、紫绀、呼吸窘迫及循环衰竭。中枢神经系统感染引起嗜睡、癫痫和昏迷等。

一旦患生殖器疱疹，因为避孕套也不能完全防止病毒传播，所以要绝对避免性生活。患生殖器疱疹的女性如果到妊娠末期仍有活动性损害时，最好终止妊娠，以免新生儿感染。

 ## 妊娠合并艾滋病

艾滋病（AIDS）是获得性免疫缺陷综合征的中文译名，是一种以细胞免疫功能严重损害为临床特征的高度传染性疾病，由人免疫缺陷病毒（HIV）感染引起。

艾滋病患者机体完全丧失抵御各种微生物侵袭的能力，极易受细菌、病毒、真菌及寄生虫感染，出现各种严重的机会性感染，如卡氏肺囊虫肺炎或卡氏肉瘤。

病毒存在于精液、血液、白带、唾液及乳汁中，主要通过性接触传播，还可通过注射艾滋病感染供血者的血液制品传播。如果孕妈妈感染艾滋病，病毒会经胎盘感染胎宝宝，分娩时会经产道感染胎宝宝或出生后经母乳感染新生儿。

据研究，为减少1例新生儿HIV感染，需要对16例HIV感染孕妈妈进行剖宫产手术。大约25%的感染儿童在出生后1年会发展成艾滋病，40%的感染儿童在生后4年发展成艾滋病，感染儿童5年存活率为70%。

 ## 妊娠合并红斑狼疮

红斑狼疮是一种自身免疫性炎症性结缔组织病。因为该病多发生于生育年龄的女性及妊娠女性，而且该病往往使女性患者多脏器受到损害，所以，对妊娠母子都会构成严重威胁。

患红斑狼疮后的临床表现因损害的脏器不同而表现不同，可以说是多种多样的，具体如下：

① **盘形红斑狼疮**：指的是患者在面部或其他部位出现一片或数片鲜红色斑。由绿豆至黄豆大小，表面覆以鳞屑，以后逐渐扩大呈圆形或不规则形，边缘色深，中央色浅，伴不同程度瘙痒和烧灼感。

② **亚急性皮肤型红斑狼疮**：为丘疹样鳞屑红斑。分布在面颊、鼻、耳轮、上胸、肩背、上臂伸侧、手及手指背面，但腰以下少见。也可看到环形、多环形，边缘水肿隆起，上覆鳞屑性皮损。

③ **深部红斑狼疮**：皮肤表现为结形或斑块状，皮肤损害位于真皮深层和皮下脂肪组织，以颊、臀、臂部多见。

④ **系统型红斑狼疮**（SLE）：表现为心脏、血管、肾脏、造血系统、骨关节及皮肤等系统性损害。

医学认为，系统性红斑狼疮活动期或者心肾严重受损者不宜妊娠；若已妊娠，应于孕早期行人工流产术。用肾上腺皮炎激素正规治疗，病情已经得到满意的控制，经咨询内科医生，认为可以妊娠后才可妊娠。而且妊娠后在整个孕期都必须经产科、内科等有关科室医生的严密监护和正规治疗，以免发生意外。可见，患红斑狼疮的女性生育要受到一定限制。

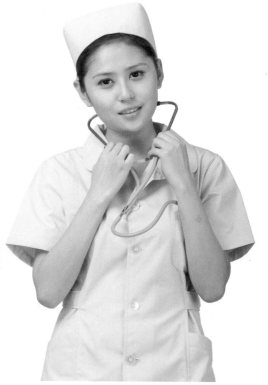

🌻 妊娠合并急性肾盂肾炎

急性肾炎是妊娠后期和产褥期常见的合并症。怀孕后由于雌激素、孕激素及绒毛膜促性腺激素的影响，使输尿管扩张、扭曲及蠕动性减弱。同时，由于增大的子宫压迫，也使尿液易储存于肾盂、输尿管内，使细菌容易上行感染而发生炎症。引起感染最常见的病原菌是大肠杆菌。

发病后患者表现为突发性高热、寒战、腰痛，并伴有恶心、呕吐以及膀胱刺激症状，如尿频、尿急、尿痛、尿道口烧灼感等。测体温也多在38℃以上，血液及尿液检查也不正常。

急性肾盂肾炎的治疗方法如下：

① 卧床休息，左右轮换侧卧位，以减少子宫对输尿管的压迫。

② 多饮水以增加尿量，使每日尿量在2000毫升以上，高热恶心呕吐时，体内消耗水分较多，应静脉输液补充液体。

③ 选择对胎宝宝没有影响，而对革兰阴性杆菌有效的抗生素，如氨苄青霉素、呋喃呾啶等来控制感染。

 ## 妊娠合并急性胆囊炎

急性胆囊炎是妊娠期常见的外科急症之一，主要发病原因是细菌感染和胆道阻塞。由于妊娠中、后期胆汁中的胆固醇含量增加，胆酸的比例发生变化，进而影响了胆固醇在胶态溶液中的溶解度，从而使胆固醇结晶形成增多。另外，妊娠期母体内雌激素和孕激素的影响，使胆囊容积增大，排空缓慢，为细菌繁殖创造了条件，增加了胆道感染和结石形成的机会。

急性胆囊炎发病时的表现为，常在饱餐后突然发作，持续性右上腹痛，阵发性加剧，疼痛常常向右肩或者右腰部放射；由于细菌和毒素的扩散，可迅速出现高烧，并伴有寒战；食欲不振、恶心、呕吐，部分患者可有轻微黄疸；医生检查时，右上腹胆囊区压痛，肌肉紧张，莫非氏征阳性，有时还可触及肿大的胆囊；化验白细胞计数高，肝功能ALT高；B超检查可见胆囊肿大，胆囊壁增厚，或见胆石影像。

妊娠期急性胆囊炎常需要和右侧急性肾盂肾炎、急性阑尾炎、急性胰腺炎及妊娠高血压综合征并发HELLP征（HELLP征发病时可有右上腹痛、溶血及肝酶升高等）加以区别。

急性胆囊炎如果及早发现，及时治疗，是可以避免手术的。如果反复发作，经禁食、输液、消炎、解痉镇痛等治疗无效，病情仍在恶化，而且有胆囊坏死、穿孔和发生腹膜炎等严重并发症时，应及时手术治疗。

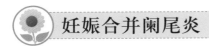

妊娠合并阑尾炎

阑尾炎如果发生在妊娠期，由于孕妈妈往往有消化道功能紊乱，如腹痛及恶心等症状，所以不易与阑尾炎相鉴别，很容易被误诊，以致延误治疗。最重要的还是因为子宫增大，阑尾位置改变，使妊娠期阑尾炎症状特征与非妊娠期有一定程度的差异。但腹痛自上腹部或脐周开始，逐渐转移至右侧腹部，这仍是妊娠期急性阑尾炎的可靠症状。妊娠期阑尾炎病情较重，容易发生阑尾穿孔和弥漫性腹膜炎。由此看来，如果孕期阑尾炎诊断不及时，并且延误手术时机，对孕妈妈和胎宝宝会造成严重后果，甚至导致母婴死亡。

阑尾炎一经确诊，不论孕周大小均需要手术，切不可顾虑手术会导致流产、早产发生而延误。孕早期手术切口与非孕期相同。若中、晚孕期手术宜采用相当于子宫体上1/3部位的右侧腹直肌旁切口，并垫高患者右侧，以便子宫左移，利于手术。手术应尽量切除阑尾。若已穿孔，则应放置引流。术前、术时及术后均应选用大剂量抗生素消炎，术后注意保胎。一般来讲，进行阑尾手术不可同时施行剖宫产，以防止交叉感染。当然，最近也有应用抗生素保守治疗成功的例子。妊娠3个月后，即可选用第三代头孢菌素和灭滴灵静脉点滴治疗。

妊娠合并卵巢肿瘤

近年来，许多孕妈妈都重视怀孕后尽早检查（即妊娠3个月前），再加上B超的应用，对一些没有自觉症状的卵巢肿瘤的确诊提供了及早发现的可能性。卵巢肿瘤合并妊娠对妊娠和分娩的影响主要看肿瘤的性质、所在部位以及有无并发症。通常，卵巢肿瘤位于子宫两侧或后方，随着怀孕月份的增加，肿瘤的位置也随之上升到腹腔，活动范围增大，容易发生肿瘤蒂扭转，从而引起急性腹痛、肿瘤坏死、破裂、肿瘤组织在腹腔种植、扩散；如果卵巢肿瘤不上升到腹腔而是继续留在盆腔内，则会阻碍胎宝宝从阴道娩出，造成难产，或因宫缩和胎头压迫而破裂。

如果发现怀孕合并卵巢肿瘤后应注意以下原则。

① 应尽快通过B超检查，以进一步明确肿瘤性质，即良性还是恶性。

② 原则上卵巢肿瘤不论良性还是恶性，均应采取手术治疗。如为良性，可在孕16～20周时切除，因为这个时期胎盘功能已经稳定，不易因为手术而致流产；如果为恶性，应尽早手术，不应考虑胎宝宝的存活问题。

③ 肿瘤一旦发生蒂扭转、破裂和感染，应立即手术切除。

④ 如果肿瘤于孕晚期才发现，又没有恶性证据或阻塞产道等异常情况，可待其自然分娩后手术切除，或剖宫产同时切除肿物。

妊娠合并癫痫

癫痫可分为原发性癫痫、继发性癫痫及妊娠期癫痫。原发性癫痫多数为常染色体显性遗传性疾病，有家族遗传性。继发性癫痫多继发于脑炎，脑外伤后。怀孕后发生的癫痫称为妊娠期癫痫，其发生与怀孕后体内一系列内分泌改变有关。常发生在产时或产后24小时内。分娩后可自然消失，再次妊娠时容易复发。妊娠期癫痫多不影响妊娠与分娩，但持续性癫痫发作可造成胎宝宝窘迫，亦可引起流产或早产。妊娠后可使癫痫发作频率增加，也同内分泌有关。有资料显示，原发性癫痫胎宝宝畸形率明显增高，如先天性心脏病、唇裂、小脑畸形和痴呆。引发此症原因可能有两种：癫痫疾病本身或是抗癫痫药物所致。

妊娠合并癫痫可以采用如下治疗原则：

① 如癫痫症状严重，继续妊娠时对妈妈和胎宝宝影响较大时，最好终止妊娠。

② 孕期用药以选用不良反应最小而最有效的抗癫痫药物，孕早期首选苯巴比妥及扑癫酮，苯妥英钠最好孕中期以后服用。三甲双酮及乙内酰脲有致畸作用，孕期不宜服用。同时注意：孕期用药不能随意自己增减，要遵循医生的指导。

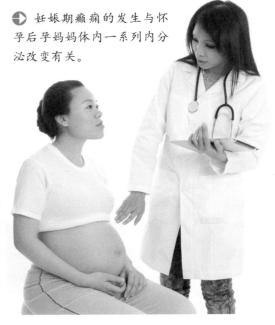

▶ 妊娠期癫痫的发生与怀孕后孕妈妈体内一系列内分泌改变有关。

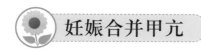

妊娠合并甲亢

妊娠合并甲状腺功能亢进（简称甲亢），通常分为原有甲亢合并妊娠，或为妊娠期新发生的甲亢。妊娠后由于胎盘分泌的促甲状腺激素释放激素（TRH）增加，使甲状腺组织增大，甲状腺激素合成和分泌增加，一般在孕早期甲亢加重，孕中晚期可稍缓解。症状较轻和经过治疗能控制的甲亢患者，一般不影响妊娠。但重症及不易控制的甲亢患者，由于甲状腺素分泌过多，高代谢状态使孕妈妈体内能量被过度消耗，容易引起流产、早产、IUGR、死胎、妊娠高血压综合征、产时宫缩乏力及产后感染等。患有甲亢的孕妈妈血中有类似促甲状腺素作用的免疫球蛋白可通过胎盘进入胎宝宝血循环，刺激胎宝宝甲状腺素分泌，引起胎宝宝暂时性甲亢（先天性甲亢）。

患甲亢的孕妈妈妊娠期需注意休息，避免体力劳动和精神紧张。轻症甲亢孕妈妈，如入睡时脉率在80次/分钟以下，一般不需要用抗甲状腺素药物。如需用药，应严格掌握用药剂量，剂量不宜过大，也不能骤然停药。产后如需要继续用药时，应停止哺乳，因抗甲状腺药物可经乳汁排出，引起新生儿甲状腺功能损害。

抑郁症患者的孕期心理咨询及治疗

抑郁症是以心境低落、丧失自信心的情绪变化——从厌倦到毫不掩饰的绝望为主要表现的心理生理障碍。当一个人遇到环境不好、工作压力大、身体健康受到威胁、人际关系紧张或其他更严重的精神困扰时，容易陷入抑郁状态；如果一个人本身有其抑郁性人格基础，在这种时候更易患抑郁症。

孕妈妈和产后的女性是容易患抑郁症的高危人群。其表现的症状是明显的情绪低落、烦躁易怒、负罪感、思维混乱、无能力感、甚至厌世和轻生，这种情况在怀孕6～8个月的孕妈妈身上多发生。而产后抑郁，一部分是在怀孕期就潜伏着（隐匿性）抑郁，只是产后表现更明显和极端；另一部分是单纯发生在产后。

孕妈妈和产后女性之所以是抑郁症高发人群，首先是因为孕期是一个抑郁诱发的环境，她们处于生理和心理的脆弱时期。另外，如果孕妈妈和产妈妈对"做一个好妈妈"怀有不确定感；或明确感到不能哺育好孩子；或是担忧自己不再年轻、不再体态轻盈；或在潜意识里有排斥、恐惧妈妈角色的心理；或是对儿童有某种潜在的敌意、对父母权威有某种厌恶等，都极易产生抑郁倾向。

家庭支持疗法是对孕期或产后抑郁症的最好治疗。孕妈妈或产后女性，需要所有家庭成员，尤其是丈夫的情感关怀与支持。丈夫要抽出比平常多一些的时间来陪同和关爱妻子，与妻子一起分析抑郁的积极面（抑郁也有着激发人潜能的动因），分析"生命产生生命"的有趣和意义，并可告诉妻子这样的观点：虽然科学进步了，但世界上仍然有很多渴望成为妈妈的人，却因为健康和其他种种因素而不能实现愿望。心理学家在女性心理健康学中特别提到，所有的女性都必须经历怀孕、生产、哺乳来完成一个女性角色。你是多么幸运！因为你能够拥有一个自己的孩子、能够体验生命的全过程。丈夫还可以鼓励妻子为小宝宝编制衣服、制作玩具等。

人的潜意识会莫名其妙地制造许多心理疾病，而孕妈妈和产后女性的情绪将直接影响胎宝宝和婴儿的性格发育。因此，如果孕妈妈或产后女性有较重的抑郁倾向，建议及时接受心理咨询与治疗，寻求专业心理咨询师的帮助。

精神病患者的孕期保健

精神疾病有一定的遗传倾向，但并不是一种遗传性疾病。有很多家庭中没有家族遗传问题，但有家人患有精神疾病；相反，有些家庭中有明确的家族遗传问题，下一代中却没有人患精神疾病。

关于精神病患者要宝宝是否一定会导致胎宝宝畸形这个问题，同样涉及概率问题。众所周知，精神病患者在服药期间怀孕会加大胎宝宝畸形的概率，不服药又加大病情复发的概率。首先，有精神疾病的人如果打算怀孕，必须在病情稳定期；其次，男性精神病患者应该在停药1~3个月后再让妻子怀孕，待妻子怀孕后可恢复用药。对于女性精神病患者也一样，而且在孕期前3个月最好不服药，此后视病情而定，若病情稳定，则继续停药，若病情有复发迹象，则酌情恢复用药，且尽可能地使用最小剂量。

当然，治疗精神病患者所选择的药物也很重要。一般来说，新型的抗精神病药较第一代抗精神病药安全。

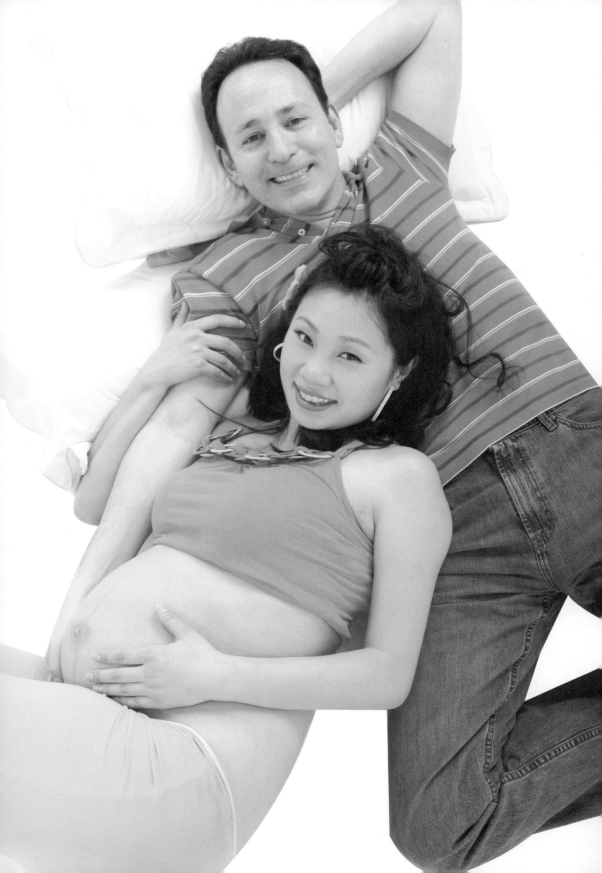

第四章
胎教全程指导方案

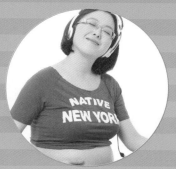

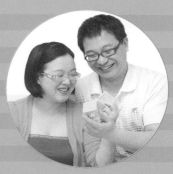

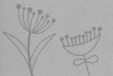

了解胎教常识做好充足准备

胎教，不是培养"神童"

有很多准爸爸、妈妈们问："听说胎教可以使孩子出生后非常聪明，许多'神童'都是胎教的结果。胎教确实有这样的效果吗？"

其实，要探讨胎教的效果，首先要搞清楚胎教的原理。胎宝宝在母体内四五个月后逐渐成形，大脑迅速发育，并且有了听觉、触觉、味觉、运动觉等感知能力。这时如果让胎宝宝接受更多的外界刺激，就能促进胎宝宝各种感知能力的发展，从而促进大脑的发育。而胎教就是通过给胎宝宝适当的刺激来达到这一目的的。所以，一般来说，接受过胎教的宝宝比未接受过的婴儿反应更灵活，发育也更迅速些。

但是如果说胎教能使宝宝成为"神童"却有些夸大。因为"神童"（即智力超常儿童）是良好的先天遗传和后天教育综合影响的结果，而胎教虽然能在一定程度上促进胎宝宝大脑发育，但单凭胎教却不能塑造"神童"，对此准爸爸妈妈们不但要重视对胎宝宝的胎教，更要正确认识胎教的作用。

围产期保健是胎教的保证

没有健康的妈妈，也不会有健康的胎宝宝。而围产期保健是指为了促进胎宝宝生理上和心理上的健康发育成长，同时确保孕产妈妈能够顺利地度过孕产期所采取的医学、心理、营养、环境、劳逸等各方面的保健措施。

优生学是研究可能改善和损害后代的遗传素质或遗传结构与动因，提高人类的智力和身体素质的学科。而预防性优生学旨在对劣者的淘汰，如产前诊断、选择性流产及出生缺陷监测等；促进性优生学是使优者更优秀，内容包括人工授精、优境学和基因重组等。其中，广义胎教实属优生学范畴。孕妈妈的营养是影响胎宝宝身体和神经系统发育的多种因素之一，而生活环境中的有害因素可能还会使胎宝宝宫内发育迟缓或器官功能缺陷、智力低下等。另外孕妈妈的情绪对胎宝宝的身体和心理发展同样起着很大的作用。孕期不适当用药可使胎宝宝致畸或造成先天性功能异常，这点在孕期和哺乳期也要格外注意。

源远流长的中国古代胎教

很多人认为胎教是外国的理念，但是国外在大力开展胎教的研究中，普遍认为中国是胎教的发源地。在我国古代的典籍中，有关胎教的论述颇多。

西汉刘向的《烈女卷》中讲道："古者妇人妊子寝不侧，坐不边，立不跛，不食邪味，割不正不食，席不正不坐，目不视于邪色，耳不听于淫声，夜则令瞽诵诗书，道正色。如此则生子形容端正，才德必过人矣。故妊子之时必慎所感，感于善则善，感于恶则恶，人生而肖父母者……"

贾谊在《新书·胎教》中记有："周妃后妊成王于身，立而不跛，坐而不差，笑而不渲，独处不倨，虽怒不骂，胎教之谓也。"

《医心方·求子》中的胎教之道记述得更为详尽："凡女性怀孕之后，须行善事，勿视恶声，勿听恶语，省淫语，勿咒诅，勿骂詈，勿惊恐，勿劳倦，勿妄语，勿忧愁，勿食生冷醋滑热食，勿乘车马，勿登高，勿临深，勿下坂，勿急行，勿服饵，勿针灸，皆须端心正念，常听经书，遂令男女，如是聪明，智慧，忠真，贞良，所谓胎教是也。"

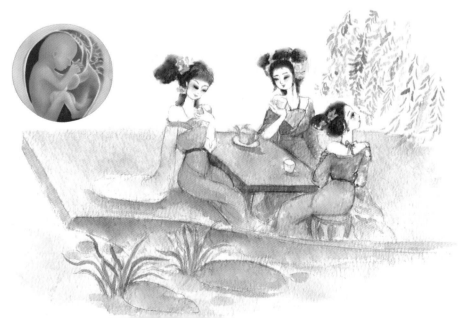

隋代巢元方在《诸病源候论·妊娠候》中记有"子欲端正庄严，常口谈正言，身行正事"，提出外象内感的胎教理论。

相传孟子之母曾说过："吾怀孕是子，席不正不坐，割不正不食，胎教之也。"

《源经训诂》有："目不视恶色，耳不听淫声，口不出乱言，不食邪味，常行忠孝友爱、兹良之事，则生子聪明，才智德贤过人也。"

传说中的后稷的母亲姜源氏怀孕后，十分注重胎教，在整个怀孕期间保持着"性情恬静，为人和善，喜好稼穑，常涉足郊野，观赏植物，细听虫鸣，迩云遐思，背风而倚"。

唐代大医学家孙思邈在《备急千金要方·养胎》一书中记有"调心神，和惰性，节嗜欲，庶事清静"，并阐明了逐月养胎法。

宋代陈自明在《妇人大全良方·总论》中记有"立胎教，能令人生良善、长寿、忠效、仁义、聪明、无疾，盖须十月好景象"，"欲子美好，玩白璧，观孔雀"。

清朝末年的改良派代表人物康有为在他的《大同书》中提出创建"人本院"即"胎教院"的主张。

民国初年著名教育家蔡元培在《蔡元培选集·美育实施的方法》中也提出设立"胎教院"的建议。

综上所述，我国其实很早以来便已经注意到优生、优育、优教的重要性。而且一些有识之士早就有关于胎宝宝生活在母腹中时能够感受妈妈言行的朴素认识，已经认识到人的情感活动可以影响脏腑气血功能，并通过母体传递给胎宝宝，母胎之间是一脉相通的。因此自古我国就主张孕妈妈必须"严守礼仪，清心养性"，"受胎之始，喜怒哀乐，莫敢不慎"等，以避免影响胎宝宝的身心发育。

胎教在日本的普遍推广

胎教在日本一直都受到极大重视，得到普遍推广。而日本索尼音乐艺术会和幼儿开发协会还举办了"0岁胎宝宝音乐会"即胎教音乐会，目的是让胎宝宝在母腹中能听到外界优雅的音乐。

音乐胎教在英国的研究实践

英国著名小提琴家耶胡迪·梅纽因，在英国胎宝宝心理学会成立大会上建议：孕妈妈应给胎宝宝唱歌，这能给胎宝宝以和谐的感觉和情绪上的安宁。英国胎宝宝心理学会会长米歇尔·克莱门特印证了梅纽因的论点，并说："当把怀孕期间录下来的有妈妈歌声的磁带给婴儿播放时，婴儿的反应十分激动，因为他们已经有了记忆。"

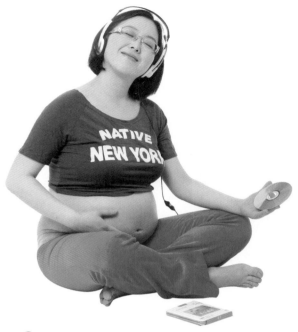

🔵 研究证明，音乐胎教对胎宝宝的发育是非常有益的。

美国的胎宝宝大学

美国著名的胎教专家尼·凡德卡医生，在1979年起办了一所"胎宝宝大学"，至今毕业学员已逾千名，并证实了胎教对胎宝宝能起到一定的良好作用。他认为胎龄4个月以上便可接受教育，其教育方法是系统地与胎宝宝对话等。

南加利福尼亚大学研究小组研制出一种带有特殊安全装置的麦克风，将其插入孕妈妈的子宫内，发现胎宝宝在母体内听到的音乐与外界听到的声音基本相同。

佛罗里达州的约瑟夫如用"子宫对话"的方法，把爱传给胎宝宝，先后培养出4个天才的女儿，智商均在160以上。大女儿10岁便进入大学。他们夫妻在《胎宝宝都是天才》一书中写道："胎教成功的秘诀就是爱和耐心。"他们总结出了"斯瑟蒂克"胎教法，认为胎宝宝如同一个新电脑，要勤于输入信息，能促进胎宝宝智能发育的信息输得越多越好。

"优境"是胎宝宝正常发育的土壤

环境胎教，指的是夫妻在受孕6个月前，就开始学习环境安全卫生知识，以利于优化环境、安心养胎。人类从受精卵→胚胎→胎宝宝直到出生瞬间成为新生儿，大约经历了280天的时间。

妊娠过程中胎宝宝是否能正常生长发育，除了和父母的遗传基因、孕育准备、营养因素有关外，还与孕妈妈在妊娠期间所处的内外环境有着非常密切的联系。

尤其在孕早期12周以内，因为胚胎从外表到内脏，从头颅到四肢大都在此期间形成，加上胚胎不够成熟，不具备解毒机能，所以极易受到伤害，特别是在孕56天内，是环境导致胚胎畸变的高度敏感时期。

塑造成型期的保护

宝宝身体各部位的器官大都是在怀孕早期的5～12周内发育成型的，比如脑和神经系统的发育是在受精后的15～20日内，而心血管系统是在受精后20～40日开始形成。

各器官系统的成型时期，往往最容易受到外界的影响。可是这时很多孕妈妈可能不清楚自己是否怀孕了，可能还会服用药物或接受放射线检查，如果正准备要一个小宝宝，那么吃药或照X光时，一定要先检查是否已经怀孕。

孕期尽量不接种疫苗，尤其是在对宝宝影响最大的怀孕早期，一定要回避接种疫苗。

药物对胎宝宝的影响

目前，已经有一些确切的证据证明有些药物对胎宝宝有影响，因为许多重要器官都在妊娠6～12周形成，所以孕早期用药有可能使胎宝宝发生畸形。因此孕妈妈在使用药物之前，一定不要自作主张，要向有经验的产科医生咨询用药。

如果怀孕后出现某些不适，如感冒等，也不能凭经验随便吃药，因为有些药物会对自己和胎宝宝产生不良反应，比如大剂量的阿司匹林可能会造成流产，一些抗组胺制剂有制畸作用。

另外，怀孕后经常出现便秘症状的时候，也要慎用"果导"类的泻药。因为有些泻药作用较强，有可能引起早产或流产。便秘可以多吃一些蔬菜和水果，若实在没有改善，一定要咨询医生，采用安全的措施进行解决。

如果怀孕前就已经在用的一些药物，如一些维生素类药物，但是自己还想继续服用，一定要经医生确定。如果孕前有糖尿病、高血压或甲亢等慢性病时，孕期药物的选择和药量的增减还应请产科医生和内科医生共同商量决定。

对一些外包装上有孕妈妈禁服字样的药物，一定禁止服用；而孕妈妈慎用的药物，除非在医生的指导下，否则也最好不要服用。

放射线对胎宝宝的影响

X射线是一种波长很短穿透力很强的电磁波，对孕妈妈来说，孕早期如过量接受X光照射，会导致胎宝宝严重畸形、流产及胎死宫内等。据报道，在日本广岛及长崎原子弹爆炸后，大约28%的胎宝宝发生流产。而出生的婴儿中有25%存在畸形，其畸形主要发生在神经系统，如小头畸形、小眼畸形以及智力低下等。如果是因为射线引起生殖细胞基因的突变则可能于数代之后才表现出畸形。

一般来说，胸部或四肢照射X光对胎宝宝的影响相对较小。但受孕之前最好避免与放射线接触。如果女性照了X光，特别是腹部照射X光，必须经过4周后再受孕会比较安全。

从受精到着床需要经过一周的时间，如果此时接受过量X线照射，可能对受精卵造成伤害。而孕早期是胚胎器官形成的时期，所以在怀孕第6周时如接受到X线辐射，胎宝宝的畸形发生率就会增高。如果必须做X光检查，可以在月经的第十天之内进行X线照射，因为排卵多在月经第十四天左右。孕妈妈在超过第十四天有怀孕的可能时，一定要避免做X线检查，此时如病情确实需要做X光检查的，可以考虑延至孕28周以后进行。但是如果在尚不知道自己已经怀孕的情况下做了X线的检查，也不一定必须终止妊娠，而应该到医院咨询专家后再做决定。

环境中的危害

如果孕妈妈和准爸爸所工作的环境中有一些有害的化学物质、重金属物质，那么在准备怀孕的时候就要远离此环境，特别是在妊娠早期，因为这些有害物质可能会造成宝宝的畸形或妊娠的流产、早产等。必要时最好更换工种或适当休息。如果不清楚周围的环境中是否存在有害物质，可以向医生请教，一定保证自己工作在安全的环境中。如果实在无法保证能避开可疑的有害物质，就应该严格遵照安全操作规程，穿防护服、戴隔离帽和口罩，避免粉尘的吸入，避免皮肤的接触。

另外，关于电脑辐射的问题目前尚无定论，有人认为孕期长期接触电脑会增加畸形的发生，但对此至今尚无一个比较可信的研究结果。无论如何，整个孕期每天较长时间地同电脑打交道，对孕妈妈来说都不好，最起码会造成过度的疲劳，使胎宝宝活动受限、胎位异常。

小宠物对胎宝宝的威胁

许多女性都喜欢小宠物，有的会养一个甚至几个在身边。但是这些宝贝小猫、小狗或鸟儿身上，生存着一些更微小的小动物，比如弓形虫等。这些小虫子有可能使女性自身感染一些疾病，而如果在孕期感染了这些疾病，还可能会使胎宝宝神经系统受到损害，比如出现脑积水、无脑儿或视网膜异常等的概率会增加。所以如果已怀孕或正准备怀孕，一定要把宠物安置到其他地方，一旦接触了宠物，马上要去洗手。而如果在养小宠物时怀孕了，一定要去医院检查自己是否感染了小宠物身上的病原菌，若真的感染了，要与准爸爸、医生共同探讨宝宝的去留问题。

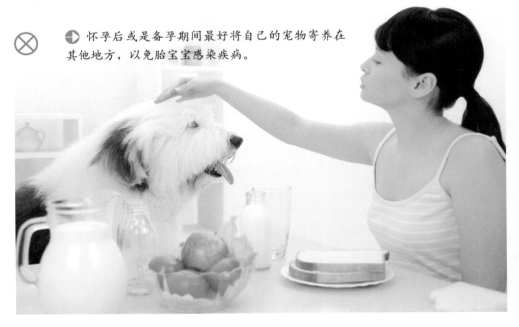

怀孕后或是备孕期间最好将自己的宠物寄养在其他地方，以免胎宝宝感染疾病。

"斯瑟蒂克式胎教法"的精髓是"爱"

美国有一对普通夫妻，他们生下的宝宝智商都高达160以上，他们所采用的胎教方法一时之间成为人们议论的话题。根据这对夫妻的名字，此胎教法被称为斯瑟蒂克胎教法，其重点是对胎宝宝说话并通过卡片教授胎宝宝文字与数字。

斯瑟蒂克夫妻非常看重宫内教育。"孩子在出生前就开始学习了"，虽然每个人都知道这句话，但是究竟应该怎样对胎宝宝进行教育却是一个不折不扣的难题。对于这一点，斯瑟蒂克夫人的心中却有着明确的答案。斯瑟蒂克夫妻一直坚信"每一个胎宝宝都是天才"。正是这种观念促使他们从怀孕开始就坚持对胎宝宝说话，还利用卡片教授胎宝宝文字和数字。

斯瑟蒂克胎教法的中心思想是：只要父母以对宝宝的爱为基础制订完全的怀孕计划，并积极地将其付诸实践，每对夫妻都可以生下聪明伶俐的宝宝。

另外，他们的胎教方法还包括听音乐和浏览图书，将准爸爸和孕妈妈的生活趣事用非常自然的语调说给胎宝宝听。

实际上，这对夫妻对胎教的信念并没有在一开始就达到完美的程度。他们的胎教历程是在斯瑟蒂克先生的劝导下开始的，那时斯瑟蒂克夫人对胎教的态度并不像后来那样坚决。然而随着时间的推移，她也逐渐意识到了胎教的必要性，对胎教的热情也自然而然地高涨了起来。

斯瑟蒂克夫人心里十分清楚，不顺应自然而去人为地制造天才是一种徒劳的行为。胎宝宝能清楚地察觉到父母的声音和情感，也能分辨出话语的意图。

所以这对夫妻告诫人们：准爸爸妈妈的心中不能有一丝急功近利的思想，而应该怀着即将与胎宝宝相见的喜悦心情进行胎教。从怀孕的那一瞬间起，就应该把胎宝宝当作实际存在的对象，在此基础上与胎宝宝进行积极的交流和对话。

胎宝宝感知觉的发生发展

很多人在怀孕的时候并不把胎宝宝当做人来看待，也有一些年轻夫妻们以多种理由放弃胎宝宝。实际上，人的生命是从胎宝宝时期开始的。胎宝宝大约3个月左右就有了感觉。起初，当胎宝宝碰到子宫中的一些软组织，如子宫壁、脐带或胎盘时，会像胆小的兔子一样立即避开。但随着胎宝宝的逐渐长大，特别是到了孕中后期，胎宝宝胆子越来越大，不但不避开，反而会对之有一定反应，如有时妈妈抚摸腹部时，胎宝宝还会用脚踢作为回应。

3个月的胎宝宝已经有压觉和触觉，而且受到刺激时也会有反应；4个月的胎宝宝则有了冷觉；5个月的胎宝宝开始知道温热的感觉；7个月的胎宝宝对疼痛的感觉已十分敏感。

孕期快结束时，胎宝宝的味蕾已经发育得很好，而且喜欢甘甜味。实际上，胎宝宝在4个半月时，就能辨出甜和苦的味道；只是羊水中的味道一直是不太变化，而且没有胎宝宝喜欢的甜味。至于胎宝宝的小鼻子，那可是要到7个月时才有嗅觉。

胎宝宝运动能力的发生发展

事实上，2个月的胎宝宝就开始在羊水中进行类似游泳的运动了。3个月起，他就会吸吮自己的手指，虽然还不老练，但只要是嘴能够碰到的东西，不管是手臂，还是脐带，甚至是脚趾，他都会张嘴去吸吮。3个月的时候，胎宝宝的身体已经能像一个小小的"运动员"那样做出反屈、前屈、侧屈和翻转动作了。5个月的胎宝宝已经具有呼吸、吞咽、排尿等能力了。而且让人惊喜的是，从第5个月起，胎宝宝每天喝羊水，排小便，已经开始靠自己维持生活环境中羊水的平衡了。

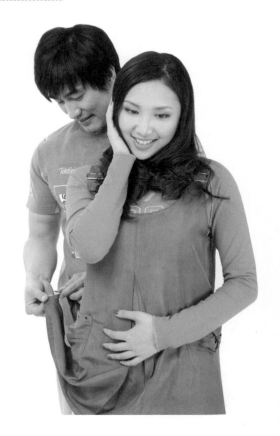

● 2个月大的胎宝宝已经在羊水中开始运动了。

胎宝宝听觉能力的发生发展

出生几天的新生儿，哭闹是常有的事，但是只要妈妈把宝宝抱在左胸前，宝宝会很快安静下来，这种现象也许并未被妈妈们所注意，但却引起了科学家的深思。原来，胎宝宝在母体内时就已经习惯了妈妈的心脏跳动声及血流声。出生后，当宝宝的耳朵贴近妈妈胸前，这种声音和跳动，会把宝宝带回到昔日宁静的日子和安全的环境中，这种早已体验过的安全感是任何优美的音乐也无法比拟的。

实际上，4个月的胎宝宝就有了听觉。6个月时胎宝宝的听力几乎和成人相等。外界的声音都可以传到子宫里。但胎宝宝对500～1500赫兹的声音会感觉比较舒服，而且喜欢听节奏平缓、流畅、柔和的音乐，讨厌强快节奏的"迪斯科"，更害怕各种能致命的噪声。

8个月的胎宝宝能够区别声音的种类，听出音调的高低、强弱，也能分辨出是爸爸还是妈妈在讲话。

胎宝宝能感知到透过身体的任何声音是因为人体的血液、体液等液体传递声波的能力比空气大得多。这些声音信息不断刺激胎宝宝的听觉器官，并促进其发育，听觉在人体的智力发育中起着非常重要的作用。比如：突然的高频音响可以使胎宝宝的活动增加；反之，低频音响可使其活动减少。

早期听觉刺激也是胎教的主要方法之一。胎宝宝在有了听觉之后，除了在睡眠中，他就一直在听，只要落在他的听觉范围内，他便收入耳内产生听觉，传入大脑，留下痕迹。听觉不仅使胎宝宝辨认周围环境中的多种声音，而且凭此掌握人类的语言，婴儿期是儿童语言发展最迅速的时期，因此，孕妈妈准爸爸要注意保护宝宝的听觉，一些传染病或发高烧致使内耳受到损害是造成儿童耳聋的常见原因。另外，怀孕期间还要避免使用耳毒性药物，如链霉素、卡那霉素、庆大霉素等。对于生活中经常可见的噪声也不可忽视。

胎宝宝视觉能力的发生发展

与其他感觉相比，胎宝宝的视觉发育较晚，这主要与胎宝宝在子宫内缺少光线刺激有关。子宫内虽然不是漆黑一片，却也不适合用眼睛看东西。但是，胎宝宝的眼睛并非看不见东西。从怀孕第四个月起，胎宝宝就对光线十分敏感。妈妈进行日光浴时，胎宝宝就可通过光线强弱变化感觉出来。胎宝宝在6个多月时就有了开闭眼睑的动作，特别是在孕期最后几周，胎宝宝已经可以运用自己的感觉器官了。当一束光照在妈妈的腹部时，睁开双眼的胎宝宝会将脸转向亮处，此时在胎宝宝的眼中，看见的是一片红红的光晕，感觉就像用手电筒照在手背时从手心所见到的红光一样。

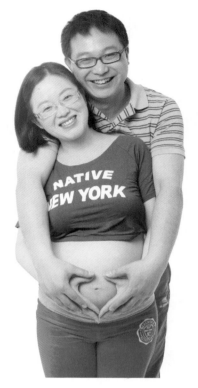

让胎宝宝接受自然光的照射，对其视力发育非常有帮助。

值得注意的是，对妈妈腹部直接进行光线照射，有时会使胎宝宝感到不快。这时，即使胎宝宝不背过脸去，也会出现惊慌不安。现代医学用超声波观察发现，用电光一闪一灭照射孕妈妈腹部，胎心率即出现剧烈变化。

实际上，刚刚出生的新生儿，视觉并不十分敏感，而且其视野也比较狭窄。通常只能够看到眼前较近处的东西。而且只能够在距离自己15～30厘米处分清自己妈妈的表情变化。赖利博士解释婴儿这种近距离视力说：新生儿视觉上的缺陷，至少还部分残留着在子宫内生活习惯的痕迹；新生儿的近距离视力，恰好与子宫内的长度相当。

影响胎宝宝感知觉发展的因素

胎宝宝的喜怒哀乐

目前，尽管人们对于胎宝宝是否有情绪存在争议，但多数人认为，怀孕6个月以前，妈妈对胎宝宝的影响大多数是身体上的。在怀孕6个月以后，由于胎宝宝大脑发育成熟，胎宝宝开始有明显的自我意识的时候，就能把感觉转换为情绪，感知妈妈的喜、怒、哀、乐。同时，当受到外界的压迫时，他会猛踢子宫壁来表示自己小小的抗议。当听到讨厌的声音后，他也会因为不愉快而躁动，或拼命吸吮手指。

日本幼儿开发协会理事长井深大先生曾经利用超声波仪器观察到令人吃惊的胎宝宝活动。

有一位孕妈妈怀孕17周时，发生了胎膜早破，尽管羊水还很充分，由于孕妈妈得知破水了，便惊慌失措地哭起来，说："不，不，连胎宝宝脸都见过了，名字都起好了，可别让她流掉……医生，请你想办法吧！"医生告诉她说："这是假羊水，没有关系！"花费了好长时间进行说服工作，期间一直用仪器监测胎宝宝动静。从影像来看，胎宝宝的活动发生了戏剧性变化。开始，动作比较缓慢，接着是吃惊般的动作，后来动作越来越奇怪了。出现头部、胸部和腹部抽动，并出现轻微痉挛，最后全身抽搐起来，而且动作是突发性的，没有连贯性，各部分还有微小活动。另一例则是妈妈因为高兴而哭泣，她已经30岁了，一直想要孩子，苦苦盼望，终于怀孕了，她通过超声波看见了胎宝宝，激动地哭了起来。超声波下可见到胎宝宝一直在慢慢地活动，中间出现了胎心率加快，但没有出现痉挛等特殊动作，而是一直都比较舒畅的大动作。

胎宝宝的性格

胎宝宝的个性在子宫里的时候就表现出来了。有的爱动，有的不爱动。出生后这些宝宝也有不同的个性，有爱睡觉的宝宝，也有睁着眼睛望的宝宝；有高兴的手足乱动的宝宝，也有爱哭的宝宝。而在哭泣方式上，有大声哭泣的宝宝，也有低声长时间哭泣的宝宝。随母体内环境及母子组合不同，宝宝的性格也各异。

布拉泽尔顿博士发现：即使在出生当天，有的新生儿就能紧紧盯着博士的眼睛，当博士上下左右移动自己的面部时，有的新生儿继续追踪；有的新生儿看了一下就马上不再追踪了；有的新生儿很快就习惯听那些令人讨厌的噪声并且会很快入睡；而有的新生儿则对外部刺激十分敏感，经常哭泣；有的新生儿安抚一下马上就可以停止哭泣；但是有的新生儿则需要更多的抚慰。这样千差万别的差别也十分让人吃惊。而且当新生儿出院1个月后再次检查，宝宝的性格又会发生变化。

例如，有一名生后一周内曾很有持久力及情绪稳定的宝宝，在外婆家生活一个月后，由于外婆外公过分疼爱，其控制自己的能力减弱，对外界刺激的反应也减弱。

另外，据研究，在孕早期应用黄体酮保胎的宝宝中，女宝宝更具有女性特征，而男宝宝则比较懦弱，这点也非常值得重视。

胎宝宝的习惯

让人意想不到的是胎宝宝也有自己的生活习惯，这主要表现在睡眠与觉醒的交替周期上。虽然胎宝宝生活在漆黑的子宫内，但胎宝宝通过妈妈的生活习惯，能够使用大脑感觉到昼夜的区别。准爸爸妈妈注意不要扰乱胎宝宝的生活习惯，在他睡眠的时候，千万不要用声音、光亮或是动作去叫醒他，否则胎宝宝就会不高兴。

瑞士儿科医生舒蒂尔蔓博士研究发现，新生儿的睡眠类型，与怀胎妈妈的睡眠类型有关。博士将孕妈妈分为早起和晚睡两种类型，然后对她们所生的孩子进行调查。结果发现：早起型妈妈所生的孩子，一生下来就有早起的习惯；晚睡型妈妈所生的孩子，一生出来就有晚睡的习惯。

胎宝宝在母体内就和妈妈形成了相似的生活习惯，这样看起来不可思议的事实证明，妈妈和子宫内的胎宝宝存在沟通和联系，而出生后母子间的沟通则是出生前母子间沟通的延续。

胎宝宝的记忆

也许很多人不相信，胎宝宝的记忆力很惊人。胎宝宝就像一台不断被存入程序的电脑，各种信息刺激会被存入，特别是反复的刺激更容易被记忆。胎宝宝不但会有记忆，而且还会产生固定的条件反射，这对胎宝宝出生后的发育起到很大的影响。

前苏联著名提琴家科根曾讲了自己的一段有趣经历：他决定在一次音乐会上演奏前苏联作曲家创作的一首新乐曲，这首乐曲曾在妻子的伴奏下练习过，当时，他的妻子邻近产期，不久生了一个儿子。他的儿子长到四岁便学会了拉提琴，有一天，他突然演奏出了从未学过的一支乐曲旋律，而这支乐曲正是那次演奏会上演奏过的那支曲子，这真是不可思议的记忆。

胎教的误解与误区

到目前为止，人们对胎教的认识还存在许多误解，而且还有一些人不相信胎教，认为胎宝宝根本就不可能接受教育。其实这样的想法是因为这些人还不了解胎宝宝的发育情况所导致的。因为不了解胎宝宝的能力，所以才有这样的误解。事实上，5个月的胎宝宝就已经有能力接受教育了。

但要注意，这里所说的教育不同于出生后的教育，胎教主要是对胎宝宝输入感官信息，如皮肤的触觉信息、耳的听觉信息、眼睛的视觉信息、舌的味觉信息、前庭与本体觉运动信息。

胎教的目的，不是教胎宝宝唱歌、识字、算算术，而是通过各种适当的、合理的信息刺激，促进胎宝宝各种感觉功能的健康发育，为出生后的早期教育即感觉学习打下一个良好的基础。

还有一些人认为，经过胎教的孩子，也不一定个个都是神童。是的，不可否认事实是这样的。

但是要知道，我们提倡胎教，并不是因为胎教可以培养神童，而是因为胎教可以尽可能早地发掘个体的素质潜能，让每一个胎宝宝的先天遗传素质获得最优秀的发挥。把胎教和出生后的早期教育很好地结合起来，今后人类的智能则会更加优秀，孩子的未来也一片光明。

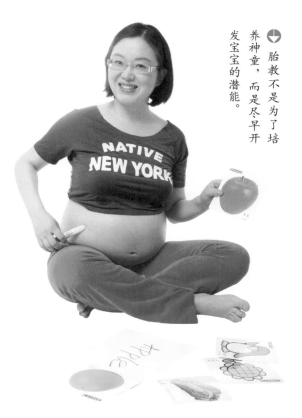

胎教不是为了培养神童，而是尽早开发宝宝的潜能。

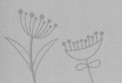

实施胎教的具体方法

 音乐是陶冶母子心灵的必修课

音乐除了艺术上的价值之外，还有各种生理、心理的效应。音乐能浸入人的心灵，激起人超境界的幻想，唤起人们被压抑的激情，从而净化心灵、宁静情志。而经医学鉴定的胎教音乐，则能使孕妈妈心旷神怡，产生美好的憧憬，并能将美好的音乐信息传递给胎宝宝，使胎宝宝受到音乐艺术的感染。胎宝宝虽然还不懂音乐，但是优美的音韵会给胎宝宝的大脑留下美好的记忆，使他朦胧地感知世界的美好与和谐，并把"爱"深深刻在脑海里。

和其他的胎教内容不同，音乐胎教的生理效应可以从母子两方面来看。孕妈妈听胎教音乐可激发其神经系统产生神经介质，并随着血液循环渐渐进入胎盘，直至送到胎宝宝大脑的相应部位，促进胎宝宝大脑的发育。胎宝宝在4个月时就有了听力，尤其是6个月后，胎宝宝的听力几乎和成人接近。注意播放胎教音乐时，可置于距腹部较近处或放在距妈妈1.5米的地方给母子同听。

孕妈妈选择所听音乐时，应以优美、宁静为宜，使自己感到轻松愉悦，情绪稳定；给胎宝宝听的音乐，应以C调为主，基调轻松、活泼、明快，以不带歌词为好，这样能激发胎宝宝的反应。另外，不同性格特点的孕妈妈在进行胎教时，应该选择曲调、节奏、旋律、响度不同的乐曲。当孕妈妈情绪波动、性情急躁、胎动频繁时，则适合选择一些舒缓柔和、轻盈安详的乐曲如民族管弦乐曲《春江花月夜》、古筝曲《平沙落雁》等，这些柔和平缓并带有诗情画意的乐曲可使孕妈妈及胎宝宝逐渐趋于安定状态，有益于胎宝宝的身心朝着健康的方面发展。当孕妈妈情绪抑郁、低沉时，胎动也比较弱缓时，则适宜选择一些轻松活泼、节奏感强的乐曲，如《春天来了》、《江南好》、《步步高》及奥地利作曲家约翰·施特劳斯的《春之圆舞曲》等，这些乐曲旋律轻盈优雅、曲调优美酣畅，起伏跳跃，节奏感强，既可以使孕妈妈振奋精神，解除忧虑，也能给腹中的胎宝宝增添生命的活力。

音乐胎教实施的具体方法

① 挑选好乐曲，最好先找相关资料熟悉其内容，理解其内涵和社会背景。欣赏音乐前，孕妈妈要放松全身，保持心情舒畅，并告诉胎宝宝"我们要一起听音乐啦"。

② 播放音乐时音量应适中、避免引起胎宝宝不适。

③ 欣赏音乐时不要长时间取卧位，以免增大的子宫压迫下腔静脉，导致胎宝宝缺氧。最好坐在沙发或躺椅上取半卧姿态。

④ 每日三次（即早、中、晚各一次），每次5～10分钟，如果因工作关系中午不能欣赏，可早晚各一次，可根据自己的具体情况调整时间。

⑤ 欣赏音乐时，可以随乐曲产生美好的联想，同时对胎宝宝加以深切的期望和倾注全身心的爱。

⑥ 播放的乐曲不宜太多、太杂。

⑦ 给胎宝宝听音乐一定要在胎宝宝清醒时，即有胎动时。

除了给胎宝宝听音乐外，对胎宝宝更好的熏陶则是孕妈妈给宝宝唱歌。孕妈妈可以随着胎教音乐哼唱，也可以自己给胎宝宝唱，如摇篮曲等，或教胎宝宝唱乐谱，可以反复多唱几遍。要注意，每唱完一个音符应稍加停顿，使胎宝宝有"复唱"的时间。而且唱的声音不能太大，以免使胎宝宝感到不安。

如何选择胎教音乐

市面上出售的胎教音乐CD很多，应注意筛选。总体来说，优美抒情的中国传统乐曲、民族乐曲、西方古典乐曲、摇篮曲、圆舞曲等比较合适。选择时还要注意音乐质量和录制质量。录制杂音大，放音效果失真，均会降低音乐胎教的效果，甚至成为影响胎宝宝神经系统发育的噪声。

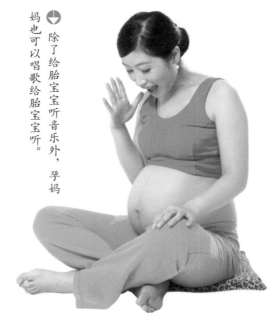

除了给胎宝宝听音乐外，孕妈妈也可以唱歌给胎宝宝听。

"亲子对话"是对胎宝宝人格的尊重

语言胎教，顾名思义就是准父母用亲切、生动、形象的语言和胎宝宝进行对话，以维系父母和孩子的亲情。其重点在于时刻牢记胎宝宝的存在，每天与胎宝宝进行对话交流，只要是心里想到的，随时都可以讲给胎宝宝听。唯一要把握的是，无论给胎宝宝讲什么，都必须把父母对胎宝宝的爱传递给胎宝宝。实验证明，凡是进行过对话胎教的宝宝，出生后情绪稳定，视听定向和视听注意能力比较强，非常好交流。如果在胎宝宝出生后妈妈养成和宝宝对话的习惯，那么，宝宝在语言、认知、情绪和行为能力等方面的发展，都会远远超过未进行过对话胎教的宝宝。

对话胎教的效果取决于夫妻双方对胎宝宝的态度。因为胎宝宝4个月就有了听力，6个月胎宝宝的听力已和成人接近，这就意味着夫妻间的高声喧哗、夫妻不和的吵闹声、爽朗欢笑声或充满爱意的窃窃私语等都会被胎宝宝听到。因此准父母切不可认为胎宝宝什么能力都没有，而应当把胎宝宝当做一个倾心的听众，同时注意自己的言行举止，随时和胎宝宝交流，养成和胎宝宝对话的习惯。

准父母与胎宝宝进行语言交流很简单。首先要告诉胎宝宝一天的生活。从早晨醒来到晚上睡觉，家人们都做了什么，想了些什么，有什么感想，说了些什么话？这些都要用语言讲给胎宝宝听。如早晨起来，先对胎宝宝说一声"早上好！"告诉他（她）早晨已经到来了。打开窗帘，啊，太阳升起来了，阳光洒满大地，这时你可以告诉胎宝宝："今天是一个晴朗的好天气。"关于天气，可教的有很多，像阴天、下雨、下雪等。另外，外界气温的冷热、风力的大小、湿度的高低等都可以作为胎教的话题。如果孕妈妈有时间，还可以给胎宝宝解释每天习以为常的行为，如为什么要洗脸、刷牙，爸爸为什么刮胡子，肥皂为什么起泡沫，吹风机为什么能把头发吹干？然后是衣着、打扮的时候，可以把镜子里的自己视觉化，将信息传递给腹中的胎宝宝。在把思考转变为语言的过程中，自己的思维印象变得更加鲜明，胎宝宝就会逐渐地接受这些信息。总之，要把生活中的一切都对胎宝宝叙述，这是胎教中最重要与最基本的。将一天的生活通过和胎宝宝一起感受、思考和行动，使母子之间的纽带更牢固，并培养胎宝宝对妈妈的信赖感及对外界的感受力和思考力。

其次，文学语言和音乐一样，都容易对人的情绪产生影响，将优美的文学作品以柔和的语言传达给胎宝宝，是培养孩子的想象力、独创性以及进取精神最好的教材。这样进行语言胎教，可以让胎宝宝与孕妈妈一起感受文学艺术的内涵，培养孩子文学艺术的情操，以促进大脑的发育。

文学是一种充满感性色彩的艺术，文学作品中优美的意境、宁静的情韵，不仅会起到摆脱烦恼，宁静情志、净化心灵，升华精神、促进身心平衡的作用，也能激发孕妈妈的爱子之情，优化胎内环境，使胎宝宝具有非凡的天赋。

多读文学作品，不仅能使孕妈妈更好地度过妊娠期，使孕期生活艺术化，而且能更好地维系母子的感情。但是，孕妈妈阅读文学作品时也要注意有所选择，虽然说许多文学名著的思想性、艺术性都很好，但对孕妈妈却不一定适宜。而且如果孕妈妈喜欢看悲欢离合、缠绵悱恻的小说，还可能会多思多虑，心理负担加重。而那些描写暴力、色情的小说，也会使孕妈妈恐惧、悲伤、愤恨，对于这类的作品孕妈妈应该回避。读一些童话、寓言、幼儿画册，并将其所展示的幻想世界，用富于想象力的大脑放大并传递给胎宝宝，这样可以促使胎宝宝心灵健康成长。而那些古代散文、古诗词，在高尚纯洁的文学中，还可以让人感受文学的趣味，达到怡情养性的目的。需要注意的是：孕妈妈阅读并与胎宝宝进行交流时，一定要倾注情感，一切喜怒哀乐都将通过富有感情的声调传递给胎宝宝，而不应该仅仅将其当做朗读，对这些语言要通过自己的五官使它形象化，更具体地把内容和精神传递给胎宝宝，因为胎宝宝是用脑来接受语言的。

当然，孕妈妈也要注意休息，在欣赏文学作品时不要废寝忘食，通宵达旦，以免累及身体，反而得不偿失。

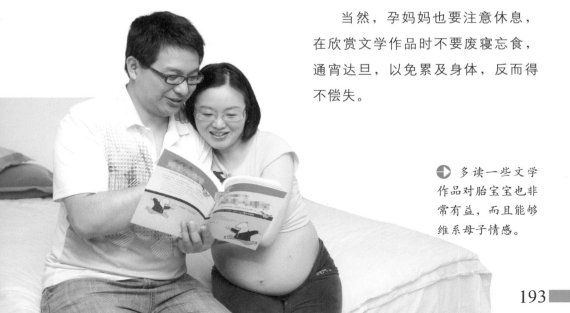

◐ 多读一些文学作品对胎宝宝也非常有益，而且能够维系母子情感。

"抚摸胎教"是爱的传递

抚摸胎教，是通过对孕妈妈腹部皮肤的触摸，给胎宝宝以触觉信息，通过触觉神经系统让胎宝宝感受到体外的刺激，并做出反应，以此来促进其大脑细胞的发育。这样做会加快胎宝宝智力的发展；激发起胎宝宝活动的积极性，促进其运动智商的发育。抚摸胎教不仅能使胎宝宝在子宫内感受到父母的慈爱，而且也能使孕妈妈身心放松、精神愉悦。经常接受准爸爸和孕妈妈抚摸的胎宝宝，对外界的反应比较机敏，出生后翻身、抓握等运动能力的发育都明显提前。同时，在这种心与心，身与身的交融中也可以加深一家人的情感，让孩子更茁壮的成长。

事实上，在怀孕第7周，胎宝宝从眯眼、吞咽、呕手、握拳，直到抬手、蹬腿、转体、翻筋斗、游泳，自发的体育运动可以说是花样千姿百态，让人欣喜。胎宝宝的全身骨骼、肌肉和各器官会在运动中受到锻炼和发展，逐渐长大。所以，在怀孕到了第18周左右，孕妈妈就可以明显地感觉到腹中的胎动。在最初抚摸胎宝宝的时候，由于胎宝宝的月份还小，孕妈妈一般不容易感觉出胎宝宝所发回的信号，随着胎宝宝月份的增长和对妊娠的逐步体会，渐渐就会发觉每当抚摸腹内的胎宝宝以后，他就会用小手来推一推或用小脚来踹一踹相对应的腹部区域，格外活泼。

抚摸胎教的具体方法是：首先，孕妈妈仰卧在床上，全身放松，用手捧着胎宝宝，从上而下，从左到右，反复轻轻抚摸，然后再用一个手指反复轻压胎宝宝。需要注意在抚摸时应注意胎宝宝的反应，如果胎宝宝对抚摸刺激不高兴，就会出现躁动或用力蹬踢，这时应停止抚摸。如果受到抚摸后，出现平和的蠕动，则表示胎宝宝感到很舒服，很满意。抚摸胎教每次5～10分钟为宜。抚摸胎教后可进行对话胎教或音乐胎教刺激，每日1～2次，每次5～10分钟。另外，还可以用手轻轻推动胎

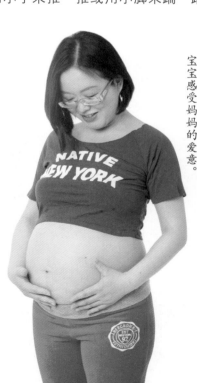

进行抚摸胎教时孕妈妈手法要轻柔，让胎宝宝感受妈妈的爱意。

体，当胎宝宝出现踢妈妈腹壁的动作时，用手轻轻拍打胎宝宝踢的部位，胎宝宝第二次踢腹壁，然后再用手轻轻拍打胎宝宝踢的部位，出现第三次踢腹壁，以此渐渐形成条件反射，让胎宝宝向自己拍打的部位踢去。但是要注意轻拍的位置不要离原来的位置太远。每天1～2次，每次5～10分钟。经过抚摸、拍打锻炼的胎宝宝出生后，体格健壮，手脚灵敏，动作协调，肌肉较强。而且动作发展非常敏捷灵活，如翻身、坐、爬、站、走以及动手能力都比未经过锻炼的宝宝发展得早一些。

在进行抚摸胎教前，孕妈妈要注意以下几个方面：

① 抚摸胎教应该有规律，每天2次，坚持在固定的时间进行，让胎宝宝在规律的时间做出习惯成自然的反应。

② 抚摸胎宝宝之前，孕妈妈应排空小便，以免膀胱过度膨胀。

③ 抚摸胎宝宝时，孕妈妈要保持稳定、轻松、愉快、平和的心态，避免情绪不佳。而且动作要轻、充满爱意。

④ 室内环境要舒适，空气新鲜，温度适宜。

⑤ 可以配合对话胎教和音乐胎教等方法让效果更佳。

⑥ 任何胎教都要注意，仰卧位时间最好不超过15分钟，以免引起仰卧位压迫综合征，给胎宝宝带来危险。平时以侧卧位睡眠为宜。

另外还需要注意的是：对胎宝宝的抚摸训练，手法要轻柔，循序渐进，不可操之过急，每次抚摸时间最多不宜超过10分钟，一般在怀孕3个月以内及临近产期时均不宜进行，先兆流产或先兆早产的孕妈妈也不宜进行。

 ## "情绪胎教" 是心灵感应

胎宝宝孕育在母体中，最早接触的声音就是孕妈妈的心跳和脉搏。不可思议的是，胎宝宝从心跳的频率当中能直接感受到孕妈妈的喜怒哀乐。因此，控制情绪，保持心境平和是孕妈妈进行胎教的第一步。

情绪胎教是通过对孕妈妈的情绪进行调节，忘掉烦恼和忧虑，以此创造清新的氛围及平和的心境，愉悦的心境可以使母体体液生化环境得以优化，从而优化胎宝宝的生存环境。良好的心态也可以通过妈妈潜意识的作用，促使胎宝宝大脑得以良好的发育。

发现自己怀孕后，孕妈妈的精神可能开始发生变化，高兴、担忧、压力过重……这样的心态对每一个孕妈妈或多或少都会存在，有的孕妈妈甚至整个孕期都处于忐忑不安的情绪之中，担心自己能否承受分娩的痛苦，担心胎宝宝是否有畸形，担心孕期会不顺利，担心产程中发生危险，而且这些孕妈妈的情绪波动是随妊娠进展而变化的，这是由激素的变化引发的。

根据大量临床调查，在妊娠5～10周内，如果孕妈妈情绪过度不安，可能会造成胎宝宝口唇发育缺陷，如腭裂和唇裂。在妊娠后期，如果孕妈妈遭受精神打击，如过度惊吓、恐惧、忧伤，以及严重受刺激或其他原因引起神经过度紧张，可能导致胎宝宝大脑皮层与内脏之间的平衡关系失调。引发妊娠并发症，如早产、胎盘早剥，胎宝宝宫内发育迟缓、妊娠高血压综合征等。所以孕妈妈在怀孕整个过程中都应当进行情绪的自我调节，始终保持良好的心态。

在孕期，如果对丈夫有什么不满要及时沟通，做到心平气和，互相谅解。情绪的不稳定可能会造成孕妈妈对周围事物处理上的异常，比如对小的事情反应强烈，变得爱发脾气，有时情绪低落，常常感到心里没底和

恐慌等。这时更渴望得到亲人的安抚和关怀，但孕妈妈本身也应正确认识这一生理心理变化，尽量做到别钻牛角尖，保持心境平和，积极寻求乐观和谐的生活。孕妈妈既要认识到自己身体一些变化和不适是特殊时期的生理现象，是每一个打算生儿育女的女性都要经历的过程，怀孕绝对不是生病，又要理解丈夫工作上的繁忙和压力，要在妊娠期和丈夫相互依靠，相互鼓励，相互理解。另外，作为孕妈妈，也不要过分强调家人应怎样对你，要正确理解家人的关心和爱护，有困难大家一起商量解决，而如果有什么要求也应直接与大家商量，不要以为别人能猜到你在想什么或需要什么。要有一个豁达快乐的心态去面对妊娠期的所有问题，平等对待周围的人，只有这样才不会太容易失望和生气，而且于己于人都有好处。

那么怀孕期间，孕妈妈不妨试试以下几种方法来保持良好的心态。

① 凡事要往好处想，不要生气，不要着急。

② 遇到不开心的事要冷静，马上离开不愉快的情境，深吸一口气，闭目一分钟，让自己感到头脑清醒，全身放松。

③ 跟自己说话，相信没有解决不了的困难。注意说话慢一点、平和一些。

④ 按摩太阳穴，用五指尖快速从前发际往后头部梳理，可快速奏效。

⑤ 经常置身于欢乐的人群中，感受到积极的情绪，从中得到宽慰。

⑥ 经常到附近草木茂盛的宁静小路上散步，让宁静驱散浮躁的情绪。

⑦ 听自己喜欢的乐曲，翻翻自己喜欢的书籍，冥想一下未来小宝宝的模样，和胎宝宝说说话。

作为丈夫，在情绪胎教中也有着义不容辞的责任，应该注意做好以下几方面的工作：

① 怀孕的妻子一个人要负担两个人的营养及生活，而且如果是职业女性还要工作，会非常劳累。胎宝宝的智力形成的物质基础有2/3是在胚胎期形成的，所以丈夫要关心妻子孕期的营养问题，避免孕妈妈营养不足或食欲不佳，使胎宝宝体力不支，严重地影响胎宝宝的身心发育。

② 陪妻子一起到环境清新的公园去散步，在生活细节方面多多加以关心，让妻子感到丈夫的体贴，使其心情舒畅惬意。

③ 妻子由于妊娠后体内激素分泌变化大，产生种种不适的妊娠反应，因而情绪不太稳定，特别需要向丈夫倾诉。这时，丈夫可以用风趣的语言及幽默的笑话宽慰及开导妻子，稳定妻子的情绪。

④ 丈夫对妻子的体贴与关心，爸爸对胎宝宝的抚摸与"交谈"，都是生动有效的情绪胎教，所以一定要积极参与胎教。

孕妈妈要善于控制和稳定自己的情绪，在家人的关怀与体贴和自我情绪调节的共同努力下，创造良好的心理环境，以利于胎宝宝的身心发展。

➡ 丈夫要积极参与到胎教中来，这样也可以控制和稳定妻子的情绪。

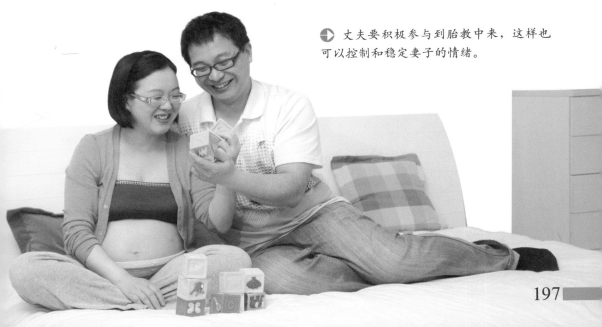

"营养胎教"是物质基础

了解孕期的生理特点，科学饮食对胎教是至关重要的。给胎宝宝提供丰富而均衡的营养，保证胎宝宝发育良好是任何孕妈妈都不能忽视的胎教环节。

妊娠早期

这时正处于胚胎细胞的分化增殖和主要器官形成的重要阶段。虽然胚胎生长发育相对缓慢，平均每日增重仅1克，这段时间孕妈妈营养素需要量与孕前大致相同。但是因为大部分

➲ 孕期的营养至关重要，保证胎宝宝发育良好是任何孕妈妈都不能忽视的胎教环节。

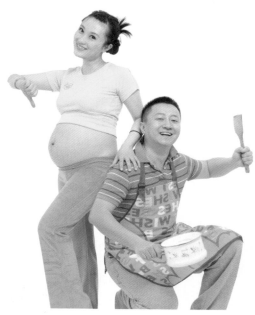

孕妈妈会出现不同程度的早孕反应，往往会使孕妈妈饮食习惯发生改变，甚至恶心、呕吐，不能进食，影响营养素的摄入。严重孕吐，使碳水化合物摄入过少，导致脂肪分解过多，产生大量酮体蓄积于孕妈妈血液中，发生酮中毒危及胎宝宝。而且有研究认为，胎宝宝若吸收了羊水中的酮体可能对大脑发育有不良影响。所以，孕早期主要应合理调配膳食，防止严重孕吐。

对轻度孕吐者，要鼓励进食，补充足量的B族维生素。饮食以清淡易消化为宜，避免油腻食物，可采用少食多餐的方法。尽量选择含优质蛋白质的食物，如奶类、蛋类、鱼类、水果。也可适量使用一些强化食品以增加营养素的摄入。每日至少摄入粮食200克加鸡蛋1~2个与瘦肉50克，以维持孕妈妈的最低需要。蔬菜、水果是碱性食物，应尽量食用。在食物的烹调上可以多用酸味或凉拌，以引起孕妈妈的食欲。多食用些牡蛎、贝类、坚果、花生、芝麻等含锌食物，准备怀孕前3个月至怀孕后3个月都要按规定服用叶酸，以预防胎宝宝神经管畸形。

妊娠中期

这个阶段胎宝宝生长速度加快，

每天增重大约在8克左右，骨骼、牙齿、五官和四肢都已开始成型，大脑进一步发育。在这个期间孕妈妈的妊娠反应已消失，食欲大增。食物的品种和数量都应增加，以保证摄入足够的热能和营养素。但要注意营养的合理搭配，而不是吃得越多越好。因为胎宝宝身体生长需要蛋白质，脑细胞的增长也需要大量的蛋白质补充，所以，蛋白质若严重供应不足，不仅胎宝宝生长的速度缓慢，重要的是脑细胞的生长、增殖也会受到很大的影响。当蛋白质严重缺乏时，胎宝宝脑细胞数量将比正常胎宝宝减少60%以上，自然会使智力低下。所以，这个阶段孕妈妈大量补充优质蛋白质是非常重要的。蛋白质中有动物蛋白，如鱼、肉、蛋、奶等；而植物蛋白中的豆制品，也是既经济又实惠、还容易吸收的优质蛋白。无论哪种蛋白，只要是保证每天所需量，胎宝宝即能健康的成长。素食及偏食的孕妈妈尤其要注意蛋白质的补充。

胎宝宝生长不只是长肉，骨骼也要迅速增长。如果怀孕4个月以后，孕妈妈出现小腿肚子频繁抽筋、腰酸背痛等症状，这些症状都与缺钙有很大的关系。所以，在这个时期要多食含钙丰富的食品，必要时，在医生指导下补充钙剂。同时，还要经常到户外活动，多晒太阳，这是因为钙的吸收需要有维生素D的帮助，才能沉积到骨质中。必要时补维生素D，但应在医生的指导下使用。食补虽然是钙最好的来源，但因孕妈妈需求钙量约1100～1200毫克/日，只靠食物补充很难达到，所以除每日应喝牛奶250～500毫升外，还应补充钙片1000～1500毫克。另外，注意芝麻酱、豆腐、海带等含钙较多的食物的补充。

孕妈妈要特别重视补铁，因为铁是制造血红蛋白的原料。铁的缺乏会对胎宝宝智力发育造成不可弥补的影响。孕妈妈直接服用铁剂是达到生理需要的非常捷径的办法。但是铁剂对胃肠道有一定的刺激作用，很多孕妈妈服用后会感到恶心、呕吐，甚至出现腹泻，所以一定要在餐后服用，同时加服维生素C，可促进铁的吸收。

妊娠晚期

妊娠最后3个月胎宝宝的体重增长约占整个孕期的一半，是生长最快的阶段。而且这个阶段胎宝宝体内还需储存一定量的钙、铁等营养物质，为了满足这些需要，孕后期的膳食要增加优质蛋白、钙、铁的摄入量，每日的膳食组成中谷类仍为400～500克；肉、禽、蛋、鱼需增至150～200克；每周2次食用动物肝脏或动物血，也可按世界卫生组织的建议，补充硫酸亚铁每日300毫克，分3次口服；有条件者，牛乳或豆浆增至440毫升，其他与孕中期相同。另外，孕妈妈的饮食中应该混合杂粮及纤维食品，以补充维生素，预防便秘。有水肿的孕妈妈要严格控制食盐摄入量。当然，这个阶段的胎宝宝较大，子宫体积增大，孕妈妈常会感到胃部不适或饱胀感，此时可少食多餐。

当然，妊娠末期的饮食直接影响孕妈妈的体重，如果体重增长过多，有可能发生妊娠水肿、羊水过多、妊娠高血压综合征，这时要密切注意血压及蛋白的变化。一旦异常，应及时看医生，及早处理。对于体重增长快，出现休息后水肿不消失的情况，孕妈妈首先要减少食盐的用量，每日小于4～5克，因为盐可以使水分潴留在细胞间质使水肿加重，使血管紧张素增加，肾素分泌过多，引起妊娠高血压综合征，严重时会发生抽搐，危及母子生命。

》》》 分娩期 《《《

分娩期是指有规律宫缩开始至胎宝宝娩出的阶段，此期间孕妈妈会进行一系列剧烈的体力劳动，必须要有足够的可口的饮食保证才能完成，所以在产程中应尽量多吃些自己喜欢的易消化的热量高的食品，如挂面、米粥、果汁、酸奶、鸡蛋、巧克力等食品。

"艺术胎教"可以塑造孩子的先天气质

孕期学习一点美学知识，不仅能提高审美能力，培养审美情趣，而且可以美化人的内心世界。孕妈妈学点美术知识，能陶冶情操，改善情绪，使胎宝宝置身于美好的母体内外环境，受到"美"的熏陶。

孕妈妈学习美学知识，重点在于是否从中体验到"美"的感受。比如庭院布置、宝宝装和孕妈妈装的设计、编织、烹调技术及美容护肤等，都不乏美学知识。很多孕妈妈，在孕初期就和丈夫一起在庭院里种上花草，在房间贴上美丽聪慧的宝宝插图；有的自己设计缝制宽松而优雅的孕妈妈装，穿着舒适而高雅；有的虽然工作忙碌，仍利用闲暇，给宝宝织毛衣、毛袜；还有的利用业余时间学习烹调技术，做上1～2道可口新鲜的饭菜，供全家享用；甚至有的还学习一些美容知识，了解孕期皮肤特点及化妆品的种类等。

孕妈妈还可以和丈夫一起去看画展，边欣赏边谈论自己的观点。有些美术作品要反复玩味，经常揣摩，才能品赏出艺术的纯美，产生美的感受和遐想。欣赏的同时，如能顺便翻阅一下画家的传记或美术史书，就会更添雅兴。有条件的可以在孕妈妈卧室挂一两幅名画，或者在床头放几本漫画、幽默画，夫妻俩一边欣赏，一边谈笑，会给生活带来无限的情趣和欢乐；其实儿童画册也很有趣，弄几本儿童内容的连环画册，放在床旁，不时翻翻，也会产生童趣，使你依稀感到宝宝就依偎在身边，由衷地体会到将要做妈妈的自豪和幸福，而不是莫名其妙地担心和茫然。

孕妈妈进行画画、剪纸、编织等活动，也能够帮助胎宝宝感受美学。心理学家认为，画画不仅能提高人的审美能力，产生美好的感受，还能通过笔触和线条，释放内心情感，调节心绪平衡。画画具有和音乐治疗一样的效果，即使不会画画，孕妈妈在涂涂抹抹之中也会自得其乐，笑在其中。

剪纸，也是一种胎教。可以先勾画轮廓，而后细细剪，剪个胖娃娃，或孩子的属相，问题不在于剪的好坏，而在于进行艺术胎教的过程中向胎宝宝传递爱和美的信息。

胎教的实践证明，孕期勤于编织的孕妈妈，所生孩子"手巧而心灵"。运动医学研究证明，用筷子夹取食物时，会牵动肩、胳膊、手腕、手指等部位30多个关节和50多条肌肉。这些关节和肌肉的伸屈活动，只有在中枢神经系统的协调配合下才能完成。手指的动作精细、灵敏，可以促进大脑皮层相应部位的生理活动，提高人的思维能力。利用这种原理，开展孕期编织艺术，通过信息传递的方式，可以促进胎宝宝大脑发育和手指的精细动作。孕妈妈可以自己设计图案，给宝宝织一些毛衣、毛裤、毛袜等，可以用钩针钩织婴儿用品，有兴趣的还可以绣绣十字绣等。

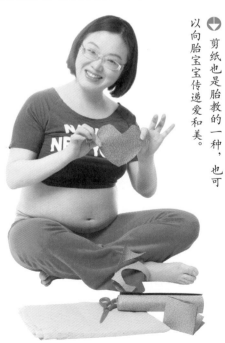

剪纸也是胎教的一种，也可以向胎宝宝传递爱和美。

准爸爸参与胎教才是完美胎教

准爸爸是孕妈妈最亲密的人，准爸爸的言行举止，不仅影响着怀孕妻子的情绪，也影响着腹中胎宝宝的健康发育。所以说，胎教不应该只有孕妈妈一个人进行，而应由夫妻双方共同进行。准爸爸在创造良好的胎教环境、调节孕妈妈的胎教情绪等方面发挥着重要而深远的作用。

声学研究表明，胎宝宝在子宫内最适宜听中、低频调的声音。而男性的说话声音正是以中、低频调为主。因此，准爸爸在与胎宝宝对话、给胎宝宝唱歌的过程中，将发挥无可比拟的作用。准爸爸应该坚持每天对子宫内的胎宝宝讲话，让胎宝宝熟悉自己的声音，唤起胎宝宝最积极的反应，有益于胎宝宝出生后的智力及情绪稳定，这一点是妈妈无法取代的。

研究发现，没有经过胎教的新生儿，对不熟悉的女性逗乐也会表现出微笑，而爸爸逗乐则反而会哭。这正是宝宝从胎宝宝期到出生后的一段时间里，对男性的声音不熟悉所造成的。为了消除宝宝对男性的不信任感，妊娠5个月后准爸爸应对胎宝宝讲话。开始时用平静的语调，随着对话内容的展开再逐渐提高声音，千万

不能突然发出高音而惊吓到胎宝宝。

准爸爸在开始和结束对胎宝宝的讲话时，都应该用能抚慰及能促使胎宝宝形成自我意识的语言对胎宝宝讲话。比如这样的开场白："宝贝（或者叫乳名），我是爸爸，我会天天和你讲话，我会告诉你外界一切美好的事情。"准爸爸应将每天讲的话题构思好，最好在当天的"胎教日记"中拟定一篇小小的讲话稿，稿子的内容可以是儿歌、故事、对孩子的期盼、工作的经历、未来的畅想，等等。对话结束时，要对胎宝宝给予鼓励："宝贝学习很认真，你是一个聪明的孩子，但愿我对你讲授的一切都能对你将来的人生有用。好吧，今天就学习到这儿，再见！"美国佛罗里达州的爱温夫妻进行胎教的实验证明：只要准爸爸一开口讲话，胎宝宝就动一下表示反应，十分有趣。

另外，为了塑造两代人，建议作为家庭顶梁柱的准爸爸，在胎教中应做好以下几件事：

① **怀孕前的准备：**夫妻要共同选择妊娠的最佳时机，如工作、学业、经济状况、住房、年龄、健康状况，宝宝出生后的教养等问题，如果条件合适，应选择身体、情绪、智力最佳时怀孕。同时要在妊娠前和孕妈妈共同学习孕期保健知识。

② **帮助妻子消除紧张心理**：妊娠将给孕妈妈带来生理和心理上的变化，情绪容易波动，准爸爸无论工作多忙，都要关心体贴妻子，将妻子从忐忑不安中解脱出来，使孕妈妈感到幸福快乐。准爸爸要豁达开朗，主动承担部分家务，避免孕妈妈从事较重的家务劳动，保证妻子有充分的休息和睡眠。

③ **创造良好的胎教环境**：应安排妻子远离噪声和污染的环境，多陪妻子到环境优美、空气新鲜的地方散步或度假；帮助妻子丰富精神文化生活，一起欣赏品味高雅的文化艺术作品，一起欣赏优美、舒缓的音乐，还可以随舞曲跳些轻柔舞步等，以达到愉悦心情，稳定情绪的目的。避免妻子受惊吓、悲伤、忧虑，更不要看凶杀、暴力和色情刺激的电影、电视节目。

④ **做好对话胎教，记好胎教日记**：胎教日记里应该记录下每天准爸爸妈妈为胎宝宝成长所做的胎教内容，胎宝宝的反应，准父母的生活工作、重大事件、天气及当天要闻等。胎教日记是"爱"的记录，是胎宝宝成长的"珍贵史料"。只要准备怀孕，就应开始每天记录，如果耽误了几天，也不要因此而停止，以此表示对宝宝的爱和尊重。胎教日记的形式不限，以自己喜欢的方式写出来就好。

⑤ **学会数胎动、听胎心、测子宫底高度、腹围**：以此来了解胎宝宝发育状况。

⑥ **临产前后的责任**：帮助妻子消除对分娩的担忧，了解有关分娩的知识，还要帮助妻子做安产体操，争取自然顺产；准备好住院用品，了解入院手续的办理；临产后陪妻子度过分娩；产后协助妻子做好母乳喂养和新生儿喂养；抓紧时机进行出生后早期教育。

准爸爸的作用非常重要，有准爸爸的参与才是美满的胎教。

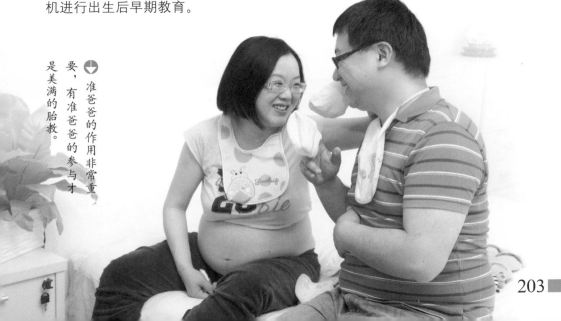

胎教日记是"倾注爱"的记载

记胎教日记是孕妈妈对胎宝宝爱的一种表达方式，孕妈妈最好能养成写胎教日记的习惯。记胎教日记可以让自己的内心远离闹市和喧嚣，置身柳暗花明的通幽处，心中冥想胎宝宝的模样，胎宝宝在干什么，把自己的想象写在日记里。天天记录既寄托了对宝宝的无私爱恋，谆谆教诲，也使自身心灵得以净化，浮躁的情绪得以宁静。

记胎教日记的格式和内容不受限制。喜、怒、哀、乐以及孕妈妈对宝宝的爱都可记录，只要是自己真心想给宝宝诉说的、真心企盼的都可以真诚地记录下来，这是你和胎宝宝的秘密，可以自由发挥和书写。当然，如果在妊娠的不同阶段，做一些针对性的记录就更好了。如宝宝出生前写写自己为迎接胎宝宝出生所做的心理和物质准备，出生后写写育儿纪实和心得感悟等，这是一件多么伟大而有意义的事情啊！

如果孕妈妈整天愁眉苦脸、焦躁不安，子宫环境也将会跟着越变越差，并最终对胎宝宝造成不好的影响。这种负面影响常常在孩子出生后持续很久，甚至到成年。在孕期孕妈妈往往都会有一种不安的感觉，而写胎教日记不但可以更加了解自己，同时也会更加理解别人，会平静地面对现实，加深对胎宝宝的爱和教养孩子的责任感。自己的想法会更加积极。与丈夫一起写日记还可以增进夫妻之间的感情。丈夫和妻子将会变得更加亲密，孕妈妈也会得到一种情绪上的安慰，这种安慰则会自然而然地提升胎教的效果。

当然，写日记并不像说话那么简单，有些孕妈妈即使意识到了有写日记的必要，也未必知道该写些什么。有的时候甚至会觉得这是一件比以前写作业还要困难的事情。一切胎教方法的根本都是让孕妈妈内心变得更加愉快，写日记也是一样。记录孩子的成长过程并用爱心去进行写作，这就是它的根本所在。孕妈妈首先可以买一个自己喜欢的笔记本，比如学生专用的笔记本或是带有漂亮图片的手册都是不错的选择。然后孕妈妈要把买来的日记本放在最显眼的地方，以便在任何时候都可以记录。孕妈妈还应该把日记当作是自己在怀孕期间最亲密的朋友，与其分享所有的秘密和心里话。

日记的形式并不固定。孕妈妈可以把它写得很长，也可以写得很短，甚至写成一封信也没有关系。建议孕妈妈在睡觉前像与胎宝宝进行交谈一样把自己想说的话写成一封信。有一点非常重要：一定要坦率地对待自己。每天都写日记固然是一个很好的习惯，但也没有必要过于较真。孕妈妈完全可以根据自己的意愿，在特别想与胎宝宝对话时，以及有特殊事件发生时再写日记。

在写日记时，孕妈妈应该从心里跟胎宝宝进行对话。除了文字内容以外，孕妈妈还可以把B超检查的照片贴在日记本里。如果能拍下自己每个月发生的外貌变化并贴在日记本里，今后也一定会成为美好的回忆。在宝宝出生以后孕妈妈可以把这本日记当作礼物送给他，一定会比千言万语更能传达自己心中的深厚爱意。

一本好的胎教日记应该包括怀孕期间孕妈妈和宝宝的所有身体变化：刚刚得知怀孕消息的日子，第一次感觉到胎动的日子，在B超检查时看到胎宝宝模样的日子，听到胎宝宝心脏跳动的日子等，这些内容孕妈妈都可以把自己的喜悦和神秘感一一记录下来。孕妈妈还可以把在胎教过程中读过的诗句或播放的音乐，以及自己和丈夫之间的深厚感情，还有对孩子的无限期待等全部作为日记的内容。

写完一篇日记后还可以自己朗读出来，胎宝宝一定会对准爸爸妈妈充满爱意的声音产生好感，这样一来就顺便起到了"对话胎教"的作用。孕妈妈可以用阅读童话书的方法来阅读日记。如果孕妈妈感到写日记让自己压力很大，可以偶尔尝试一下写信的方式。信写完之后，可以用舒适的姿势躺下来并大声地朗读给胎宝宝听，进而来传递父母的深厚爱意。

如今记录胎宝宝成长过程并写成胎教日记已经形成了一种潮流。越来越多的孕妈妈把胎教日记贴到育儿专题网站上。甚至还有一些热心的女性开始发表"怀孕预备日记"，不但如此，我们偶尔还能看到一些准爸爸们写的相关文章。

写日记也属于胎教范围，孕妈妈和准爸爸可以通过记录日常生活中的点点滴滴来向胎宝宝传达爱意。

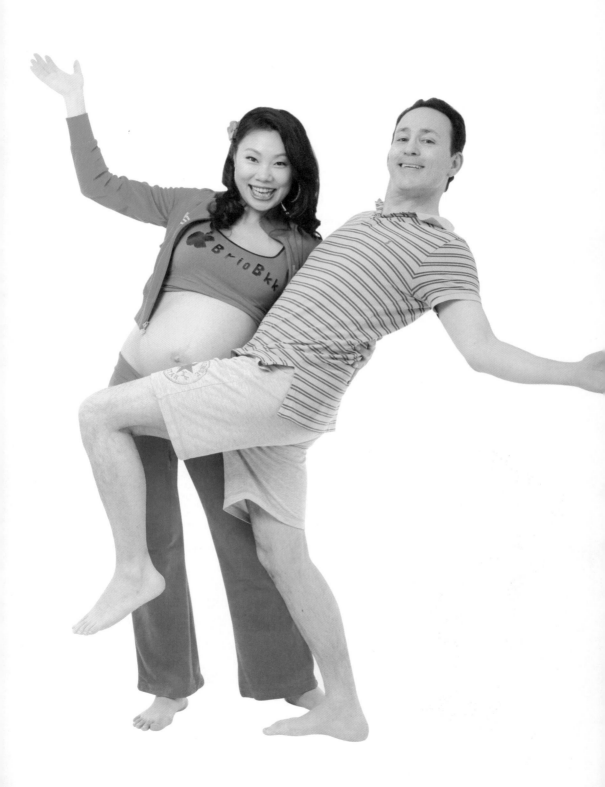

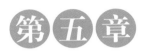

第五章

一朝分娩

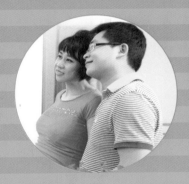

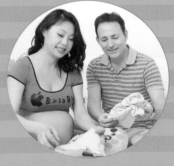

分娩准备

 孕妈妈入院必备生活用品清单

妈妈用品	作用
洗脸盆（2个）	分别洗脸和泡脚
擦身用浴巾（1~2条）	纯棉、吸水、保暖，沐浴必备。除了擦身体，还可以当被子盖，侧着喂奶时还可以垫在宝宝身后免得他费力
水温计（1个）	防止着凉，清晰显示洗澡水温度，不含水银，使用安全
哺乳文胸（2件）	便于喂奶，可换洗
开胸的上衣（2件）	便于喂奶，可换洗
卫生纸（1提）	用于产后垫在身体下面
软毛的牙刷（1把）	用于产后刷牙
卫生巾（4包）	用于解决妈妈个人卫生问题
袜子（2双）	产后要立即穿上袜子，防止脚部着凉
照相机和DV	在第一时间给小宝宝拍照留念
就诊卡、挂号证、围产手册或病历、各项化验单、特殊检查报告单等孕期资料	如果有献血证也要带好，以防万一
身份证、户口本	用于办住院手续
现金或者银行卡	用于交住院押金

① 最重要的入院所需物品千万要放在一起，包括挂号证、就诊卡、围产手册、现金或者银行卡。最好准备一个书包，便于携带，以防临产时手忙脚乱。

② 一般医院会给孕妈妈和新生儿准备一些物品，不过各个医院的具体情况会有所不同，最好提前打听清楚哪些物品是需要准备的，一些医院提供的就不必费力带到医院去了。

③ 最好在宝宝出生前就确定男、女宝宝名字各一个，有些医院要求出生后就办理出生证。

④ 如果之前签订过脐血保存协议，一定不要忘记带上脐血收集袋和脐血库的联系电话。

⑤ 产后用品和小宝贝的物品可以先不带到医院，等到分娩后再让家人送来。

新生宝宝用品清单

宝宝用品	作用
奶瓶（3个）	一大（240毫升），两小（150毫升），宽口的易清洁
奶嘴（5个）	小号、十字开口，如果决心要母乳喂养，奶嘴可以先不必买多。一大两小的奶瓶上带的奶嘴就够了
奶粉（2罐）	这是纯人工喂养的量。如果决心母乳喂养就不要买。但要准备刚生完宝宝没奶要喂给宝宝吃的，婴儿换奶粉是很麻烦的，所以一定要提前选好
奶瓶奶嘴刷子（1个）	清洗奶瓶奶嘴，旋转式的可以将奶瓶快速洗刷干净，非常省力
奶粉盒（1个）	定量存储奶粉，携带方便
奶瓶清洁液（1瓶）	专门清洗奶瓶餐具、玩具
消毒锅（1个）	消毒奶瓶、奶嘴、吸奶器
食物料理器	可榨汁、磨泥、过滤及捣浆

宝宝用品	作用
奶瓶及奶嘴夹（1个）	处理已消毒的奶瓶、奶嘴
婴儿碗、勺（1套）	不易洒水。初生婴儿也需要。宝宝在医院里吃药、喝水都需要
吸奶器（1个）	喂母乳的话，吸奶器是个非常有用的东西，不仅在刚开始奶涨的时候可以免去手挤的痛苦，更为以后妈妈外出、上班提供了方便
洗澡盆（1个）	给宝宝洗澡用
沐浴床（1个）	浴盆配合浴床使用，安全、省力
洗脸盆（2个）	分别洗脸和洗屁屁
纱布手帕（2包）	可以洗澡和洗脸用
小毛巾（2条）	分别擦宝宝的小屁屁和脸用。可以纱布手帕多买几条，毛巾少买几条
衣服（3套）	和尚袍，纯棉、柔软、舒适、吸汗
帽子（2个）	为头部保暖用
护脐带（2条）	保护新生儿脐痂，如果带的太松反复摩擦宝宝肚脐反倒起了反作用，所以新妈妈一定要注意
肚兜（2个）	为宝宝的小肚肚保暖
纱布尿片（2～3包）	垫宝宝的小屁屁用
棉质内衣（6件）	最好是绑带式的和尚袍
连体衣（4件）	蛤蟆衣
外套（2件）	不要扣扣的
袜子（2双）	为宝宝的小脚保暖
纸尿裤（1包）	一定要一包包的买，因为宝宝长得快，买多了很容易因穿不上造成浪费

宝宝用品	作用
婴儿专用指甲钳（1个）	可避免剪伤婴儿手指
电子体温计（1个）	快速测温、方便准确
婴儿洗衣液（1袋）	初生宝宝皮肤幼嫩，不能用成人的洗衣粉洗衣
婴儿洗发水（1瓶）	清洁污垢、滋润营养，无泪配方
婴儿润肤露（1瓶）	防止皮肤干燥，去除坏死的皮肤层和污物
婴儿爽身粉（1瓶）	保持皮肤干爽，预防皮肤过敏和尿布疹
婴儿护臀膏（1盒）	改善尿布症、褥疮和湿疹等症状
湿纸巾（若干）	用量很大，多准备几包
棉签（1包）	清洁耳垢、鼻孔和皮肤
婴儿安全梳/刷（1把）	圆头梳防止划伤头皮，刷子可刷去新生儿头皮上的胎癣
枕头（1个）	宝宝月子里是睡头型最关键的时候，此时有一个定型枕最好。住院的时候医院就准备有一个枕头差不多有3厘米厚，主要是初生婴儿容易吐奶，枕高点会吐得少一些。记得枕的时候要脖子和头都枕上去
婴儿床（1张）	四周栅栏的空隙不要过大
包被（2条）	防止尿湿床单
防漏尿垫（2张）	棉花的，不要太厚，要有大有小
包被（2条）	软硬合适的
床垫（1个）	防止宝宝踢被子
毛毯（1条）	为宝宝保暖用
床单（2条）	纯棉质地的
蚊帐（1个）	夏天的时候防蚊必备

提前需要做好的几种准备

经过10个月的妊娠期，胎宝宝就要出生时，年轻的孕妈妈和准爸爸都会紧张、兴奋，还有点儿不知所措。这个时候要做的工作既复杂又具体，所以全家人要细心准备，为可爱的宝宝做好体贴又周到的安排。

工作准备

分娩前应做好工作上的交接。生宝宝对于孕妈妈的工作无疑是一个很大的挑战，所以最好提前几个月就开始逐渐与接手同事沟通，把工作交接好。这样可以让自己和同事都有一个逐渐适应的过程，而且也为临产前的必要休息打好基础，以免出现早产，而工作没有交接，给单位造成不必要的麻烦，自己在生宝宝和坐月子时也不能安心。

经济准备

住院分娩离不开经费支持，所以在孕妈妈入院分娩前，就要做好经济准备。可以将定期存款改为活期，放在随时可以取用的银行卡上，要清楚卡上的金额；准备好个人医疗卡，做到有备无患。在住院分娩期间，家人要保管好所有医疗费用的单据，以便过后进行整理和报销。总而言之，经费上一定要做好预算并留出一些应对预想外的支出。

思想和知识准备

入院分娩前，准爸爸孕妈妈要充分了解关于分娩的必要知识，了解临产的征兆、分娩的过程，做到心中有数。

在孕晚期出现阴道见红、破水或阵发性腹痛时，多为临产征兆，应立即去医院。最好事前与医院沟通，初步了解自己的分娩方案和分娩过程。只有做好思想准备，才能泰然处之，避免不必要的紧张和恐慌。

为即将出生的宝宝做好物质准备

为了迎接家中新成员的到来，准爸爸妈妈要做好充分的准备。上面已经为大家列出单子，可以按单子提示提前为新生宝宝准备好必需品，以免到时手忙脚乱。

看护准备

提前安排好住院期间和坐月子时的看护工作也很重要。宝宝的顺利出生，给家庭带来很多幸福和快乐，但同时也增加了许多家务负担。事先做好看护准备可以安然度过这一段"非常时期"。先确定好分娩的医院和坐月子的地方，根据家人具体情况，做好分工合作，如老人们体力不好，可以分担照顾一下新妈妈的营养餐制作，新爸爸负责每日看护新妈妈。如果有需要，还可以根据自己的经济情况，请一个专职的保姆或者到正规医院或公司请专业"月嫂"帮忙照看产妈妈和宝宝。这些护工受过专业培训并有一定的新妈妈、新生儿护理知识，对于第一次迎接小宝宝到来的新妈妈、新爸爸来说，他们的帮助是十分有用的。

分娩准备

孕妈妈分娩前注意事项

① **个人卫生**：每天洗澡，清洁身体，修剪指甲，但要注意安全，不宜长时间进行热水浴。

② **性生活方面**：临产前严禁性生活，防止胎膜早破和早产。

③ **运动**：禁止做剧烈运动，如跑步、登高等。

④ **外出**：避免独自长时间外出，外出要有人陪伴，万不得已独自外出时，需告知家人，以防突然临产。

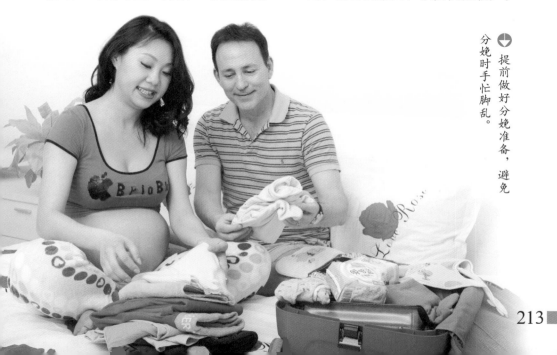

提前做好分娩准备，避免分娩时手忙脚乱。

⑤ **营养**：保证营养，注意休息，多食牛奶、鸡蛋、鸡汤。

⑥ **物品**：清点入院用具，妥善安排分娩回家后所需的用具。把出院时自己和宝宝的所需物品放在显眼位置。

⑦ **日常训练**：进一步熟练分娩的辅助动作，练习呼吸技巧。

⑧ **养精蓄锐**：保持充足睡眠，积累体力。

备好住院时所需要的物品

住院所需物品可以参考上面的内容，将医院和医生的联络信息写在纸片上随身携带。而且所有准备东西事先打好包，放在家中方便拿取的地方，在出现预产症状时可以随时拿到，并快速到达医院。

及早选择分娩医院

>> **孕妈妈身体条件** <<

如果孕妈妈每次产检结果都没有任何问题，而且决定顺产，那么选择就近的医院就可以了。如果属于高龄孕妈妈或者有妊娠高血压等并发症，建议选择专科的妇幼保健医院。

>> **抵达快捷程度** <<

分娩时，车子能否很方便地抵达医院，是否方便协调住院的有关事宜等，也是要考虑的关键问题，所以，除了考虑孕妈妈自己的身体情况外，还要根据居所的地理位置来选择，并且要本着交通快捷、就近的原则选择生产医院。

>> **躲开堵车路线** <<

孕妈妈的家人应提早观察好交通路线，最好将设计好的路线实地走一回，测算一下行程和所需时间。注意观察哪条路不堵车，所选的医院是否身处小巷或白天行车难，选择分娩医院的时候最好提前考察，以免孕妈妈临盆时着急。

如何根据自身的情况选择分娩医院

>> **医疗服务水平是重要指标** <<

选择医院生宝宝，千万不要着急做决定。可以通过多种渠道，了解多家医院产科的情况，或咨询一下身边有过生产经验的朋友、熟人或亲戚。

也可以通过其他渠道收集一下信息，如硬件设施、医生的技术水平等，是否有舒适的检查环境、优质的医疗服务、床位是否紧张、配餐及收费是否合理、病房是否整洁、紧急抢救设备或血源是否充足、能否选择分娩方法、是否倡导母乳喂养、产后有无专人护理和剖宫产率是否很高、新生儿的检查制度是否完善等，这些都是评判一个医院医疗和服务水平高低的重要指标，也是孕妈妈选择医院时的重要参考依据。

硬件、软件水平是否令人满意

要观察医院的病房是否配有先进的电子胎心监护仪，能连续观察并记录胎心率的动态变化，以便确定胎宝宝在宫内的情况是否良好，及早发现胎宝宝在宫内的缺氧状态，减少新生儿窒息、脑瘫的发生率。

另外医院产房分区要严格，配套设施先进，符合无菌操作规范。病区布局要合理，设有普通病房和贵宾病房可选择。

在分娩的方式上，要看是否可以无痛分娩，实施无痛分娩的过程中是否能保证孕妈妈清醒，可参与分娩过程；必要时是否可满足剖宫产和器械助产的需要，这也是需要参考的重要标准之一。

高危孕妈妈要选择条件好的医院分娩

如果孕妈妈属于高龄孕妈妈，即在35岁以上，且在产前检查时发现有健康问题，如妊娠期高血压综合征、妊娠期糖尿病等。最好选择专业性强的妇产专科医院，因为这里的医生每天面对的就诊群体大多数是孕妈妈，他们对孕产期这一过程非常了解。

与医生商量分娩方式

孕妈妈在临近预产期时必须从思想、身体、物质三方面做好住院分娩的准备。住院分娩能及时处理分娩过程中出现的异常情况，使母婴平安。所以，应尽可能住院分娩，遵医嘱提前至医院待产。

选择合适的分娩方式也同样重要。分娩的常用方式主要有自然阴道分娩、人工辅助阴道分娩、剖宫产分娩三种。

自然阴道分娩

胎宝宝发育正常，孕妈妈骨盆发育正常，身体状况也良好，靠子宫阵发的有力节律收缩将胎宝宝推出体外，这便是自然阴道分娩。自然阴道分娩是最为理想的分娩方式，因为它是一种正常的生理现象，对孕妈妈和胎宝宝都没有多大的损伤，而且妈妈产后很快能得以恢复。

人工辅助阴道分娩

在自然分娩过程中出现子宫收缩无力或待产时间过长时，适当加一些加速分娩的药物以增加子宫收缩力，缩短产程。如遇到胎宝宝太大或宫缩无力、孕妈妈体力不够时，就要用会阴侧切、胎头吸引器帮助分娩。人工辅助阴道分娩比自然分娩稍困难些，但医生的帮助也会让分娩顺利进行。

剖宫产分娩

如果骨盆狭小、胎盘异常、产道异常或破水过早、胎宝宝出现异常时，需要尽快结束分娩时应采取剖宫产分娩方式，以确保母子平安。剖宫产手术对妈妈的损伤相对较大。手术本身就是一种创伤，产后的恢复远比阴道分娩慢，而且可能还会有手术后遗症发生。

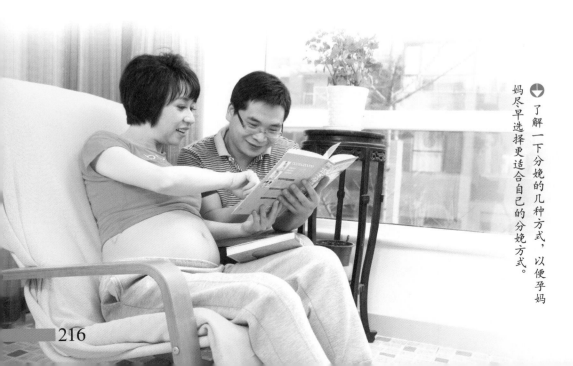

了解一下分娩的几种方式，以便孕妈妈尽早选择更适合自己的分娩方式。

过期妊娠的孕妈妈自己可以做什么

自第39周开始就正式迈入即将分娩阶断了，孕妈妈可以每天2~3次用拇指和食指揉捏乳头半小时以上，临产及分娩的时间大多不会超过预产期太多。建议采取的刺激方式：用手指指腹揉捏乳头、乳晕，两乳按摩交替进行，每侧20分钟，一天做3次。

这种自己动手诱引的子宫收缩有时非常强烈，能达到由催产素引起的子宫收缩的效果，在自己动手诱引子宫收缩以前，应首先询问医生，如出现强烈的子宫收缩，应立即停止及时住院。

预防胎膜早破，辨别是"破水"还是"小便"

产妈妈在阵痛开始以前破水称为胎膜早破。由于胎膜早破流水和小便都表现为有水样物流出，所以产妈妈很难区分破水和小便的差别。两者的主要区别是：如果是小便，流出的水样物较少，产妈妈有意控制后就不再有水流出。而破水则不同，通常流出的水较多，即使产妈妈有意控制，仍见有水流出，这就表明产妈妈破水了。

由于破膜后产妈妈阴道内的细菌可上行感染子宫内胎宝宝，所以需要及时诊断并尽早使胎宝宝娩出。为防止产妈妈分辨有误，在不能确定时，要尽早到医院就诊。如孕晚期医院鉴定胎宝宝是臀位或者胎宝宝头先露未入骨盆，一旦破水建议平卧去医院，防止破水后出现脐带脱垂、胎死宫内等情况发生。

分娩先兆早知道

产妈妈在分娩之前，往往出现一些预示临产的症状，称为分娩先兆。主要包括见红和不规则宫缩（亦称假宫缩）。

产妈妈在分娩开始前24~48小时内，因子宫颈内口附近的胎膜与该处的子宫壁分离，局部毛细血管破裂，产妈妈子宫颈管内原有黏液与少量血液相混合而流出，称为见红。见红是分娩即将开始的一个可靠征兆。但如果阴道出血量较多，超过月经量，则不是见红而是妊娠晚期阴道出血，孕晚期阴道出血有很多原因，而比较危险的因素为前置胎盘或胎盘早剥引起的阴道出血，应及时去医院就诊，而且，应找有经验的医生诊治。

假宫缩是另一种分娩先兆，其特点为子宫收缩持续时间短且不恒定，间歇时间长且不规则，宫缩强度不增加，常在夜间或行走时出现而于清晨消失，活动时出现，而卧床休息时消失。因为产妈妈宫缩只引起轻微腹胀或腹部发硬，无明显腹痛，子宫颈管不缩短及子宫颈口扩张不明显，所以不容易发现，不能及时采取措施。

见红及假宫缩均属临产先兆，提示不久即将临产，产妈妈此时需做好住院准备，待到正式临产时要及时住院。

什么是真正的临产征兆

分娩过程的起始点是临产，通常也是产妈妈需要住院的重要标志之一。临产的主要标志包括：规律宫缩，同时伴有子宫颈管展平、子宫颈口扩张及胎宝宝先露下降。与分娩先兆期的假宫缩不同，临产宫缩的特点为子宫收缩逐渐增强，产妈妈表现为下腹部疼痛越来越强，疼痛的间歇越来越短，如每4～5分钟疼痛一次，疼痛持续的时间越来越长，每次下腹部疼痛持续30秒以上，此时就

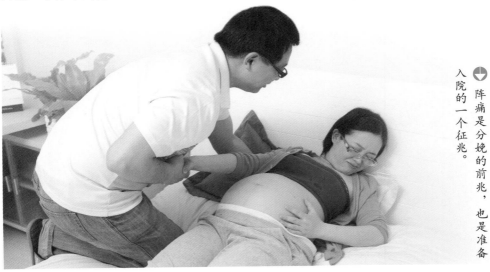

阵痛是分娩的前兆，也是准备入院的一个征兆。

要去医院找有经验的医生就诊。如果是第二胎或者经产妈妈，更要及时看医生，及早住院。入院后，医生会做产程进展检查，发现子宫颈管展平及子宫颈口扩张，这就意味着真正进入产程。

了解影响分娩的四要素

过去将孕妈妈分娩要素归为三点，即产力、产道及胎宝宝。近年来，医生发现孕妈妈精神因素与分娩关系相当密切，所以现在将分娩要素归为四点，即产力、产道、胎宝宝及孕妈妈精神因素。

产道

胎宝宝产出的通道由软产道及骨产道组成。软产道由会阴、阴道、子宫颈、子宫下段组成；骨产道指骨盆。骨盆大小及形状与胎宝宝能否顺利娩出有很大关系，甚至有时起绝对作用，如入口狭窄、骨盆畸形等。妊娠后期通过骨盆测量可以了解骨盆情况，了解后可以及时解决。

产力

产力在胎宝宝分娩中起重要作用，主要指宫缩力，其次为腹肌的收缩力。依靠宫缩力使子宫颈管消失，子宫口逐渐扩张，胎头下降。宫口开全后，由于胎头压迫产生向下用力、屏气的感觉，这时腹肌收缩综合用力，促进胎宝宝能够顺利娩出。

胎宝宝

胎宝宝大小、胎位对于分娩十分重要。如果胎宝宝过大会增加分娩困难。

胎位是指胎宝宝在母体内所处的位置，大约97%为头位、2%～4%为臀位、2%～5%为横位。头位是正常胎位，臀位及横位是异常胎位。即使是头位，由于头的屈伸程度不同，胎头与骨盆的关系不同可能也会有异常情况发生。一些异常胎位需要在产程中由医生检查发现，并根据情况给予处理，最终才能顺利娩出。

精神因素

产妈妈在分娩过程的精神状态，对胎宝宝的顺利分娩有很重要的影响。紧张、害怕、担心都有可能造成难产的发生。

产道、产力、胎宝宝及精神四大要素互相制约，互相影响。只有在产妈妈的配合下，医生根据实际情况全面判断，才能使分娩顺利进行。

信心是自然分娩的保证

孕妈妈不要把分娩当做一件很严重的事情来考虑，生活中避免和家人谈论分娩这个话题，也不要听过来人讲她们分娩的惊险经历。分娩本来就是一个自然的生理过程，是和宝宝共同做出的第一次努力，为了和孩子的初次见面而做出的努力！用这样的想法能暂时转移对恐惧的注意，但不能从根本上消除对分娩的恐惧。

不要提早入院

毫无疑问，临产时身在医院，对于产妈妈来说是最安全、最保险的办法。可是，提早入院等待也不一定就好。因为，医疗设置的配备是有限的，如果每个产妈妈都提前入院，医院不可能像家中那样舒适、安静和方便。而且，产妈妈入院后较长时间不临产，会有一种紧迫感，尤其看到其他一些比自己后入院的产妈妈已经分娩，就会出现焦虑、心情紧张等情况。另外，产科病房内的每一件事都可能影响产妈妈的情绪，这种影响对顺利分娩是不利的。

产妈妈应稳定情绪，保持心绪的平和，安心等待分娩时刻的到来。如果医生没有建议提前住院的话，最好不要提前入院等待。

做好分娩准备

分娩前的准备包括孕晚期的健康检查、心理上的准备和物质上的准备。一切准备的目的都是希望母婴平安。所以准备的过程也是一种对产妈妈的安慰。如果产妈妈了解到家人及医生为自己做了大量的工作，并且对意外情况也有所考虑，那么，她的心中应该有底了，就不会产生恐惧心理。

正视分娩的恐惧

与家人讨论分娩的事情，将各种可能遇到的问题事先想清楚，同时找出每个问题的解决方法。做好分娩前

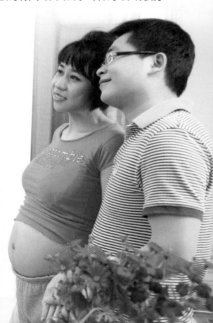

孕妈妈要保持放松的心情，以平和的心态迎接即将到来的分娩。

的物质和心理准备，这样就不会临时手忙脚乱，还可以帮助产妈妈稳定情绪。

掌握与分娩有关的知识

人的恐惧大多是由于缺乏科学知识胡思乱想而造成的。在怀孕期间，建议产妈妈看一些关于分娩的书，了解整个分娩过程后，就会以科学的头脑去取代恐惧的心理。这种方法不但效果好，而且还可增长知识。

 # 要不要选择无痛分娩法

自古以来，分娩总是和疼痛联系在一起，近代产科十分重视产时镇痛问题。无痛分娩法大体可以分为四类：心理疗法、药物镇痛、针刺麻醉法、气功法。

心理无痛分娩法是1933年英国医生里德提出的学说。他认为对分娩产生恐惧和不安，身体的肌肉就变得紧张，影响产程的进展，在这种恶劣的条件下疼痛会越来越严重。里德医生认为，为了消除产妈妈对分娩认识不足而进行产前教育和为消除身体紧张而进行一些辅助练习动作，这样有95%的产妈妈能比较轻松地分娩。1949年又出现了巴甫洛夫条件反射学说的精神预防无痛分娩法。通过产前教育使产妈妈理解妊娠分娩，通过妊娠期体操锻炼肌力，通过呼吸法辅助练习达到无痛分娩的目的。近年来，我国也开展了对产妈妈的产前教育，并且开展导乐待产，这些方法对于消除产妈妈的恐惧和紧张有着明显的作用。

药物无痛分娩法主要分为全身麻醉和局部麻醉。部分对疼痛敏感或患有某些合并症的产妈妈，可使用药物镇痛。但是麻醉是否对产程及新生儿造成不好的影响的问题，医生正在不断研究。

针刺麻醉及气功镇痛也在不断尝试之中。

产生分娩疼痛的因素，在临床观察中证明，分娩疼痛与产妈妈的精神状态有密切关系，恐惧（怕难产、怕失血、怕手术）、焦虑、疲惫、缺乏信心以及周围环境的不良刺激，如其他产妈妈的喊叫声、医务人员的服务态度等，都能增加产妈妈的痛感，以致对轻微疼痛产生强烈的反应。

严重疼痛会使子宫收缩和子宫颈口扩张的协调关系失去平衡，从而导致产程进展不顺利。因此，对严重疼痛的产妈妈，通常需要采取措施，减轻或消除疼痛，以使分娩过程顺利进行。

学习促进自然分娩瑜伽功

孕妈妈在孕期练习瑜伽，对顺利分娩有很大好处。主要表现在：有利于缓解孕期紧张情绪，感情愉悦充满活力；按摩五脏六腑，调理内分泌，减缓妊娠反应；促进血液循环及消化功能，缓解孕期常见的不适感；有助于增强骨盆和脊椎的灵活性，减缓孕期腰酸骨痛，加强身体的力量，有利于分娩；锻炼肌肉的弹性，有助于产后形体的恢复；与成长中的胎宝宝建立更亲密的连结；分娩过程中会用到的肌群有盆底肌、产道、会阴等，在孕期瑜伽中都能得到很好的锻炼，分娩时更容易听从身体发出的信息及指令，有助于缩短产程，是顺利自然分娩的良好保障。

对于大多数孕妈妈来说，孕程13～28周可以制订一些分娩的锻炼计划，不仅可以使胎宝宝得到良好的胎教，而且对妊娠心理和身体的健康以及顺利分娩都是非常有必要的。

第一产程

孕妈妈怀孕到40周左右，伴随着有规律的宫缩，以及见红之后，期盼已久的第一产程到来了。产妈妈可利用平缓而深长的呼吸，减缓此时的紧张情绪，保持体力。此时离宫口全开、胎宝宝娩出还需要一定的时间，所以要尽量放松，因为分娩真正用力是在第二产程。

在孕期瑜伽中，背靠墙壁挺直脊柱，分开双腿，双手交叉，配合呼吸缓缓下蹲，并保持姿势。这样有助于打开盆骨，减轻腰背酸痛，孕后期有利于胎宝宝更好入盆。利用金刚坐，双膝跪地，臀部坐在分开的两个后脚跟上，双手自然舒适地搭在双腿上。每次吸气收紧产道、会阴、肛门，感觉子宫口是一个凝聚点，一点一点提升这些部位的肌肉。每次呼气缓缓地放松这些部位的肌肉，每次训练的时间不要过长，要循序渐进，不要伤害到胎宝宝和自己的生殖器官。

第二产程

当第二产程到来之时，宫口大开，感觉像是要大便。这个时候便是娩出胎宝宝头部的最重要时刻，一定要用鼻子深吸气，用力地挤压腹部，使力量向产道延伸，中途换气，继续用力，在手、脚、产道、腹压的共同作用和胎宝宝努力配合之下，很快就可以将胎宝宝的头部推出产道。头部出来后，不要马上用尽全力把胎宝宝全身推出，以免伤害胎宝宝幼嫩的小肩和锁骨。这时稍歇片刻，助产师托住宝宝头部，并且会告诉产妈妈可以用力了，这样在助产师的托抚之下，小小的倾斜，就能让胎宝宝的双肩顺利地娩出。在胎宝宝和产妈妈共同的努力之下，母婴会平安共渡难关。

第三产程

第三产程娩出胎盘，已经是顺理成章的事情了。胎盘娩出后，产妈妈可以静静地休养生息了。

虽然孕期瑜伽对产妈妈生产非常有好处，但是要在专业指导老师的正确指导下练习，尤其是有特别医嘱的产妈妈一定要格外注意。

了解拉梅兹分娩法

拉梅兹分娩法首创于前苏联，最后被法国的拉梅兹所采用。目前，拉梅兹分娩法在俄罗斯、美国及英国等国家广泛应用。拉梅兹认为，不管产妈妈多么放松，都会感到分娩疼痛。所以产妈妈可通过以下方法减轻分娩疼痛：

① 了解一定的分娩知识可减轻或消除分娩疼痛。

② 学习如何放松自己，注意自己的变化有助于克服分娩时的疼痛。

③ 每次宫缩时，通过练习分娩呼吸来分散注意力，减轻分娩疼痛。

为什么要做会阴侧切

产妈妈在分娩时经常会需要做会阴侧切术，它是会阴切开术的一种，是产科常见的助产手术。尽管女性阴道内有许多黏膜皱褶和弹性纤维，妊娠后在激素作用下增加了弹性和扩张性，分娩时利于胎宝宝自然娩出，但毕竟有些情况下胎宝宝通过阴道有困难，有可能造成会阴裂伤，严重裂伤可累及直肠，造成不良后果。会阴侧切术是对会阴组织的一种保护措施，避免造成会阴的严重裂伤。同时，会阴侧切术可减轻产道对胎宝宝脑部的压迫，减少新生儿颅内出血等症状发生。

会阴侧切术主要适用于以下几种情况：

① 产妈妈患有心脏病，妊娠高血压综合征等并发症，需要缩短第二产程。

② 产妈妈会阴组织弹性差，胎宝宝较大。

③ 需要用产钳或胎吸助产术的产妈妈。

④ 防止早产儿发生颅内出血等情况。

哪些情况需要做产钳助产

产钳助产术是产科常用的解决难产的手术。产钳的设计是十分科学合理的，由金属材料制成，分为左右二叶。正常情况下，产钳的左、右二叶分别放置在胎宝宝的耳部，医生依靠均匀用力，帮助胎宝宝娩出。顺利的产钳助产对新生儿没有不良影响。

目前临床上已经不再提倡在胎宝宝头位置比较高的情况下使用产钳助产，绝大多数情况都是低位产钳助产。因为高位产钳助产比低位产钳助产造成胎宝宝损伤的概率相对要高。

产钳对母体和胎宝宝损伤小，使用方便，术前不需要复杂的准备，只需会阴局部麻醉下行侧切术。产钳是用于第二产程的助产方法。第二产程宫口开全，胎头位置比较低，如果出现紧急情况，如胎宝宝宫内窒息，胎心出现异常，产妈妈衰竭，宫缩乏力等情况下利用产钳助产结束分娩。而行剖宫产则有许多不利条件，因此产钳是剖宫产所不能代替的助产方法。

产钳助产术适用于以下情况：

① 第二产程延长。

② 胎宝宝宫内窘迫。

③ 产妈妈患有某些合并症，如心脏病、妊娠高血压综合征等。

④ 产妈妈衰竭，宫缩乏力等情况发生时。

什么是呼吸助产法

呼吸助产法是产妈妈在分娩时利用调整呼吸来达到减轻痛苦的方法，目前在临床上应用广泛。

呼吸助产法的好处

① 可以缓解产妈妈分娩时的疼痛，使分娩顺利进行。

② 可以增加血液中的氧气，产妈妈和胎宝宝都会感到舒服。

③ 将注意力都集中到呼吸上，可以避免腹部或其他肌肉徒劳用力，并且有助于宫颈口扩张。

分娩呼吸法要点

分娩呼吸法主要在第一产程的潜伏期和活跃期以及第二产程时应用：

第一产程潜伏期（临产到宫口开大3厘米）

① 宫缩来临时，先深呼吸一次。

② 用鼻子吸气，然后用嘴缓缓吐出。

③ 宫缩终了时，深呼吸一次，务必放松全身。

④ 尽量以平常心理度过这一时

期，储存体力。

第一产程活跃期（宫口开大4厘米到宫口开全）

① 宫缩来临时深呼吸。

② 不要吸气太多或吐气太多，吸气与呼气的呼吸量相等。

③ 轻吐气时1次、2次或3次均可，选择最容易做到的方式。

④ 深吐气时，就像要吹熄蜡烛一样，将气完全吐出来。

⑤ 眼睛注视一个点，仔细听自己的呼吸声。集中注意力，让呼吸有节奏感，与子宫收缩节奏相配合。

⑥ 在宫缩间隙期，一定要全身放松休息。

第二产程（宫口开全到胎宝宝娩出）

① 首先，做两次深呼吸，第三次时屏住气，向肛门方向用力，像解大便一样，用力时间越长越好。

② 感到比较难受时，中间可以休息一下，一次宫缩应用力2～3次。

③ 收缩终了时，深呼吸一次。

分娩呼吸法要在平时多练习，并牢记要领，使自己对分娩信心十足。

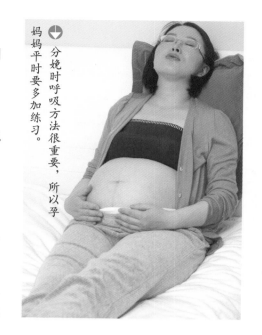

分娩时呼吸方法很重要，所以孕妈妈平时要多加练习。

 ## 是否做剖宫产，要由医生来判定

近20年来，特别是近10年来，我国剖宫产率的上升速度很快，由5%～7%上升到20%～30%，多数妇产医院剖宫产率在40%～50%，而发达国家的剖宫产率则在15%左右。

剖宫产助产术是由于骨盆因素、母体因素、胎宝宝因素、产程中的突发因素等情况下，采取的助产措施，是不得已而为之的措施，绝不是理想的分娩方式。

某些人误认为剖宫产简单快速，产妈妈不必遭受阵痛之苦，胎宝宝不必遭受产道挤压之苦，是生宝宝的捷径；误认为剖宫产宝宝头部不受挤压、聪明等都是错误的想法。

事实上，医学指征的剖宫产不论对产妈妈还是对新生儿都是不利的。

除此以外，剖宫产产妈妈还可能出现麻醉意外，脏器损伤，伤口感染及产时、产后出血，甚至于出血过多不得已切除子宫的可能。因此，剖宫产的适应证要由医生慎重把握，不能轻易做剖宫产手术。

剖宫产对宝宝有什么不利影响

一般来说，剖宫产新生儿死亡率高于自然生产。由于剖宫产新生儿肺部没有经过产道挤压，肺组织含肺液量多，容易发生湿肺与肺不张。有些新生儿体内免疫因子低于正常分娩的新生儿，容易患病。

第一胎剖宫产，第二胎不一定要剖宫产

第一次剖宫产，并不表示下一次一定要剖宫产。产妈妈第一胎如果是因为胎心异常、宫缩乏力而进行的剖宫产，骨盆没有问题，会阴、宫颈条件好，临产时宫缩有力，第二次怀孕完全可以经阴道分娩。不过，医生会根据上次剖宫产的指征对这次分娩方式给予评估。如根据本次妊娠胎宝宝大小、子宫颈成熟情况，产妈妈年龄、自信心等情况作出判断。

什么是"水中分娩"

1977年第一个在水下分娩的新生儿在前苏联诞生了，产妈妈坐在一个宽2米、深0.65米的水池中，水温和正常人体温一致——37℃。产妈妈是等到子宫颈口完全开大时入池的，这个水池就与产房相连。助产士始终在水池里观察、护理，并接产。奥登特博士说："新生儿出世时，像海豚一样，在水中是不会呼吸的。"因为新生儿在妈妈子宫内的时候浸浴在羊水中，条件与水中差不多，温度也一样，故刚离开母体时未受多大刺激，其血液循环仍通过胎盘与妈妈联系着。

当将其托出水面时，接触到空气，加上温度改变引起刺激，他就呱呱啼哭起来，才开始呼吸，所以这样的分娩是安全的。

水下分娩的最大优点是产妈妈痛苦减少。在奥登特博士手下工作的中年护士苏珊·露汀塔，给80名产妈妈试用水下分娩，结果证明产妈妈浸在水中可以减少子宫收缩引起的阵痛，分娩时间从平均17.5小时缩短到5小时，因此受到产妈妈们的欢迎。

水下分娩简便，而且能减少药物、器材的消耗，也减少了难产和剖宫产的发生。

水下分娩目前仍在试验阶段。娩出的宝宝在水中时，仍连着胎盘，而胎盘要20分钟才从子宫中脱落下来，这时应立即剪断脐带。由于胎盘脱离子宫时产妈妈常感觉不到，同时在水中又不能随时观察新生儿的情况。因此一些学者认为，水下分娩还要制定一套防护措施，才能进一步深入研究开展。

 ## 要不要保留脐带血

脐带血是指新生儿脐带被结扎后由胎盘脐带流出的血。脐带血中富含造血干细胞，这些干细胞可以用来替代骨髓和外周血干细胞进行移植。目前脐带血主要用于血液病的治疗，包括白血病、淋巴癌、贫血等，并且由于脐带血中所含干细胞的免疫功能尚未发育完全，所以在配型上相对容易许多，尤其在家人中概率更高。

现在的脐血库分为两种：一种为公共脐血库，储存随机收取的正常新生儿脐带血，可以用于任何配型合适的患者；另一种为自体脐血库，用来保存胎宝宝本人的脐带血，为将来本人或亲属的造血干细胞移植做储备。而通常自体脐血库都是有一定费用的。

脐带血最大的作用是用于给白血病患者进行移植，但是，白血病的发病率很低，约为十万分之一，因此，自己用的可能性极小。即使能用，如果过了16岁，这些脐带血的量也不够。并且，冷冻脐带血需要零下 200℃，在这种温度下保存那么多年，干细胞是否还有足够的活性，也是不得而知的。

此外，自体脐血库里的血液，如果自己用不上，就会在20年后扔掉，别人也无法使用，这将造成巨大的浪费。如果家族有血液病史，后代患病概率大，则可以考虑储存。

产程正式开始了

真要生了，产妈妈要做些什么

饮食

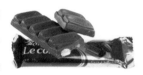

初产妈妈的平均产程为12小时，少数产妈妈的总产程可达到16～20小时。因此，产妈妈在待产过程应少量多次进食，吃高热量易消化的食物，例如巧克力等，并注意摄入足够的水分，以保证有充沛的精力及体力，使胎宝宝顺利娩出。

活动和休息

临产后，若产妈妈宫缩不强，未破膜，可在室内进行适量活动，这有助于促进产程进展。初产妈妈在宫口接近开全或经产妈妈宫口开大4厘米后，则应卧床待产，以左侧位为好。精神紧张及宫缩频繁的产妈妈，应做深呼吸，最好不要大喊大叫，以免消耗体力。

排尿和排便

临产后产妈妈每2～4小时小便一次，以免膀胱充盈影响子宫收缩及胎头下降。特别强调在第一产程早期产妈妈要按时排解小便。这是因为第一产程早期占整个产程的时间最多。如果在此期间未按时解小便，到第一产程晚期，由于胎头下降压迫膀胱，造成排尿困难，可能需要通过导尿来排空膀胱，容易造成泌尿系统感染。由于在第一产程初期进行过洗肠，产妈妈一般不存在排便困难。

产妈妈的自我放松操

产程中产妈妈的自我放松目的：

① 振奋精神，提高自信心。

② 缓解紧张，减轻疼痛。

③ 配合产程，保护产力。

④ 促进顺产。

自我放松操方法：

① **腹式呼吸：**仰卧位稍向左侧，双腿屈膝。深吸气，鼓起腹部。吸满气后缓慢呼出，腹部随之放松。适于宫缩强时，每分钟15次。

② **胸式呼吸：**仰卧位稍向左侧，以鼻吸气，扩胸。吸满后慢慢吐气。每分钟15次。适于第一产程，可以镇定精神，愉悦情绪，减轻疼痛。

产程中为什么要做阴道检查

目前许多医院正在用阴道检查代替肛门检查来了解产程进展情况，因为阴道检查可获得与肛门检查相同或优于肛门检查的效果。通常在用消毒液消毒外阴后，从阴道伸入食指和中指检查子宫颈口扩大情况及胎先露下降情况。另外，通过阴道检查还可了解产妈妈骨盆情况，决定分娩方式。

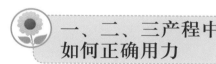

一、二、三产程中如何正确用力

第一产程

第一产程，一般来说约为12小时。

因产程时间较长，产妈妈的情绪波动也大，往往因为疼痛，精神紧张，而不能很好地进食和休息。有些产妈妈由于疲劳、脱水，甚至发生呕吐，肠管胀气，从而引起产程延长，子宫内胎宝宝也容易受损害。因此，在第一产程中应当打消顾虑，不要紧张、全身放松。同时要注意吃些热量高的食物，可以准备几块巧克力；及时补足水分，补充营养，备足后劲；休息好，以保持充沛的精力，和医务人员密切配合。

如胎膜未破，产妈妈可在室内活动、行走；若胎膜已破，应立刻卧床待产，以防脐带脱出。如产妈妈宫缩时感到疼痛，可采取一些辅助动作，如深呼吸，用两手轻揉下腹，腰骶部胀痛较重时用手或拳头压迫胀痛处到缓解为止。不要憋气来减少痛苦，若憋气时间长了，会危及胎宝宝的生命。之前说过膀胱里有尿会影响分娩，所以产妈妈有尿时要立即排尿，不要憋尿。

第二产程

胎宝宝随着强而频的宫缩逐渐下降，当胎宝宝先露部下降至骨盆底部压迫直肠时，产妈妈便不由自主地随着宫缩向下用力，约经1～2小时，胎宝宝也就顺着产道，从完全开大的子宫口娩出了，从而结束了第二产程。

第二产程能否顺利，要看产妈妈能否密切配合。除强有力的宫缩外，腹部肌肉收缩压力也非常重要，二者配合好，力量才强大。

腹压的运用方法是在宫缩一开始，产妈妈便深深地大吸一口气，然后随子宫收缩力加强而向下用力屏气，直到宫缩完成为止。宫缩间歇则安静休息。这样反复配合，可以加速胎宝宝娩出。

产妈妈用力的姿势也要正确，在

产床用力的时候背和腰部应紧紧贴着产床，双手抓紧产床的扶手，尽量将下腭贴近胸脯，使力量集中。

产妈妈尽量不要大声吵闹，以免浪费体力，有利于分娩的顺利进行。

第三产程

随着婴儿的第一声啼哭，进入了第三产程。但此时不能大意，因为胎盘没有娩出前，分娩的全过程并没结束。

首先在胎盘娩出前，产妈妈不要用手摸肚子。如果用手摸或按一下腹部，子宫受到外界刺激就会提前收缩，很容易引起子宫闭合，胎盘滞留，造成大出血。

其次胎盘在婴儿生下来大约30分钟后才娩出，这时医生会告诉产妈妈轻轻用劲，在医生帮助下，胎盘、胎胞和脐带同时娩出，胎盘娩出时又会出现微弱的阵痛并有少量出血，这属于正常情况，不必惊慌。

最后胎盘娩出后，医生要根据实际情况进行产后处理，如有会阴切开的需要缝合，或为了预防大出血，促使子宫收缩而用一些药物。

产妈妈要配合医生做相应的处理，产后2小时应在产房度过，以便观察产妈妈的情况。

丈夫陪待产好处多

陪待产是指产妈妈临产后，丈夫或其他家属可进入产房陪伴产妈妈。

生宝宝对于大多数产妈妈来说是一个生理过程，这个过程能否顺利，很重要的一点取决于产妈妈的心理状态。产妈妈住院后与家人隔绝，突然置身于医护人员之中，容易感到紧张。尤其是初产妈妈，如果再加上对分娩缺乏了解，则更易产生恐惧心理。这种心态本身就可使顺产变成难产，对分娩进展很不利。分娩时产妈妈最希望丈夫陪伴，丈夫也是陪待产的最佳人选。丈夫陪待产可增强丈夫的责任感，亲身体会妻子十月怀胎一朝分娩的辛苦经历，加深夫妻感情，增强丈夫的责任感。

值得一提的是，孕晚期丈夫最好和妻子一起学习，了解分娩的相关知识，以免因丈夫精神紧张而使妻子更加紧张，反而更不利于妻子产程的顺利进展。

什么是导乐式分娩

"导乐"（Doula）是希腊语的译音，表示一位女性照顾另一位女性。导乐式分娩是指一个有爱心、有分娩经历的女性，在整个产程中给产妈妈以持续的生理、心理及感情上的科学支持。科学调查发现，有98%的产妈妈在分娩过程中有恐惧感，100%的产妈妈期望在分娩时有家属陪伴。临床实践证明，陪待产有很多好处，有利于减轻产妈妈焦虑，缓解紧张情绪，可使产程缩短，产后出血量减少。

但进一步研究发现，由家属陪待产不能给产妈妈以持续支持，约30%的陪伴者（丈夫居多）随着产程进展，他们往往比产妈妈还要紧张、焦虑及焦躁不安，从而加重了产妈妈的恐惧情绪，使其对分娩失去信心，反而影响了产程进展，造成难产。在导乐式分娩中，产妈妈由有分娩经验的心态健康的热心服务的导乐陪伴，实行一对一服务，使产程在无焦虑、充满热情、关怀和鼓励的气氛中进行。

有资料显示，导乐式分娩可使剖宫产率下降约50%，产程缩短约25%，需要催产素静脉滴注者减少约40%，需用镇痛药者减少约30%，产钳助产率减少约40%，母儿并发症率也明显减少。

导乐式陪待产有什么方法

① 和产妈妈谈心的方式。通过亲切地交谈，了解产妈妈所学的有关妊娠和分娩的知识，减轻分娩疼痛，教产妈妈配合产程，掌握情况；讲解产妈妈身体各个系统已为分娩做好了准备，使产妈妈对分娩充满信心。

② 采取各种方法使产程按正常节律进行。教会产妈妈如何在宫缩期间分散注意力，如何运用深呼吸、按摩法、压迫法、放松全身等方法减轻疼痛；进行穴位按摩并轻轻敲击产妈妈肩、手、脚，帮助其更换和改变体位，使其处于最舒适状态；鼓励产妈妈进食和饮水，保持足够的营养和能量；利用胎心监护的节律声音，使产妈妈听到胎宝宝有力的胎心音，加强做妈妈的幸福感和责任感。

③ 密切观察产程进展，让产妈妈了解目前产程进展情况，及时发现产程异常。导乐作为医生和产妈妈间的桥梁，使产妈妈由被动转为主动，提高产妈妈对产痛的耐受力，激励和鼓励产妈妈，形成良好的心理状态。

什么人可以成为"导乐"师

"导乐"师可以是医务工作者，也可以是工程师、教师或从事其他工作的人；可以是志愿者，也可以是收取一定报酬的人。但在我国导乐师自己一般也只有一次分娩经历。为此，在我国能担任导乐的人最好是产科医生或助产士。

此工作需要全身心的投入，并且要有爱心、耐心，每担任一次导乐师就好像经历一次分娩。故导乐师这一角色应在自己志愿的条件下，经过一定时间的培训，并在工作中不断地交流总结经验，这样才能做得更好。导乐师最好具备以下条件：

① 身体健康、熟悉分娩过程。

② 热爱导乐工作，富于爱心与责任心。

③ 善与不同类型的人沟通交流。

④ 具有帮助产妈妈度过分娩难关的能力。

⑤ 善于适应不同的工作场所及工作时间的人。

 ## 在家分娩的注意事项

产妈妈在家里发生紧急情况时，来不及送去医院，要按以下正确方法来操作：

① 产妈妈应尽量保持镇静，家人迅速找医生或接生员来家接生。

② 产妈妈应用哈气方式呼吸，以防胎宝宝急速窜出，造成受伤。

③ 在准备分娩期间，要安慰产妈妈，使其充满信心。

④ 如果时间允许，用清洁剂或肥皂水清洗会阴部，接生者也应认真清洗双手。

⑤ 把干净的毛巾和折叠的衣服或枕头垫在臀部下面，以便使产妈妈臀部抬高，有利胎宝宝肩膀娩出。

⑥ 用报纸、毛巾不断清除杂物保持分娩地面干净。

⑦ 当胎宝宝头部生出后，告诉产妈妈哈气（不是用力），必要时反向压迫，以免胎头生出过快。

⑧ 胎头娩出后，从脖子及下巴轻轻向上挤压，从鼻子轻轻向下挤压，以便挤出胎宝宝口腔内黏液和羊水。

⑨ 接着用双手托住胎头，并轻轻下压，同时要产妈妈用力，把胎宝宝肩膀娩出。然后小心把胎头抬高，再把胳膊下半部分娩出。之后，胎宝宝的其他部位可自然滑出。

⑩ 用干净的衣物把新生儿包住。

⑪ 不要尝试用牵拉脐带方法娩出胎盘。如果在医生到来前胎盘已经娩出，用毛巾把它包住，尽量不要把脐带剪掉。

⑫ 在医生到来之前，为产妈妈和新生儿保暖。

⑬ 在医生的监护下，送到医院消毒并且处理脐带，给新生儿检查身体状况。

公共场合破水，该怎么办

在妊娠晚期，很多产妈妈担心自己会在公共场合破水，认为破水时会有大量羊水流出，那个场面将十分尴尬。

首先，阵痛开始前破水并非常见，至少少于50%。羊膜一旦真的破裂，除非产妈妈是躺着的（这种情况在公共场合并不多见），否则羊水流出量不会很多。当产妈妈步行或坐下时，胎宝宝的头部会像酒瓶上的软木塞一样堵住子宫颈口。

其次，即使羊膜突然破裂，羊水流出，周围的人会热心提供帮助。

有的产妈妈在阵痛前，有羊水流出，产妈妈并无羊水涌出的感觉，只觉得有股水缓缓流出，或持续，或间歇。这时，一定要去医院确定是否破水，如果是破水一定要住院，不能自觉流水不多而麻痹大意。

另外，在怀孕最后几周可以使用卫生巾，这不但使孕妈妈有安全感，而且孕后期白带增多，有助于保持会阴清洁，避免不必要的感染。

什么是急产，哪些产妈妈容易急产

产妈妈通常会有数小时、数天甚至有数周的无痛性子宫收缩，使子宫颈慢慢变短和扩张开来。有极少数产妈妈在临产后子宫颈扩张极为快速，在几分钟内即完成，而一般的产妈妈——特别是初产妈妈常常需要几个甚至十几个小时才能完成宫口开全。

这种从临产到分娩结束在3小时内完成的情况称为急产。一般情况下，在短时间内分娩基本上不会对胎宝宝产生影响。在少数情况下，由于子宫收缩过强可能造成胎宝宝子宫内缺氧，发生新生儿窒息的情况；或因分娩过快，产道（包括会阴、阴道及子宫颈）来不及充分扩张，来不及准备接生，导致会阴、阴道及子宫颈裂伤或因新生儿坠地而造成新生儿颅内出血、骨折或外伤；或因缺乏有效消毒造成产妈妈和新生儿感染。

为预防急产，凡有急产史的产妈妈、经产妈妈，尤其是胎先露过低者，在距预产期1～2周时不要外出远走。临产后发现子宫收缩过强者应尽早就诊。

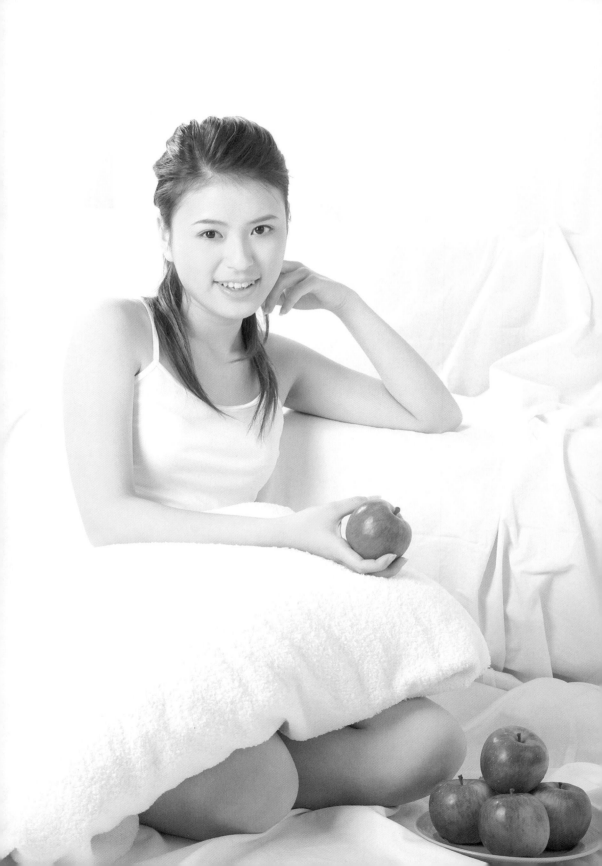

第六章
新妈妈产褥期保健

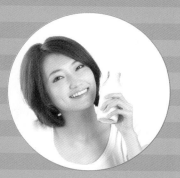

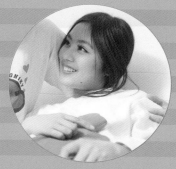

产后生理特点

产褥期妈妈身体的生理特点

医学上，产妈妈产后6～8周内称为产褥期。产褥期母体各器官处于恢复状态，生殖器官基本要恢复到孕前状态。分娩是一项剧烈运动，产妈妈体力消耗非常大，产后比较疲劳、嗜睡，产后24小时内体温会有所升高，一般不超过38℃。产妈妈脉搏偏慢，每分钟60～70次，呼吸也偏慢，每分钟14～16次。一般产后7～10天可恢复到妊娠前状况。

产后72小时内，大量的血液从子宫进入体循环，加上组织间液的回吸收，使回心血量增加了15%～25%。特别是产后24小时内，心脏负担明显加重，这时产妈妈应卧床休息。产后1～2天产妈妈常会口渴，应多喝汤。产后胃肠蠕动缓慢，加上盆底肌肉松弛，卧床时间长，容易发生便秘，这时不要紧张，一般情况下两周内就可以恢复正常。产后尿量明显增多，皮肤排泄功能旺盛，大量排汗，尤其在睡眠和睡醒时更为明显，也称为"褥汗"，属于正常现象，产后一周会自行好转。产后应注意清洁卫生，有条件者可以洗淋浴，室内要适当通风，保持空气清新。

产后子宫如何复旧

正常未孕的子宫大小为7厘米×5厘米×3厘米，重约500克，足月子宫大小为35厘米×22厘米×25厘米大小，重约1000克，产后子宫由足月妊娠大小恢复到将近正常大小的过程叫做"子宫复旧"。

产后新妈妈往往在腹部摸到一个球形硬块，不少人因此而紧张，以为"长瘤子"了，其实这个硬块就是子宫。产后子宫颈呈松弛状态，表现为充血、水肿。子宫收缩引起阵阵腹痛，称为"产后痛"，疼痛持续2～3天后自然消失。经产妈妈较初产妈妈疼痛剧烈，哺乳刺激子宫收缩也可出现疼痛。产后7～10天子宫颈内口闭合，产后四周恢复到原来状态。因此产后10天内不要坐浴或洗盆浴，此时宫颈内口未关闭，细菌可以上行，容易造成宫腔感染。"产后痛"是正常现象，伴随疼痛，子宫逐渐收缩，宫底高度平均每天下降1厘米，产后约10天，在腹部就摸不到球形硬块了，产后6～8周，子宫就会恢复到将近未孕时大小。

正确的产褥保健可促进子宫复旧。产后应及时排尿，否则充盈的膀胱会影响子宫收缩。产后第2天就应下地活动，尽早做产后健身操，这些做法都有利于子宫复旧、恶露排出和体形健美。

正常"恶露"的三种形式

很多人对于"恶露"这个词很陌生。"恶露"的产生是一种正常生理现象，指的是产后从阴道排出的子宫创面出血、妊娠子宫内膜、黏液等物质，一般持续4～6周。

一般来说，恶露分为三种，即红色恶露、浆性恶露及白色恶露。

① **红色恶露**：出现在产后一周内，因含有大量血液故又称血性恶露，伴有血块及坏死蜕膜组织。

② **浆性恶露**：出现在产后1周左右，可持续2周，因血量减少，色转为淡红色，排出物似浆液，故称浆性恶露。其主要成分为坏死蜕膜、宫颈黏液、阴道分泌物及细菌。

③ **白色恶露**：出现在产后3周后，含有大量白细胞、退化蜕膜、细菌和黏液，呈白色。

由于每个产妈妈个体有所差异，产后恶露量的多少及持续时间均不相同。一般产后第一天恶露量多，伴有血块，但24小时内的出血量不应多于400毫升，产后1周内恶露总量平均为250～350毫升。

正常恶露带有血腥味，但不臭。如果有腐败臭味，或恶露呈浑浊的土褐色，则表示有感染存在，应及时处理。

产后新妈妈一定要注意卫生，要经常更换卫生巾，最好2～3小时更换一次，保持会阴清洁以预防感染。

产后汗多，会伤身体吗

盗汗即常说的出汗，是产后在激素作用下肌体排出妊娠时积存的多余水分的一种方式，不会影响身体健康。通常盗汗在产后可持续数周，对这种现象不用担心，但一定要多饮水，以补充水分。盗汗大多在夜间出现，故夜间睡觉时，应在枕头上放一条吸水性好的毛巾。为慎重起见，在出汗较多时，可以测量一下体温，如体温超过38℃，则应到医院就诊。

哺乳期要避孕吗

产后什么时候恢复月经，因个体不同有很大差异。哺乳对部分产妈妈有推迟月经恢复的作用。一般在产后6个月左右恢复，有个别新妈妈在产后4～6周月经就恢复了。据统计，在纯母乳喂养的女性中，约有1/3的新妈妈在产后3个月恢复月经，最早恢复月经者在产后8周，也有在产后1年才恢复月经的。由此看来，产后月经恢复的时间是不一致的。但如果产后1年多还未来月经，就应及时去医院检查。约有40%的女性在来月经前1个月就已经恢复了排卵。不论是否哺乳，在产后42天都应进行检查，落实避孕措施，千万不要存有侥幸心理。

通常来说，产后采用避孕套避孕是最适宜的，对内分泌没有影响，只要坚持使用，是比较安全、可靠的避孕方法。经过产后检查，适合放置宫内节育器（避孕环）的产妈妈可以采取放置宫内避孕环的长期避孕方法。足月产后3个月可以放环，如果产后3个月来过月经，可在月经干净后3～7天放避孕环。如果产后3个月仍未来月经，或哺乳期闭经，妇科检查证实未怀孕者，可以放避孕环。

哺乳期的妈妈不要服用避孕药。避孕药可抑制催乳素分泌，使乳汁分泌减少；避孕药还可通过乳汁传给婴儿，使婴儿发生乳房肿胀等不良反应。

哺乳期没来月经会怀孕吗

有很多人认为，哺乳期女性不来月经就不会怀孕，喂奶是简单易行的避孕方法。虽然女性怀孕后，由于内分泌的变化，卵巢停止排卵，月经周期也相应停止了。哺乳期内脑垂体前叶会分泌大量的催乳素，因而相对地抑制了卵泡的生成而不能排卵。母乳喂养虽然有一定的避孕效果，但不采取任何避孕措施就恢复性生活，很可能导致"暗胎"。其结果是不得不实行人工流产，这样既给产妈妈虚弱的身体带来伤害，严重者可发生子宫穿孔等并发症，同时还会给母乳喂养带来影响。哺乳期绝不是安全期，要避免在哺乳期怀孕，唯一的办法就是从分娩后第一次同房开始即坚持避孕。此时可采取放环或用避孕套，对于分娩后未来月经的女性，应每隔4～6周去医院做一次检查；一旦发现怀了"暗胎"，就要及时采取相应措施终止妊娠。

产褥期常见疾病

产褥感染的征兆与识别

产妈妈分娩完后要进行一段调养，而这一段时间容易发生感染。在这期间感染疾病俗称"月子病"，指产褥期生殖器官感染。产褥感染的重要原因是妊娠降低了产妈妈肌体的免疫力，使细菌容易侵袭肌体。产妈妈子宫腔内所遗留的创面和子宫颈、阴道、外阴部位等可能遭受不同程度的损伤，而这些损伤都会给致病菌提供侵入的机会。

产褥感染一般出现在产后3～7天，患者有发热及伴有感染的局部症状。会阴感染时，局部红肿、疼痛，触之有浸润块；子宫感染时，下腹部有压痛，恶露有腥臭味；感染性血栓性静脉炎时，则根据栓塞的部位不同有不同的症状。比较多见的是下肢静脉炎，患者会出现下肢浮肿及疼痛。产褥感染需要在医生的指导下积极治疗，但我们更强调产褥感染的预防。产褥感染的致病菌可能在妊娠期就已经存在于母体阴道内，因此，产前应加强检查，发现生殖道感染应积极治疗。妊娠晚期应避免性生活；分娩时注意无菌操作；产后新妈妈应适当活动，注意会阴部及全身的清洁卫生；产后10天内不要坐浴；产褥期恶露未净应避免性生活。

产后出血的原因与调养

正常分娩后，产妈妈都有一定程度的阴道出血，一般量都在100～300毫升。在我国，产后出血超过400毫升称为产后出血。产后出血最常见的原因是子宫收缩乏力，但产妈妈胎盘粘连、胎盘残留、软产道损伤及凝血机能障碍也是产后出血的重要原因。一旦发生产后出血需要积极处理，严重的会危及产妈妈生命。

产妈妈预防产后出血首先应避免精神紧张，由于疲劳可导致子宫收缩乏力，所以，一定要保持正常心态，这样有利于缩短产程及避免体力消耗过大。其次是产前应注意预防生殖道感染，避免进行不必要的人工流产；产后要注意及时排尿，否则膀胱充盈，影响子宫收缩，也会造成产后出血。另外，产后新妈妈在腹部可触到一硬块，这就是子宫，用手揉子宫是预防产后出血的有效方法之一。

剖宫产术后经常肚子疼，是肠粘连吗

产妈妈在剖宫产术后经常会发生肚子疼，有以下几方面原因：第一，可能是子宫收缩所致；第二，可能是术后肠粘连，夜间休息时植物神经系统兴奋，容易感到疼痛。在产后多做翻身动作，可以促进麻痹的肠肌蠕动功能并及早恢复，使肠道内的气体尽快排出。也可以根据情况用中药进行活血化淤和通里攻下。

什么是产后抑郁症

妊娠、分娩不仅使产妈妈的脏器发生了变化，而且使其内分泌系统及心理状态也发生了很大的变化。

由于产后新妈妈体内雌激素、孕激素水平下降，至产后第7天低于月经期水平，容易引起内分泌和植物神经系统失调。有一些产妈妈可能会感到寂寞、委屈，经常无原因地悲伤、落泪，其实这就是产后抑郁症，进一步发展可成为产后精神病。抑郁症严重者情绪上会出现躁动不安、吵闹等现象，甚至产生自杀的念头。这时候家人要不断地进行开导，尽量避免让产妈妈生气。

产后抑郁症的心理治疗

事实上，产后抑郁症是可以预防的。首先要提高产妈妈的心理素质，让产妈妈了解妊娠、分娩造成的内分泌系统及心理状态的改变，正确对待分娩的痛苦及哺乳孩子的辛苦。其次，家人，特别是丈夫要格外关心、体贴妻子，给妻子安慰，帮助照顾宝宝。产妈妈要合理安排产后的日常生活，适当活动、听音乐、听广播，这些都是预防产后抑郁症的好方法。

产后痔疮的判断与护理

痔疮是孕产妈妈常见的并发症，该症状产后更容易加重，表现为患部

红肿、疼痛。如果有些产妈妈在产后因怕疼痛，不敢大便，加上便秘及排便困难等，会使痔疮更为加重，形成恶性循环。产后一定要注意饮食，多吃水果、蔬菜及粗粮，以防便秘。有痔翻出者应在清洗会阴、肛门后以手还纳回去，还纳前在痔表面涂些油膏（如红霉素眼药膏、鞣酸软膏等），待血液循环改善，水肿消退，红肿和疼痛就会消失，约一个月左右就会痊愈。

产后脱肛的判断与护理

由于产妈妈在胎宝宝娩出时过分用力，有时可能发生产后脱肛情况。胎宝宝娩出后，要将脱出的部分立即送回复原，以药棉团压于肛门处，并用会阴垫压紧，以防再脱出。如果大便后再度脱出，只要用清水洗外阴和肛门后，再次使用这种方法送回复原，并坚持缩肛锻炼，避免便秘，该症状便会逐渐好转。

乳腺炎的判断与护理

初产妈妈乳头皮肤娇嫩，有时会由于哺乳方法不佳而使乳头皮肤破裂，加上乳腺管不通畅，乳汁淤积乳房内，而导致细菌生长而发炎。乳腺炎初期，先有乳头疼痛、破裂及乳房肿胀现象。2～3天后，乳房疼痛剧烈，表面发红、发热，患者出现高热、寒战、腋下淋巴结肿大，如不及时治疗，可形成乳腺脓肿。乳腺炎不但会妨碍产妈妈本人的休养，也会影响母乳喂养，要及时进行治疗。

预防乳腺炎，关键在于防止乳头破裂和乳汁淤积。产后30分钟内尽早让新生儿吸吮乳头，并帮助新生儿掌握正确的吸吮动作。

如果乳头皮肤破裂了，应首先纠正宝宝不正确的吸吮动作，同时坚持给宝宝喂奶，并在喂奶结束时，在乳头处留下一滴奶汁，以利于皮肤愈合。每次哺乳后应将多余的奶汁挤出，以免发生乳汁淤积。

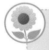

乳腺炎用药治疗时能喂奶吗

一旦患了乳腺炎，应及早治疗。首先将患侧乳房内的乳汁挤出并暂停哺乳。

如果是局部的早期症状，应该用冷敷的方法，也可用如意金黄散等药外敷，同时积极使用抗生素治疗。如已形成脓肿，应及早进行手术排脓。在整个治疗过程中，应鼓励产妈妈用另一侧乳房继续哺乳。

产后生活须知

 生产当天

① 产妈妈要注意休息，以消除生产的疲劳，如果精神亢奋睡不着，就要及时告诉护士。

② 由子宫收缩引起的腹痛叫产后痛。部分经产妈妈会出现严重的产后痛，产后痛或伤口疼痛时要告诉护士。

③ 尽量谢绝访客，最好只允许丈夫或亲近家属探视。

④ 恶露多时应及时告诉护士采取有效措施。

 产后第2天

① 恶露呈血性黏液状，量多。

② 剖宫产的产妈妈，手术伤口疼痛，尤其在排气之前最痛苦。

③ 有会阴切开及缝合的产妈妈，伤口略痛，如果特别疼痛要告诉护士。

④ 开始做简易产后体操及乳房按摩。

⑤ 如没有特殊情况，可缓缓步行自己去厕所。

⑥ 上完厕所，要将恶露清洗干

净。注意要由前向后擦洗，用消毒卫生纸擦干后，垫上清洁的卫生巾。

⑦ 如果大量积存尿液会导致膀胱炎，要每3～4小时上一次厕所，无法解出小便时要及时告诉护士。

⑧ 产妈妈容易出汗，可以用温水擦净身体，保持干爽，并勤换内衣。

 产后第3天

① 持续流出血性恶露，如果恶露多或有血块，要告诉护士。

② 会阴切开及缝合的产妈妈，走路时伤口会有拉扯感并产生疼痛，要尽量缓缓行走。

③ 分泌初乳，积极做乳房按摩。

④ 宝宝吸奶时，有些产妈妈会感觉恶露增加，这是由于子宫收缩所致，不必担心。

⑤ 尽早学会为宝宝换尿布，不清楚的地方要尽量问。

 产后第4～5天

① 产后体操：可以做简单的产后

体操，使身体逐步恢复。

② 授乳：没有母乳也要让宝宝吸吮乳头，以达到刺激乳头的效果，同时也能促进母乳分泌。

③ 换尿布：学习为宝宝换尿布，动作要轻柔。

④ 到产后第5天，子宫下降到肚脐和耻骨联合之间。

⑤ 恶露由血性转为褐色，量减少，黏稠感消失。

⑥ 行会阴侧切术的此时要拆除会阴切口缝线。

⑦ 宝宝已习惯吸奶，乳汁分泌开始增多。

⑧ 要为自己和宝宝出院做准备：由于半夜也要喂奶，新妈妈容易睡眠不足，所以白天要多睡觉，好好休养。

 ## 产后解不出小便，怎么办

一般来讲，大多数新妈妈在产后2~4小时就会自解小便，但也有少数在产后不能自解小便。主要由以下原因所致：

① 不习惯躺在床上解小便；

② 因会阴裂伤或侧切伤口疼痛，引起尿道括约肌痉挛，造成排尿困难；

③ 产程过长，膀胱受胎头压迫过久，膀胱黏膜出现充血及水肿，造成

暂时性膀胱收缩乏力；

④ 产后膀胱肌肉张力差，膀胱容量增大，对内部压力的增加不敏感，故无尿意，以致存积过量尿液。

产后尿不能及时排出，易发生膀胱炎，胀大的膀胱会影响子宫收缩，引起产后出血。因此，为促使小便排出，可以采取下列措施：

① 躺着解不出，可以坐起来解；尽早起床解小便，不要等到有明显便意再去厕所，产后不能憋尿，憋尿过多，会引起排尿困难。

② 便盆内放热水，坐在上面熏或用温开水缓缓冲洗尿道口周围，以解除尿道括约肌痉挛，刺激膀胱收缩。

③ 小腹部放热水袋或用艾灸，以刺激和诱发膀胱收缩。

如果通过这些办法仍解不出小便，则需请医生治疗。

➡ 新妈妈可以在小腹部放水袋热敷一下，以刺激膀胱收缩。

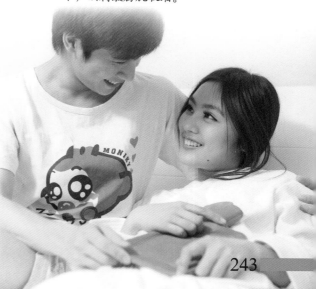

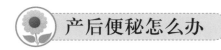

产后便秘怎么办

对产妈妈来说，分娩后第一次排大便是一件大事。如果2～3天未排大便，产妈妈会感到很不舒服。许多因素都会造成大便困难：

① 协助排便的腹部肌肉在分娩时过度拉伸，产后没有及时恢复。

② 肠管本身在分娩时受到挤压，肠蠕动缓慢。

③ 在分娩前及分娩过程中进食少，肠管内是空的，无便可排。

④ 心理因素是影响排便的最重要因素。包括害怕排便时引起会阴伤口痛及不习惯在医院便盆排便等。

下面这些方法可以帮助产妈妈排便：

① 消除心理负担，会阴伤口不会因排便而裂开，但可能会引起一些疼痛。

② 摄取天然粗纤维食物，多食蔬菜和水果。

③ 多喝水，产后汗多，必须补充足够的汤水，有助于大便松软。

④ 产后第二天即可下床走动。活动量越大，胃肠蠕动也越快。

⑤ 大便时不要过度用力，便干时，可使用开塞露协助排便，对患有痔疮的产妈妈，可用局部坐浴或栓剂帮助排解大便。

产后何时可以开始性生活

产妈妈把胎宝宝和胎盘娩出后，子宫腔的创面完全恢复需要6～8周。如果在创面尚未修复、恶露淋漓的情况下就进行性生活，细菌有可能随之入侵，从而导致生殖器官炎症，如子宫内膜炎、子宫肌炎、附件炎，甚至败血症等。

产后由于卵巢激素的作用尚未恢复，阴道黏膜薄、弹性差，呈充血状，粗暴的性行为，易导致阴道黏膜受损伤。在我国，大多数产妈妈是初产妈妈，会阴侧切助产者占绝大多数，在侧切伤口尚未完全愈合、瘢痕未软化时，常有性交不适及性交疼痛症状。另外，经过妊娠分娩的辛劳，忙于哺喂宝宝的新妈妈，常常会有不同程度的性冷淡，夫妻间要互相体谅，应待恶露干净、生殖道康复后，再开始性生活。同时要注意性交体位要合适，动作要轻柔，开始性生活前应当使妻子有准备，以使性生活和谐美满。

产后肥胖的原因及预防

通常来说，妊娠会给产妈妈带来体型变化，多数女性于产后很快能恢复如初，而有一部分女性体型恢复则比较困难。

产后持续肥胖主要有以下原因：

① 营养过剩，误认为坐月子就是补身子，哺乳的妈妈就更得多吃，原因是一个人吃两个人用，什么有营养就吃什么，造成营养过度。

② 产后活动过少，能量消耗少。

③ 妊娠、分娩及哺乳期内分泌改变。

④ 产后喂奶时间过短。

要想预防产后肥胖，保持健美体形，产妈妈需要注意以下几点：

① **合理营养**：产妈妈哺乳期要营养适度。其实，只要合理饮食，营养适度，荤素搭配，多吃蔬菜及豆制品等，就足够宝宝享用。

② **体育锻炼**：产妈妈应尽早下床活动，这样可使体内新陈代谢加快，增加能量消耗，减少体内脂肪积聚。除难产和手术产外，正常分娩的产妈妈可在24小时以后开始下床活动，并根据身体恢复情况做产后体操，以健身美体。及早下床活动，也能使产妈妈增强体力，照料宝宝也会

精力更充沛。

③ **母乳喂养**：母乳喂养除有利于宝宝生长发育以外，还可使产妈妈体内过多的营养物质通过乳汁排出，避免产后体内脂肪堆积，有利于预防产后肥胖，保持健美体型。多年来临床实践发现，亲自哺乳宝宝的产妈妈体型通常恢复得很快。多数于42天做产后检查时体型就恢复如初。

产后复查必要吗，需要查什么

产后复查的目的是客观地判断产妈妈身体恢复的情况。产后复查通常是在产后42～56天进行，一旦发现异常情况要及时处理。

产妈妈检查的内容

① 盆腔检查：了解阴道、宫颈、子宫恢复的情况，会阴侧切伤口愈合是否良好。

② 乳房检查：了解乳汁是否充足，有无乳腺炎。

③ 全身情况进行检查，测量血压及体重。

④ 对于孕期有合并症的产妈妈要进行必要的化验检查，如血常规、尿常规、肝功能、肾功能检查等。

⑤ 经过大量输血的产妈妈产后应

检查肝功能及澳抗，必要时进行丙肝病毒检查，以便及时发现肝脏异常。

⑥ 医生根据检查结果指导产妈妈落实避孕措施。

婴儿体格检查

通过对宝宝进行全面身体检查，了解宝宝身体发育有无异常。如宝宝髋关节脱位，早发现并及时处理可得到纠正，如果不能早发现则可能造成跛行；测量身体发育水平，如体重、身长、头围、胸围等，判断宝宝营养状况，改进喂养；智力发展水平，了解宝宝智力发展的优势与不足，乃至异常，以便使优势更优，使异常能及早治疗。

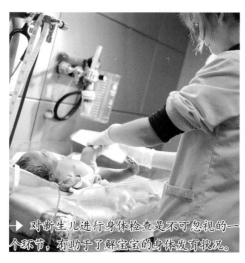

→ 对新生儿进行身体检查是不可忽视的一个环节，有助于了解宝宝的身体发育状况。

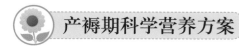

产褥期科学营养方案

产妈妈由于在分娩时耗力及损血，流失了大量的蛋白质、脂肪、碳水化合物、各种维生素、多种矿物质及水分，因此产后初期通常会感到疲乏无力，脸色苍白，易出虚汗；且因为胃肠功能也趋于紊乱，可能发生食欲不振、饥不思食、食而无味等现象，再加上乳汁分泌，也会消耗能量及营养素。此时倘若营养调配不好，不仅妈妈身体难以康复，容易得病，而且还会影响哺乳及宝宝的生长发育。

新妈妈产后即面临两大任务：一是自己身体恢复；二是哺乳，喂养宝宝。两个方面均需要营养，因此饮食营养对于月子里的产妈妈尤其重要。

月子里各营养素需求量

在产后一个月内，哺乳女性每日需要热量3200千卡，蛋白质90～100克，钙1200毫克，铁25毫克，维生素A 1200微克视黄醇当量，维生素$B_1$1.8毫克，维生素$B_2$1.7毫克，尼克酸16毫克，维生素C130毫克。

月子里的营养特点

为了满足月子里女性营养素的需求量，饮食方法是很重要的，一般要注意以下几点：

① **增加餐次数**：每日餐次以5～6次为宜，餐次增多有利于食物消化吸

收，保证充足的营养。因为产后胃肠功能减弱，蠕动减慢，如一次进食过多过饱，反而增加胃肠负担，从而减弱胃肠功能。而采用多餐制则有利胃肠功能恢复，减轻胃肠负担。

② **食物应干稀搭配**：每餐食物应做到干稀搭配。食盐的用量也要根据情况而定，如果产妈妈水肿明显，产后最初几天以少放食盐为宜。

③ **要注意调护脾胃、促进消化**：月子里应食一些有健脾、开胃、促进消化、增进食欲的食物，如山药、山楂糕、大枣、番茄等。

月子里的饮食要点

月子里，下面一些食物不应缺少：

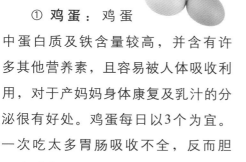

① **鸡蛋**：鸡蛋中蛋白质及铁含量较高，并含有许多其他营养素，且容易被人体吸收利用，对于产妈妈身体康复及乳汁的分泌很有好处。鸡蛋每日以3个为宜。一次吃太多胃肠吸收不全，反而胆固醇过高，对身体无益。

② **营养汤**：鸡汤味道鲜美，能促进食欲、增加乳汁分泌，有利于产妈妈身体康复。也可以用炖猪蹄汤、鲫鱼汤、排骨汤、牛肉汤等与鸡汤轮换食用。

③ **红糖**：红糖含铁量比白糖高1～3倍。女性产后失血较多，吃红糖可以促进生血。红糖性温，有活血作用，能促进产后淤血排出及子宫复旧。

④ **新鲜水果、蔬菜**：新鲜水果、蔬菜，尤其绿叶蔬菜，含多种维生素和纤维素，能促进食欲，还具有帮助消化及排泄作用。

⑤ **米粥**：稀饭或小米粥除含多种营养成分外，还含较高的膳食纤维，有利大便排出。米粥质烂，并含有较多水分，有利于消化及吸收。

⑥ **面条**：面条营养较全面，在汤中加入鸡蛋，食用方便，富有营养且易消化。

⑦ **忌食生冷**：除水果外，生食不易消化吸收，对产妈妈不利。一些冷食、冷饮，如西瓜、冰棒、冰淇淋等应尽量不食，因为凉性食物有促进血凝作用，与产后多淤的体质是不相符合的，会出现恶露不下或不尽，产后腹痛、身痛等多种疾病。

⑧ **少食辛热**：葱、姜、大蒜、辣椒、花椒等调味料，宜少放，因为过食有生热之弊；特别对于平素喜食辣椒者，更应注意。

⑨ 坐月子要补充营养，科学合理搭配，能够消化吸收才是最终目的，不要摄入过多的营养，以免消化不了，导致身体肥胖。

不同体质的针对性补养

　　产妈妈在选用饮食调养方案时，不仅要根据个人体质、年龄的不同采取不同的食疗方案，而且还要根据季节寒温的不同，因时制宜，灵活选用；依产妈妈症候的不同而选择不同的饮食调养。只有在了解产妈妈不同症候的基础上才能明了病变之所在，才能有针对性地选取与症候相宜的药膳，达到预期的效果；各种营养的药膳应交替服用。长期单纯地食用一种食品，不仅会导致营养成分缺乏，还会令人腻味生厌；药膳也应讲究"色、香、味"俱全。应用药膳来治疗产后病症时，既要考虑到膳食中的营养成分和治疗作用，还要注意食物的色、香、味俱全，提高产妈妈食欲。

 ## 素食女性的月子膳食

　　素食妈妈在月子里需要注意的饮食问题比较多，而素食妈妈也是比较容易出现问题的一类人，由于身体素质比较弱，所以很需要蛋白质和热量的补充。

　　① **增加进食量**：素食妈妈可以增加进食量，每日多吃几餐，一般以4～5餐是比较合适的，同时，在两餐之间多喝些水或是鲜榨果汁都是不错的选择，这样可以促进乳汁的分泌。

　　② **多吃高蛋白的豆类、豆腐类**：由于妈妈乳汁分泌越多，钙的需要量越大，所以膳食中多补充豆类及豆制品等。膳食摄入钙不足时可用钙制剂。大豆对素食妈妈来说是必不可少的食物，这是因为大豆含有丰富的植物蛋白，可以补充人体所必需的蛋白质和热量。

　　③ **适当吃一些粗粮、蘑菇、紫菜等**：适当吃一些粗粮，能让营养更均衡，还可以防治月子里的便秘，小米就是月子里妈妈很不错的选择。蔬菜类选用苋菜、西蓝花、菠菜、玉米、胡萝卜、黄瓜、豆类，可用麻油炒。青椒也可作为素食妈妈的好选择，它没有刺激性的物质，不会造成身体激素的增加，反而含有大量的维生素，是坐月子期间非常健康的食物。

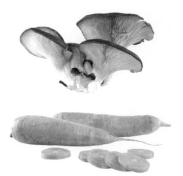

催乳膳食推荐

产妈妈在月子里要吃一些催乳膳食，以保证奶水充足：

① **鲫鱼汤**：鲜鲫鱼1条，去鳞、鳃，除内脏，加黄豆芽60克（或通草60克）煮汤喝，每日2次，连服3～5天。

② **鲤鱼粥**：鲜活鲤鱼1条，去鳞、鳃，除内脏，切成小块，与大米或小米一起煮粥。粥内不放盐，淡食。单用鲤鱼1条煮汤，可放少许酱油，吃肉喝汤，有较好催乳效果。

③ **猪蹄通草汤**：猪蹄1只，通草3克，加适量的水，放入沙锅内煮1～2小时，将汤盛入小碗中，分2次喝完。每天一只猪蹄，连服3～5天。

④ **丝瓜仁鲢鱼汤**：丝瓜仁50克，鲜鲢鱼1条，共同煮汤，熟后吃鱼喝汤，可放些酱油，不放盐，一次吃完。日服1次，连服3天。

⑤ **清炖肘子**：猪肘子1只，当归、王不留行各1份。三者按100：2：2比例，用清水小火炖至烂熟，吃肉喝汤。

⑥ **黄花菜炖瘦肉**：干黄花菜25克、瘦猪肉250克，煮或炖至熟烂后做菜佐餐。

⑦ **花生大米粥**：花生仁100克、大米200克，将花生仁捣烂后放入淘净的大米中煮粥，粥分2次喝完，连服3天。

产后健美运动

产妈妈产后进行适当的身体健美，有助于身体尽快恢复。下面给大家推荐几种简单的产后健美运动：

基本姿势

平躺下来，双膝屈起，两脚叉开30厘米，脚底平贴地板，头部和肩膀用枕垫撑靠，双手平放在两侧。

抬头运动

深深吸口气，然后微微抬起头，同时慢慢吐气。把头缓缓放下，然后吸气。每次把头抬得更高一些，渐渐把肩膀微微抬离地面。注意产妈妈至少在产后3～4周内，不要尝试进行仰卧起坐。

滑腿运动

慢慢伸出双腿，一直到双腿放平。把右脚往臀部方向滑回，脚底贴住地面，并尽量把后腰往地面顶，再将右脚滑回平放。左脚重复同样的动作。3周以后，可开始做抬腿运动，一次抬起一条腿，微微离开地面，再缓缓恢复原状。

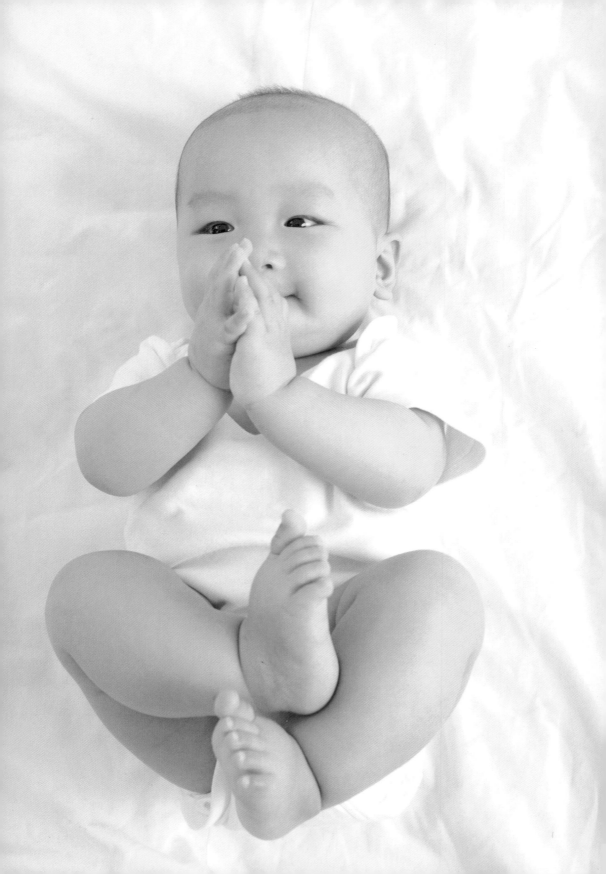

第七章
新生宝宝健康最重要

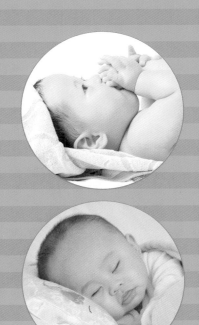

新生宝宝护理

 早产儿的生理特点

　　早产儿是指出生时的胎龄达到28周，未满37周的宝宝。早产儿出生时体重一般在1000～2500克。与足月儿相比较，早产儿的各个器官发育不健全、抗病能力弱、皮下脂肪薄、感染机会多，因此从护理方面需要更加精心。

 护理早产儿的技巧

　　① 要注意保暖，极不成熟的早产儿，体重在1500克以下者，常需要放在暖箱中养育至能适应外界。一定要注意暖箱的温度和湿度。

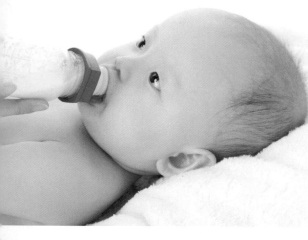

　　② 要防止交叉感染，接触早产儿前一定要洗手，早产儿要坚持母乳喂养，使宝宝从母乳中获得足够高效的抗感染因子。

　　③ 要密切观察早产儿的生命体征，如呼吸、心率及体温等。

　　④ 要观察早产儿的皮肤黄疸严重程度、精神及吃奶等情况，一旦发现异常需及时处理。

 婴儿的生理特点

　　宝宝在出生头一年智能发育的速度让人震惊。宝宝将从一个嗷嗷待哺的婴儿，变成一个活泼可爱的小能人。他的智能发育主要表现为五大方面，即运动、言语、认知、情绪及社会行为。宝宝将度过下面五个关键月龄，达到里程碑式的发展目标：

　　① 1个月：即新生儿期，能俯卧抬头2秒；常常紧握拳头；会发细小喉音；20天后逗引会微笑；眼睛喜欢追视走动的人，尤其是人脸。

　　② 4个月：俯卧抬头达90°；摇动并注视拨浪鼓；独自一人咿呀言

语；头转向声源；能认亲人。

③ 7个月：独坐10分钟以上；能拨弄小球；会发"ma-ma，ba-ba，bu-bu"音，但无所指；会寻找当面藏起的玩具。

④ 10个月：扶栏杆站，扶栏杆蹲下捡玩具；能用食指和拇指熟练地捏起小物品，如面包渣；模仿发辅音；从盒子里取物放物品；会指认常见物品和人。

⑤ 12个月：独站10秒以上或独走几步；用笔在纸上戳出点；别人要他的东西知道给或者表示拒绝；搭积木1～2块，会玩套环，套碗；配合穿衣、洗浴；部分宝宝会有意识地喊爸爸妈妈了。

 营造适合新生宝宝的卧室环境

要点	具体做法
保持适宜的温度、湿度	温度以18～22℃，湿度以55%～60%为宜。冬季应注意给宝宝保暖，如用热水袋，以50℃为宜，切记不可直接接触宝宝皮肤；注意空气加湿，可采用加湿器，或在炉子和暖气上放置盛满水的水盆。特别注意经常通风，但不可使流风和电扇直吹宝宝，以免感冒
保持环境整洁、干净	包括窗帘、吊灯罩、暖气片及空调过滤器等，都是非常容易积聚灰尘、滋生细菌的地方，新爸妈应在勤打扫房间的同时，注意这些细节处的清洁。尤其是地毯，为了保持干净，有的家长选择铺设地毯，认为宝宝在地毯上面玩耍会非常的安全和干净，其实不然。地毯是最容易积落灰尘、滋生螨虫、霉菌的地方了，所以一定要仔细地拿吸尘器清扫，最好还要定期清洗地毯
玩具要及时清洁、消毒	玩具是清洁过程中最容易被忽略的，许多家长都认为既然是宝宝天天拿着玩耍的东西，那么不用打扫也没有关系。其实这种观点可是千万要不得的！就是因为宝宝天天拿着玩具玩耍，所以玩具上面的细菌可是非常多的，除了要打扫玩具的表面，还要记得给玩具消毒

要点	具体做法
常晒被褥、勤洗床单	褥子、被子、床垫等尽可能经常晒，并拍落上面的灰尘。床单要勤洗，如无替换，可用浴巾代替
严禁养宠物	虽然宠物可以培养宝宝的爱心，但是为了使螨虫、跳蚤、寄生虫等远离宝宝，应尽量不养宠物
宝宝头顶和周围不放其他东西	有的家长认为在宝宝的头顶和周围放置会发出声音的玩具宝宝会很开心，殊不知玩具如果掉下来或被宝宝吞食，那么宝宝就危险了
选择阳光充足的房间做卧室	温暖的阳光照射进卧室，阳光中的紫外线不仅有消毒作用，偶尔的直接照射还能在宝宝体内转化成维生素D，预防维生素D缺乏性佝偻病的发生。但要注意照射时间不要过长
保持环境安静	新生儿每天睡觉时间达18小时以上，良好的睡眠有利于健康成长。而安静的环境是良好睡眠的保障。但不是一点声音都没有。因为新生儿对噪声的反应并不敏感，有些轻微的说话声、悦耳的音乐声可以刺激听觉发育
保持适当强度的光线	新生儿卧室的光线（包括灯光）不宜过强，强烈的光线对新生儿的眼睛刺激太强，从而影响其视觉发育。但室内光线也不能太暗，否则将不利于新生儿观察周围的事物
挂一些漂亮的图片	要保持新生儿良好的室内环境。在卧室的墙上可挂贴一些色彩鲜艳的图片、绘画，或在小床上方放些玩具，以刺激新生儿早期的视觉发育，但要注意这些东西不要一直固定在同一地方，也不能离眼睛太近，否则容易引起宝宝斜视。另外，要注意刚装修好的房间不宜做宝宝卧室，以免装潢材料中的一些毒性气体污染室内空气，危害宝宝的健康

如何为新生儿选择衣物和尿布

新生儿的衣物应宽大舒适，以棉制品最佳，不要有纽扣，用软带系住即可。尿布宜选用质软、耐洗、吸水性强的棉制品，注意尿布不宜太长、太厚。用过的尿布要清洗、消毒干净，在阳光下晒干备用。一次性纸尿裤卫生、柔软、方便，也可选用。扎裹尿布时要避免过紧或过松。过紧时会影响宝宝活动，妨碍发育；过松时粪便容易外溢，污染皮肤。换尿布时动作要轻快。

新生儿体温特点及测量方法

新生儿皮肤温度维持在36～37℃时耗氧量最低，又能保证正常代谢。刚出生的新生儿尤其是早产儿，体温调节功能差，体温调节中枢发育未成熟，当环境温度改变程度超越机体调节能力时，则会造成新生儿发热或体温过低。人的正常体温大约是36～37℃之间，肛门温度比口腔温度稍高，而口腔温度又比腋窝温度稍高。如口温超过37.5℃、肛温超过38℃、腋温超过37.4℃，那么就是发烧了，不过可在20分钟后再测量一次。因为宝宝的体温会因天气、运动或吃了热食品等而稍有升降。

宝宝测体温的体温表主要有口表、肛表、腋表和奶嘴式体温表。

① **腋表**：使银灰色水银柱这一端紧夹在宝宝腋窝内。此法适用于学龄儿童（即7～14周岁），若给学龄前儿童测试，要用一手扶住体温表，并稍用力使患儿屈臂紧夹前胸，以免体温表掉下，测试需5～7分钟。

② **肛表**：先用液体石蜡或肥皂水少许滑润表头端，用手扶表慢慢插入宝宝肛门内，并手扶住外端，以免滑出。此法适用于新生儿及婴幼儿，测试需3分钟左右。

③ **奶嘴式体温表**：这是近期在美国发明的、适用于新生儿与婴幼儿的新型体温表。此表奶嘴里灌满甘油，而甘油里漂浮着一个用天然胆固醇制成的对温度极为敏感的小小圆盘。平时小圆盘呈绿色，而当宝宝发热体温超过37.7℃时，则小圆盘马上由绿色变为黑色，非常灵敏。

如何给新生儿洗澡

给新生儿洗澡是很多新爸妈担心的问题，其实爸爸粗壮的手臂最适合托起宝宝了。爸爸要不慌不忙、沉着地抱起宝宝，然后妈妈给宝宝洗澡，这可是爸爸妈妈在学会一个人给宝宝洗澡之前最好的办法了！

① 把手伸进胯下抱着宝宝，为了在宝宝动的时候也能牢牢地托住宝宝，手应该放在宝宝的胯下，而不是身体的一侧。

② 将宝宝放入的时候应该先从脚开始，使用洗澡布则可以减轻宝宝的恐惧。冷不防地往宝宝身上冲水会使宝宝受到惊吓，应该从腿部开始，慢慢地冲水。

③ 给宝宝打上专用洗发液，用指肚搓洗之后，用消毒纱布冲洗，然后用拧干的消毒纱布擦干头发，使头发不往下滴水。洗脸不用肥皂，用湿消毒纱布多擦几遍即可。用手指撑开脖子上的皱纹，打上肥皂，一个部位一个部位地仔细冲洗干净。手上的灰尘和细菌多得惊人，应用拇指指肚轻轻搓洗。身体则以肚脐为中心，用手掌在宝宝的肚子上划圈似的搓洗。胳膊

➡ 给新生儿洗澡有很多小细节需要注意。

和腿一样，用手旋转着向下揉洗。

④ 为了避免宝宝着凉，所以一洗完澡便要立刻给宝宝擦干身上的水分，用毛巾轻轻地按宝宝的身体，以拭去水分，皱褶处也要用消毒纱布拭干。

⑤ 事先按外衣、贴身内衣、尿布的顺序把衣服摆好，以便按照要领快速给宝宝穿衣。有袖子的衣服，先把袖子套好，穿的时候省时省力。

⑥ 好不容易洗完澡了，爸爸妈妈也辛苦了，就让大家一起来补充一下水分吧！这个时候除了为宝宝准备白开水外，还可以适量地喂一些母乳或是牛奶。

给新生儿洗澡应注意些什么

经常给新生儿洗澡可以保持皮肤清洁，避免细菌侵入和皱褶糜烂发生，还可以帮助血液循环促进新陈代谢，防止新生儿脓疱病的发生，并有利于宝宝触觉的发展。

给新生儿洗澡时要注意以下几点：

① 动作要轻柔敏捷。

② 洗澡应在喂奶后1～2小时进行，以免引起吐奶。

③ 洗澡时的室温最好保持在

24~26℃、水温在38~40℃，大人用手背测试，感觉温暖不烫即可。

④ 可先将宝宝皮肤浸湿，用婴儿皂或浴液少许涂在手心或质地柔软的毛巾上，再擦拭宝宝身体，然后用水洗净，擦干。

⑤ 注意面部不要涂抹肥皂，耳朵不要进水，皮肤褶皱处洗干净。

新生儿出生后护士都会给宝宝洗澡，而且洗得很干净。家长给宝宝洗澡时，只要用清水洗就可以了，不要每次都用浴液。因为浴液冲洗不干净，会对宝宝的皮肤产生刺激。另外，冬天宝宝没有必要天天洗澡，更不宜次次用浴液。

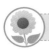

肚脐部如何护理

脐带在妊娠期间是母胎联系的唯一通道，分娩后脐带就完成了它的使命，需要立即剪断结扎。脐带内的血管和新生儿的血液直接相连，所以断脐时要严格消毒。婴儿出生后要观察脐部有无渗血，并且每日用75%的酒精消毒脐带断端及周围皮肤，以保持皮肤的清洁干燥，3~7天后脐带会自行脱落。脐带脱落后根部也许会有少许黏糊糊的渗出物，遇到这种情况不必着急，这是正常现象，可用无菌棉签蘸75%酒精将脐部擦拭干净，很快就会干燥。龙胆紫的颜色会影响对脐部的观察，一定不要用。一旦脐部有发臭的脓性分泌物，皮肤充血发红，甚至出现发热，多半是脐炎，要去医院处理，防止发生败血症。平时洗澡或换尿布时，要特别注意宝宝脐部的清洁干燥。待脐部干燥以后，才可以放入水盆洗澡。

脐带迟迟不脱落的家庭处理

新生儿出生后结扎脐带的方法直接影响着脐带脱落的时间，如残留端很短，则出生后3~4天就会脱落，反之则需要5~7天才脱落。如果7天以上甚至更长时间未脱落，可能与以下原因有关：

① 脐带渗水或渗血后结痂和皮肤相连，使之不易脱落，可以有意识地用75%酒精轻轻擦洗脐带的痂皮，使之软化，促进脐带脱落。

② 脐带结扎得不够紧，或者结扎部位距离脐根部较远，可以继续观察，等待脱落。

③ 脐部感染，局部出现红肿、化脓、液体渗出等情况，不妨带宝宝到医院做进一步检查，看看是否需要重新断脐。

新生儿眼部的观察与护理

分娩过程中由于胎宝宝通过产道，眼睛可能被污染，以前的妇产科医生会在宝宝出生后预防性地用0.5%氯霉素眼药水滴眼，每日2～3次。但现在医院都不进行预防性滴眼。如有分泌物可用干净小毛巾或棉签蘸温水从眼内角向眼外角擦拭；如一出生就有脓性分泌物，首先要排除淋病性结膜炎，一定要请主治医生诊断，以便及时给予治疗。

新生儿耳道的观察与护理

给新生宝宝洗澡时一定不要将污水灌入耳内，洗澡后可以用棉签轻轻擦干外耳道。

新生宝宝的耳背后有时会发生湿疹及皲裂，只要注意清洁即可预防，必要时可涂些植物油。一旦发生湿疹与皲裂应及时治疗。

新生儿鼻腔的观察与护理

新生儿鼻腔如有分泌物会影响呼吸。可以用小毛巾头蘸温水点入鼻腔，使之湿润变软，待其自然排出，或用小棉签轻轻擦去，或用吸鼻器轻轻吸出。

新生儿口腔的观察与护理

新生儿口腔黏膜细嫩，唾液少，易受损伤，不要用纱布擦拭。如果发现口腔黏膜上有白色豆渣样物附着，棉签擦拭一下后，可见黏膜充血，可能是患了鹅口疮，应看医生，及时诊断并适当处治。

宝宝尿布疹的识别与护理

尿布疹又叫臀红，是由于宝宝皮肤比较柔嫩，受潮湿的尿布长期浸泡所致，容易造成局部皮肤发红及皮疹，严重时还会出现溃烂。

在宝宝解大小便后，要勤洗及勤换尿布，减少潮湿尿布对宝宝皮肤的刺激，保持局部皮肤清洁及干燥，洗净后局部涂鞣酸软膏或植物油，尿布宜用白色柔软的旧的纯棉布。每次用后都要清洗消毒干净，在阳光下晒干，叠好备用。

如果用一次性的尿不湿，则要注意经常更换。

营养与喂养

 母乳——宝宝无与伦比的营养食品

　　母乳中含有多种微量元素，各种营养素含量都很高，而且各种营养素的比例搭配非常适合宝宝，因此对宝宝来说，它的营养价值高于任何其他代乳品，是宝宝无与伦比的营养素，最佳的天然食品。母乳的主要营养有：

　　① α-乳清蛋白：母乳中含有丰富的α-乳清蛋白，含量占乳汁中蛋白质的27%，是母乳的主导蛋白，乳清蛋白和酪蛋白比例为80∶20左右，而牛乳中相反是20∶80左右，酪蛋白不容易被宝宝消化吸收。

　　② 乳铁蛋白：母乳中特有的蛋白质，它能与需要铁的细菌相竞争，从而抑制肠道中的某些依赖铁生存的细菌，防止发生腹泻。

　　③ 乳糖：母乳中的乳糖在消化道中经微生物作用可以生成乳酸，对宝宝的消化道可以起到调节和保护作用。

　　④ 脂肪酸：母乳中蕴涵DHA和ARA，摄入合适比例的DHA和ARA对于宝宝大脑和视力发育非常重要；它可以促进脑细胞、脑胶质细胞、神经树突、轴突、突触发育，构建智慧网络；它还可促进眼睛的视网膜发育，从而促进视觉的发育。DHA和ARA还具有增强呼吸系统抗病能力、预防呼吸系统感染性疾病的作用，还具有促进胆汁代谢的作用。

　　⑤ 钙、磷元素：母乳中钙、磷含量虽不高，但比例合适，易于吸收，因此母乳喂养的宝宝发生佝偻病的情况较人工喂养的宝宝少，母乳中含有多种抗感染因子，特别是SIgA使得母乳喂养的宝宝抵抗力强，呼吸道及肠道感染明显低于人工喂养宝宝。

　　⑥ 牛磺酸：母乳中含有丰富的牛磺酸，对宝宝脑神经系统发育起着重要作用。

　　⑦ 其他：母乳近乎无菌，而且卫生、方便、经济，温度适宜。

　　母乳喂养的宝宝抵御疾病的能力强，精神好，宝宝患呼吸道感染、便秘、腹泻，甚至患一些慢性疾病的概率明显低于使用代乳品喂养的宝宝。

另外，母乳喂养可以融洽亲子关系，哺乳时的肌肤相亲带给宝宝十足的安全感，有利于亲子交流，更好地激发妈妈对宝宝的疼爱。哺乳也有利于妈妈产后体型恢复。

妈妈需要知道的泌乳的两个过程

乳汁是泌乳激素和泌乳反射共同作用的结果。泌乳过程分为两个阶段：第一阶段开始于分娩前12周，所以这个时期要重视孕期的乳房护理。同时，孕妈妈也应保持良好的心理状态。第二阶段开始于产后2～3天，这时会分泌大量乳汁，乳汁的成分也随着宝宝的需要而变化，直到产后10天左右，开始分泌成熟乳。

一般情况下，哺乳分泌的乳汁足够多，几乎没有一个妈妈的乳汁不够宝宝吃的。很多妈妈总感觉自己的奶不够宝宝吃，这其实是妈妈心理错觉。宝宝哭或睡不实有很多原因，不都是奶不够吃所致。

哺乳需做哪些准备

在哺乳前妈妈要洗手，并且要用毛巾蘸清水擦净乳头及乳晕，然后用正确的方法进行哺乳。

喂母乳的妈妈要保持其内衣清洁、干燥和宽松。擦洗乳房用的毛巾和水盆要专用。母婴的用品要绝对分开使用，以免发生交叉感染。

乳汁淤积会影响乳汁分泌，严重的还会导致乳腺炎，要准备吸奶器，以备母乳过多而宝宝已吃饱时将乳房内的剩余乳汁吸出，有利于乳汁分泌。

正确的哺乳姿势

妈妈哺乳的姿势，尤其是最初几周，对宝宝的健康成长有很大作用。侧躺下来让宝宝卧在手臂上来喂奶是很舒服的姿势。新妈妈会阴伤口愈合以后，坐在低而舒服的椅子上或侧靠在长沙发上，用一个枕头垫在背部，并将脚放在脚凳上来哺喂宝宝也很舒服。

当采取坐位时，妈妈的一只胳膊抱着宝宝；另一只手的四指放在乳房下，拇指放在乳房上方，托起乳房（C字形姿势），这样可以避免乳房堵住宝宝的鼻孔，还有利于宝宝正确含接乳头。如果想舒服一些，可以放一个枕头在膝盖上，使宝宝吃奶的高度更合适；也可抬高一侧膝盖来支撑宝宝的身体。注意身体前倾哺喂时，背尽量不要弯。

很多初产妈妈喂奶时累得满头大汗，总觉得宝宝会找不到乳头。其实这样的担心完全是多余的。事实上，宝宝天生有找妈妈乳头的本能，哺乳前，只要将宝宝的脸颊靠近胸部，他就会本能地转向乳房，去寻找乳头。如果宝宝没有本能地转过头来，可轻轻挤乳晕后面的部位，直到有奶汁从乳头流出，然后将奶汁滴到宝宝唇上，宝宝很快就会张嘴吸吮。

 ## 什么是按需哺乳

按需哺乳简单来说，就是宝宝有寻觅乳头的动作就进行喂奶，而不是按钟点喂奶。因为出生头几天乳汁分泌较少，只有勤吸吮才能刺激乳房，有利于乳汁分泌。如果间隔较长时间才喂一次奶，吸吮刺激少就会影响乳汁分泌。另外，这时乳汁分泌虽然较少一些，但此时宝宝的消化系统尚未发育完善，需要的乳汁也少，因此，"按需哺乳"主要目的是促进乳汁分泌，确保母乳喂养成功。

在满月后，最迟3个月后，喂养必须定时，通常大约4小时喂奶一次，白天喂5次，夜间喂1～2次，然后渐渐过渡到夜间不喂。

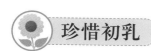 ## 珍惜初乳

在分娩后的1～2天内，产妈妈的乳汁分泌较少，而且较稀，颜色也发黄，这就是初乳。初乳的脂肪含量少，抗体含量高，此时要让宝宝多吸吮，这样既可以增加宝宝的抗病能力，又可通过宝宝的吸吮动作，刺激妈妈泌乳反射，促使妈妈的乳汁变多变浓。

 ## 如何判断乳汁是否充足

从生殖生理的角度来看，母乳喂养是天然合理的，是自然够吃的。那么，新妈妈如何判断自己的乳汁是否充足呢？

① 给宝宝喂奶时，伴随着宝宝的吸吮动作，可听见宝宝"咕噜咕噜"的吞咽声。

② 哺乳前妈妈感觉到乳房胀满，哺乳时有下乳感，哺乳后乳房变柔软。

③ 两次哺乳之间，宝宝感到很满足，表情快乐，眼睛很亮，反应灵敏。入睡时安静、踏实。

④ 宝宝每天更换尿布6次以上，大便每天2～4次，呈金黄色糊状。

⑤ 宝宝体重平均每周增加150克左右。满月时可增加600克以上。

如果从以上判断宝宝确实是母乳不够吃，也不能单纯地看做母乳分泌不足，应从新妈妈饮食不当、心情不好、精神疲劳、哺乳方法等进行分析，积极寻找原因，针对问题及时加以解决，而不要轻易气馁，放弃母乳喂养。

 ## 催乳良方推荐

各种营养素，尤其是蛋白质是乳汁的重要成分。哺乳的妈妈要有足够的乳汁分泌，必须摄入足够的蛋白质、维生素和矿物质以及适量的脂肪。

适量地喝汤能催乳，而肉汤、鸡汤、鱼汤是最简单易行的催乳剂。以下介绍几个催乳良方：

① 王不留行、穿山甲各6克，猪蹄2只，炖汤食用。

② 猪蹄一只，加入通草2克，炖汤食用。

③ 生麦芽30克，王不留行6克，穿山甲4克，黄精8克，水煎服，每剂煎二次，日服二次。

什么是乳头错觉

所谓"乳头错觉"是指宝宝出生后经用橡皮奶头哺喂后，拒绝吸吮妈妈乳头的现象。产生乳头错觉的原因是没有按照医务人员的告诫，在宝宝出生后早期使用了橡皮奶头哺喂配方奶。如果能按正确的方法进行喂哺，就不会发生乳头错觉。产妈妈尽量实施早开奶、勤吸吮的原则，要对哺喂充满信心，即使宝宝有哭闹现象，也要坚持喂哺母乳，这样就会慢慢纠正过来。

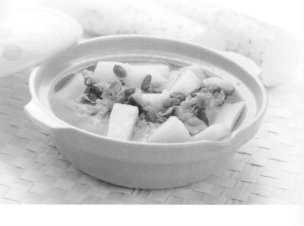

改进哺乳方法，杜绝乳头皲裂

喂奶过程中因为哺乳姿势不正确，容易发生乳头皲裂。乳头皲裂后，哺乳妈妈由于疼痛而不愿意让宝宝吃，这样容易造成母乳积累过多，可能导致乳腺炎。

预防乳头皲裂的关键是采取正确的哺乳姿势，宝宝每次吸吮必须含住乳晕吸吮，如果只含妈妈乳头，宝宝越吸不出奶就会越用劲吸吮，则会发生乳头皲裂。即使发生乳头皲裂，也不要终止哺乳。

哺乳前

① 采取舒适哺喂姿势进行喂奶。

② 乳房湿敷3～5分钟，随后柔和地按摩乳房。

③ 挤出少量乳汁，使乳晕变软，易被宝宝含吮。

哺乳时

① 先喂没有乳头皲裂的一侧，再喂有乳头皲裂一侧的乳房。

② 宝宝吸吮乳头时要含吸大部分乳晕。

③ 交替改变抱婴位置，使吸吮力分散到乳头及乳晕四周。

④ 增加喂奶次数，多余乳汁要用吸奶器排空。

⑤ 在哺喂结束后，用食指轻轻按压宝宝下颌，柔和地中断吸吮。

哺乳后

① 挤出一滴乳汁涂在皲裂的乳头表面，短暂暴露和干燥乳头。

② 然后戴上合适的乳罩，改善乳房血液循环。

新妈妈乳头凹陷，如何正确喂奶

在怀孕后，孕妈妈要检查一下乳头，如果存在乳头凹陷，应及时纠正。通常在怀孕32周后开始做"十"字操进行纠正。但如果有早产先兆，如频繁下腹痛、阴道有血性分泌物及有早产史者，则"十"字操改至孕37周后开始做。具体的可以咨询医生。绝大多数乳头凹陷的妈妈都可以成功进行母乳喂养，关键是自己是否有信心。从孕期就进行乳房保健，及早咨询并学习哺喂方法，只要注意方法一定会成功。

喂奶的时候，妈妈可先用食指及拇指在乳头旁将乳头提起，送入宝宝口中，以利宝宝将乳头及乳晕一起含在口中吸吮，直到吸住乳晕再放手。具体做法如下：

① 采取舒适哺喂姿势进行喂奶。

② 湿敷乳房3～5分钟，随后用柔和手法按摩乳房。

③ 挤出少量乳汁，使乳晕变软，捻转乳头引起泌乳反射，使乳头连同乳晕易被宝宝含吮。

① 在宝宝饥饿时，先喂乳头凹陷一侧的乳房，因为这时吸吮力强，易吸住乳头及大部分乳晕。

② 采取环抱式或侧坐式哺喂，能较好地固定宝宝头部位置。

③ 如吸吮未成功，也可用抽吸法使乳头突出。

哺乳结束后，妈妈一定要戴上合适的乳罩，以改善乳房血液循环。

 ## 配方奶喂养注意事项

现在，婴儿配方奶粉种类繁多，多含丰富的维生素及铁质等，其营养成分与人奶相近。大多以牛奶为主，也有为对牛奶过敏或不消化的宝宝专门设计的其他代乳品。如果不能确定选用哪种奶粉，也可向医生请教。不管选用何种婴儿奶粉，对奶瓶、奶嘴及混合器皿都要彻底消毒，每次喂奶前要洗净双手，以防止宝宝感染。

冲泡奶粉一定要按包装说明进行。千万不要以为多加奶粉会提高浓度，可使宝宝获得更多营养，其实这只会使宝宝的蛋白质摄入过高而水分摄入不足。反之，如果奶粉加得不够，将会造成宝宝营养不良。

① 为宝宝冲奶前，先用肥皂在流水下洗净双手，以免细菌污染。

② 奶粉适量。根据宝宝年龄，以附赠汤匙取出适量奶粉，并用消毒过的筷子或刀子刮去多余的奶粉，切勿过多或过少。

③ 冲泡水温。奶粉适宜用稍微冷却的开水冲泡，保持在40～50℃最为合适，千万不要用滚开的水，不但易结凝块，还可能会导致宝宝消化不良。

④ 如何热奶。将奶瓶置于热水中使奶温热。切勿用微波炉加热，用微波炉加热容易造成奶受热不均匀。哺喂前先将几滴奶滴在手腕上试试温度，如滴出的奶有点温温的，则说明温度刚好。

⑤ 准备喂奶。将宝宝头部稍微抬高，便于他能够方便吞咽。出生10天内的宝宝，还可能需要通过刺激宝宝的颊部借以刺激他的吸吮反射能力。

⑥ 喂奶姿势。像哺喂母乳一样，让宝宝处于比较舒服的姿势，半坐姿会使宝宝的吞咽和呼吸比较顺畅，不容易有呛奶窒息的危险。开始喂奶后，将奶瓶稍微倾斜，好让奶嘴中充满牛奶，无气泡。

⑦ 取出奶嘴。有时宝宝会在吸完奶后仍继续咬着奶嘴，如果想取出奶嘴，只需轻轻用拇指压下颌部，或以小指伸入他的上下牙之间。

⑧ 吸奶时睡觉。如果宝宝在吸奶时睡着了，可能是肚子里有空气，使他感到吃饱了；或者奶嘴大小不合适，宝宝喝奶比较费力，只看到宝宝用力吸吮，看不到宝宝咕嘟吞咽，宝宝就会因吸吮疲劳而昏昏欲睡。

⑨ 拍嗝。如果宝宝吃奶时有比较多的气体进入胃，就会胀气，打嗝吐奶。拍嗝时让宝宝竖靠在肩膀上，轻拍其背部就会打嗝。

⑩ 喝不完的牛奶可放在冰箱中，但千万不要超过24小时。

很多"80后"妈妈是职场白领女性，生完孩子休完产假后就必须重返职场，这种情况下，要实现纯母乳喂养就会困难；另外，妈妈上班后由于工作紧张，不能按时吸吮，母乳就会逐渐减少，满足不了宝宝的需求，必须同时添加配方奶。

因此，建议混合喂养，上班前先喂宝宝吃，上班后吃配方奶。同时，妈妈奶挤出备用，放在冰箱保存。

成功母乳喂养8要素

作为妈妈要克服种种世俗和乳制品宣传的诱惑，用自己的乳汁哺喂自己的宝宝是作为妈妈神圣的天职。保证母乳喂养成功有以下几点供参考：

观念和信心

妈妈要相信自己能够分泌足够的乳汁哺育宝宝。多了解母乳喂养的知识和好处，认识到只有母乳才是宝宝最理想的天然食品，母乳喂养是宝宝健康成长的保证。它不仅使宝宝体格健壮，而且通过哺乳建立的亲密的亲子关系可促进宝宝的身心健康发展。

做到三早

要想母乳喂养成功，除了足够的信心之外，就是要保证母乳充足，要保证母乳充足，必须做到三早：早接触（母婴同室）、早吸吮（无特殊情况出生后半小时内吸吮妈妈乳头）、早开奶（及早用母乳喂养宝宝）是促进母乳分泌充足的前提。母乳喂养对3个月以内的宝宝来说，是不需要加糖水的。相反，婴儿喝糖水多了，易发生腹胀。

多吸吮促进乳汁分泌

乳汁的产生是由于泌乳激素、泌乳反射共同作用的结果。随着胎宝宝的出生，胎盘的娩出，妈妈大脑的泌乳激素就被释放，并刺激乳腺开始分泌乳汁。宝宝吸吮乳头时能充分挤压乳窦，使乳汁从乳腺导管流出，宝宝不断地吸吮刺激妈妈乳头上的感觉神经末梢，形成泌乳信息，这种信息从妈妈的感觉神经末梢，即视觉、听觉、触觉不断传入泌乳中枢神经系统，产生泌乳素，引起泌乳反射及喷乳反射，引起乳汁分泌并流出。所以，早吸吮、勤吸吮、有效地吸吮，是刺激乳汁分泌的最好方法。乳汁是越吸越多，越吸就越分泌。随着日龄的增加，大约一周后母乳会越来越充足，渐渐就可以过渡到定时哺喂了，如4小时喂一次。

避免乳头错觉

必须要了解，分娩后的最初几天乳汁较少，但出生头几天的宝宝需要量也少，不需要为此担心，更不能用橡皮奶嘴喂配方奶。因为橡皮奶嘴易使宝宝产生"乳头错觉"，习惯于橡皮奶嘴就会拒绝吸吮妈妈的奶头，甚至导致母乳喂养失败。

催乳膳食

为了保证母乳充足，妈妈的膳食营养也很重要，可相对多喝一些清蒸鱼汤、七星猪蹄汤等，多食营养丰富且易消化吸收的食品，有助于催乳。

情绪和睡眠

哺乳期的妈妈要保持心情愉悦，保证充足的睡眠，这样才能保证有充足的乳汁。有的妈妈担心给宝宝喂奶后会使身体变形，如乳房下垂，影响美观等。其实，这种担心是没有依据的。乳房下垂与乳房本身的形态和韧带松弛有关，与哺乳无关，有些女性从未哺乳，乳房却下垂得很明显。因此，哺乳期也应采取一些预防韧带松弛的措施，可戴大小合适的文胸，将乳房托起，以免因韧带松弛而导致乳房下垂。

遇到困惑及时咨询

哺乳期间有些妈妈可能会遇到许多困惑，并常常因此停止喂母乳。例如，怀疑自己得了乳腺炎，有点轻微感冒，孩子爱哭闹就疑心是奶不够吃，还有的妈妈会担心哺乳可能使体型变化等。其实，感到困惑时可以向医生咨询一下，或与过来人交谈一下就可以有助于问题的解决。

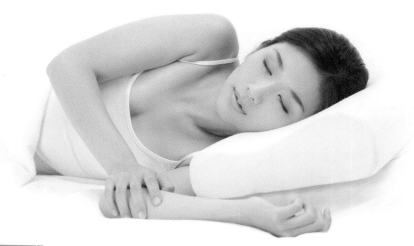

家庭支持

坚持母乳喂养不仅是妈妈的事，还与家庭的支持与协助分不开。作为丈夫应多分担家务，帮助照料孩子，并且要体贴理解妻子，鼓励妻子坚持母乳喂养。

人工喂养配方奶总会有弊端

人工喂养的宝宝一般来说较母乳喂养的宝宝抵抗力弱，且更易患病，原因主要有以下几个方面：

① 无论多高级的代乳品中营养成分都不如母乳全面，缺乏某些免疫物质、酶类、生长因子等，无法与母乳相比。这正是代乳品的最大缺点，也是造成宝宝抵抗力较弱、容易生病的主要原因。如果不是专门为宝宝生产的婴儿奶粉，其中钙、镁、磷、铁、锌等比例不合适或含量少，也容易使宝宝缺乏微量元素，进而影响食欲，影响体质。

② 人工喂养增加了病菌入侵的机会。牛奶或奶粉的加工过程及用各种奶具喂养宝宝的过程中，会有很多感染机会，特别是在炎热的夏季，如果消毒不严或稍有不慎，就有可能使宝宝感染病菌、病毒而生病。

③ 人工喂养的宝宝与妈妈亲近的机会不如母乳喂养的宝宝多。国外有专家实验证明，直接母乳喂养的宝宝和将母乳挤出用奶瓶喂养的宝宝，在精神状态和体格发育上都表现出一定的差距。

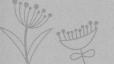

新生儿特殊生理病理现象

新生儿脱水热

部分新生儿在出生2～3天后突然发热，体温甚至高达38～39℃，持续数小时甚至1～2天。发热期间，大多数小儿一般状况良好，个别情况下，热度高，持续时间长，会有烦躁、口渴、不安、尿少等症状，这时要补充液体，必要时给镇静剂以防高热惊厥。

多数发热轻，无须特殊治疗，更无须用抗生素。打开包被，洗温水澡，喂些白开水，就会自然退热。这种现象叫做"新生儿脱水热"。新生儿期不能使用退热药，更不能越发热越捂，否则会导致小儿高热惊厥。

新生儿生理性黄疸

新生儿出生后2～3天会出现皮肤、黏膜和眼球的巩膜发黄。最初出现在面部，4～5天黄疸程度达高峰，可达躯干四肢近端，7～10天开始减轻并逐渐消退。在黄疸出现的同时，新生儿一般情况良好，精神佳，吃奶香，且大便呈黄色，这种现象叫新生儿黄疸，是由于新生儿胆红素代谢障碍引起，对新生儿健康无损害，无须特殊治疗，也无须过于担心。

如果发现新生儿黄疸出现得过早、发展过快、程度过重或消退后又出现或持续不退，并有加重趋势，同时，宝宝精神欠佳，吃奶不香，大便色白，则属于异常情况，宝宝可能患上了病理性黄疸，应当马上看医生，并及时治疗。

ABO与Rh溶血症

新生儿溶血症，是指母子血型不合引起的同族免疫性溶血性疾病。它的发病机理为：胎宝宝红细胞所具有的抗原恰为母体所缺乏者，该抗原可经胎盘进入母体，刺激母体产生抗体，抗体又可经胎盘进入胎宝宝血循环，引起胎宝宝红细胞大量溶解和破坏，即溶血。新生儿溶血症以ABO溶血症和Rh溶血症为常见，我国又以ABO溶血症为主。

ABO血型系统中有4种血型，即A型、B型、AB型、O型。A型血中的红细胞含有A抗原，B型含B抗原，AB型含A和B两种抗原，而O型不含抗原。ABO溶血症多数发生在妈妈为O型，宝宝为A型、B型或AB型。宝宝也为O型时一般不会发生溶血，因为血型中不含有抗原。

Rh溶血症在我国发生率较低，这是因为我国人群中Rh阳性占到99%，而Rh阴性不足1%。Rh溶血症通常在第二胎发病，当妈妈为Rh阴性，父亲为Rh阳性，胎宝宝会继承父亲的Rh阳性，分娩时Rh抗原可进入母血循环，刺激其产生抗体。在第二次怀孕时，如胎宝宝为Rh阳性，母体的Rh抗体会迅速增加，并能经胎盘进入胎宝宝血循环，造成胎宝宝溶血。Rh溶血症较ABO溶血症状严重，通常是胎次越多，发病程度越严重。

溶血的主要表现为黄疸，比生理性黄疸出现早，并且进行性加重，伴严重的贫血。Rh溶血症可能会造成死胎、死产及新生儿死亡。ABO溶血症比较容易治疗，治疗以光疗为主，重症需换血治疗。孕期的诊断和治疗对预防本病的发生及预后是必要的，因此应测定孕妈妈的血型。如为O型或Rh阴性者，要测定丈夫的血型，有发生溶血可能的，还应进一步检查孕妈妈血液中有无特异性免疫抗体。如证实有发生本病的可能，可在医生指导下在孕后期服用中药，分娩前应到有换血条件的医院住院生产。

 ## 女性新生儿"假月经"和"白带"

刚出生的女宝宝就出现了阴道流血，有时还有白色分泌物自阴道口流出。这是由于胎宝宝在母体内受到雌激素的影响，使阴道上皮增生，阴道分泌物增多，有的还可使子宫内膜增生。

胎宝宝娩出后，雌激素水平下降，子宫内膜脱落，阴道就会流出少量血性分泌物和白色分泌物，这一般发生在宝宝出生后3～7天，持续一周左右。无论是"假月经"、还是"白带"，都属于正常生理现象。父母不必惊慌失措，也无须任何治疗。

五颜六色的"皮肤色斑"

青斑

青斑多见于宝宝骶尾部、臀部、手、足、小腿等部位，呈蓝灰色，形状大小不一，不高出皮肤，无不适。这是皮下色素堆积的结果，又称胎斑或胎记，不需要治疗，一般5～6岁时可消失。

红斑

红斑为云状红色痣，又称毛细血管瘤。常见于宝宝眼睑前额及颈后部，这是接近皮肤表面的微血管扩张所致，多数在1岁左右时消失。

草莓状痣

表面似草莓状不平，医学上称为草莓状血管瘤。出生后6个月内可长得很大。之后颜色会渐渐变浅，大约到3岁时消失，如未消失，可给予治疗。不主张在新生儿期进行手术切除治疗。

新生儿毒性红斑

初生宝宝，有时会突然出现皮肤红色丘疹，有的丘疹周围有红晕，看起来挺吓人。一般来说，出疹的同时新生儿情况良好，精神佳，吃奶好，如不发烧，多在1～2天不治自消。这就是新生儿红斑，是一种过敏性的生理现象。因为新生儿皮肤娇嫩，皮下血管丰富，角质层发育不完善，当胎宝宝脱离母体后，便从浸泡于羊水中来到干燥的环境，受到空气、衣物、洗澡用品等物的刺激，皮肤便会出现这种玫瑰色红疹，可以说是适应环境变迁的生理反应。所以选择新生儿用品要注意，应以柔软、清洁、刺激性小为宜。

新生儿溢乳

新生儿在吃奶后经常会出现吐奶，多余的奶从口里流出。若新生儿情况良好，吐奶时没有痛苦表现，这种吐奶医学上叫溢乳。溢乳主要与新生儿的消化器官尚未发育完善有关。在新生儿期，胃容积小，肌壁薄弱，胃的上口松弛，下口较紧，而且胃呈水平位，这些都是引起吐奶的因素。溢乳在新生儿期很常见，对新生儿成长无影响。只要在喂奶后拍拍宝宝背部，然后采取头高位侧卧，保持安静，防止吐奶时乳汁吸入呼吸道即可。

如果宝宝吃奶后吐奶剧烈、频繁，吐出物不正常，伴有精神差、不愿吃奶、腹胀、大便不正常及体温不正常等，要及早就医。

 ## 睾丸鞘膜积液——水蛋

有些男宝宝出生后，会出现这种情况：两侧睾丸一大一小，或两侧睾丸都较一般男宝宝的大，摸上去较硬，用手电筒照时透亮，这就是睾丸鞘膜积液，俗称"水蛋"。液体在睾丸周围，与腹腔不相通，称非交通性睾丸鞘膜积液。如果液体与腹腔相通，也就是说，宝宝立起时阴囊增大，平卧时阴囊缩小，这种情况为交通性睾丸鞘膜积液。如果在睾丸上方，又有一个单独的囊肿，那就是精索鞘膜积液。

新生儿期这种情况大多数为非交通性睾丸鞘膜积液，多在1岁左右自然吸收。如果2岁后仍没有自然吸收，甚至增大，则需要治疗。何时及采用何种方法治疗，需要由小儿外科医生决定。

 ## 肚脐鼓大包——脐疝

还有不少宝宝肚脐往外凸，随着宝宝用力及腹压增加，如咳嗽、用力解大便、哭闹等，凸出部分会随着增大，以手压迫凸起部位，有咕噜噜声音，这就是脐疝。随着宝宝的成长，腹直肌进一步发育，肌力加强，脐疝多在1岁内自然消失，一般不需治疗。如果越来越大，而且脐疝内容物（多数为肠管）不能还纳到腹腔，或脐疝囊壁与内脏有粘连，则应尽早就诊，及时治疗。

要注意与脐膨出区分开，后者为脐周先天缺陷所致，使部分腹腔内脏脱出体外，如覆盖在内脏表面的腹膜破裂，则发生腹腔内脏外翻。所以，对脐膨出要及时手术治疗，不过，后者相对很少见。

 ## 腹股沟斜疝——气蛋

有些男宝宝出生后阴囊内可摸到囊性包块，这种包块时大时小，摸上去柔软有气体感觉，小儿哭闹或腹压增加时包块增大，平卧或臀高头低位时包块减小，甚至消失，这就是腹股沟斜疝，俗称"气蛋"。腹股沟斜疝发生与新生儿腹股沟管尚未发育完善有关。在宝宝用腹压时，部分肠管通过腹股沟管进入阴囊。"气蛋"忽大忽小或可以完全还纳到腹腔的宝宝，不一定需要马上进行手术治疗。但是，如果"气蛋"不能还纳入腹腔时，手摸上去很硬或宝宝伴有疼痛时，常常提示有肠管嵌顿，也就是说，肠管卡在腹股沟管里了。在这种情况下，肠管不能自由活动，卡得时间长了，由于血液供应受阻，肠管则会发生坏死。遇到这种情况，需要马上就诊及治疗。

 ## 肚脐葡萄串——脐茸

如果宝宝脐带脱落后，局部总是潮湿的，且有渗出物，仔细看可见局部有柔软、粉红色或红色肉芽。肉芽呈米粒或绿豆大小，表面有组织液，有时有脓液，这就是脐肉芽肿，又叫脐茸。脐肉芽肿发生是脐断端受细菌感染，发生慢性炎症刺激的结果。遇到这种情况，要及时就诊。过去通常采用1%的硝酸银溶液灼烧，现在则采用肉芽切除术，清除后，要注意局部清洁干燥，如果还有液体渗出，可能是肉芽没有清除干净，或新长出肉芽，要继续看医生。

 ## 小儿鹅口疮

新生儿鹅口疮由白色念珠菌感染引起，表现为宝宝口腔黏膜上有白色乳凝状物附着于口腔两侧颊黏膜、舌及上腭表面，不易擦掉，擦掉后局部形成红色浅表溃疡面。如未及时治疗，病变范围扩大可延伸到咽喉甚至呼吸道，这就是新生儿鹅口疮。

引起新生儿鹅口疮的原因包括：滥用抗生素、体弱、营养不良，或妈妈有生殖道念珠菌感染，在孕期、分娩时感染新生儿，尤其是消化不良的宝宝更容易发生新生儿鹅口疮。

预防新生儿鹅口疮的方法包括：严格消毒奶具、护理宝宝要注意卫生和避免滥用及长期应用抗生素。

另外，由于母乳中存在有抗感染因子，母乳喂养的宝宝鹅口疮发生率低，采用母乳喂养宝宝也有助于预防新生儿鹅口疮。

 小儿脓疱病

常常发生在新生儿的皮肤皱褶处，如颈部、腋下及大腿根部，可见大小不等的脓疱，脓疱周围皮肤微红，疱内含有透明或混浊液体。脓疱破溃后液体流出，会留下像灼伤一样的痕迹，这就是脓疱病。脓疱病的病原体是金黄色葡萄球菌或溶血性链球菌。这些细菌可存在于健康人的体表，但不发病。新生儿由于皮肤柔嫩、角质层薄、抗病力弱、皮脂腺分泌多，如果不注意皮肤清洁，皱褶处通气不好，加上宝宝哭闹时，常将脓疱擦破，引起化脓，严重时还可引起败血症。

新生儿脓疱病关键在于预防，应勤洗澡，勤换衣服。衣服要柔软、吸湿性强及通气良好。注意皮肤护理，一旦发现1～2个脓疱，及时用75%的酒精局部消毒。用棉签擦破脓疱，排脓汁，干燥后即愈。脓疱较多，伴有发烧、吃奶不香、精神不佳的宝宝，一定要及时就诊，并使用抗生素治疗。

 新生儿惊厥

新生儿惊厥的判断依据

新生儿惊厥是一种严重的疾病，如果不及时治疗的话，死亡率极高。

新生儿惊厥的原因很多，大致可分为两类：一类为有热惊厥，往往是细菌或病毒感染所引起，如脑膜炎、脑脓肿、扁桃体炎、中耳炎、上呼吸道感染和菌痢等；另一类为无热惊厥，常发生在一些非感染疾病，如颅内出血、脑水肿、癫痫、脑发育不全、脑积水、小头畸形，以及营养障碍、代谢紊乱（如低钙惊厥）、低血糖症、食物中毒、药物中毒及某些农药中毒等。

由于新生儿年龄较小，发生惊厥的时候往往表现多变，而且缺乏典型性，因此家长朋友很难做出正确判断。专家表示，虽然其多表现为无定型的多变的各种各样的异常动作，且发作时间长短不一，但是临床上还是有一定的判断依据可供参考。

微小发作

较其他类型常见，以头、面部表现为主，无肢体强直或阵挛，发作时运动现象轻微，抽搐微弱而局限，可表现为呼吸暂停、眼球偏斜、眼睑抽动、口唇颤动、吸吮吞咽、瞳孔散大、有时伴有异常的哭笑，或只有植物神经症状，有时则伴有肢体的踏车、跨步、游泳等动作。

多灶性阵挛性惊厥

这种惊厥是游走性的，无固定顺序，发作中阵挛性运动迅速地从这一肢体转移到另一肢体，或从这一侧转到另一侧，长时间的局灶性阵挛运动在其他部位开始前只限于一个肢体或同侧的上下肢。

局灶性阵挛性惊厥

这种惊厥开始起于单侧肢体或一侧面部，并可扩展到同侧其他部位，一般无意识障碍，发作中可在中央沟附近查到一侧局限性高幅尖波，并可能扩展到同侧半球的邻近区域或对侧。轻微的局限性发作有时不能辨认，如一侧肢体或指（趾）的轻微颤动或强直，肢体的奇特动作，如上肢的摆钟样动作、双下肢的踩踏板样动作等。

强直性惊厥

表现为全身的伸展和僵硬，伴呼吸暂停、双眼向上斜视，少数呈全身性强直发作。这种情况以早产儿多见，常提示有器质性脑损害。

肌阵挛性惊厥

这种情况临床上少见，常提示弥漫性脑损害，表现为上肢和（或）下肢（同时）发生的急促的牵拉运动，脑电图常无特殊形态的异常。

急救措施

① 宝宝发生惊厥，也就是痉挛时，家长首先要镇静，不要大声哭叫或摇动宝宝，也不要喂水，更不要给宝宝吃药。要让患儿安静平卧，头向一侧，衣领松开。用布包着竹筷放在上下牙齿间，以防痉挛时咬伤舌头。在家里可用指甲掐人中穴止痉。

② 如有高热，可在患儿的前额上放一块冷湿的毛巾，经常更换冷敷。也可用30%～50%的酒精擦浴腋下、后背、头颈、大腿内侧2～3遍。

③ 如果采取以上处理，痉挛不仅不能平息，还引起呼吸停止，则马上进行人工呼吸，立即送医院诊治。

注意事项

高热是引起小儿惊厥最常见的原因，多见于6个月至3岁的小儿，6岁后比较罕见。痉挛平息后也不能掉以轻心，必须去医院检查。